Herbstwind in den Kiefern

Japanische Kunst der Sammlung Langen

Herausgegeben von Murase Miyeko

Mit Beiträgen von Kawai Masamoto, Marianne Langen,

Murase Miyeko und Ariga Yoshitaka

Prestel München · London · New York

Dieses Buch erschien anläßlich der Ausstellung
›Herbstwind in den Kiefern – Japanische Kunst der Sammlung Langen‹
im Museum für Ostasiatische Kunst, Köln (19. 9. – 15. 11. 1998),
in der Kunsthalle Tübingen (5. 12. 1998 – 10. 1. 1999)
und im Museum für Kunst und Gewerbe, Hamburg (22. 1. – 7. 3. 1999)

Ausstellung und Katalog wurden ermöglicht durch die Viktor & Marianne Langen Stiftung

Auf dem Schutzumschlag Kanô Tan'yû, Der Gott von Sumiyoshi (Ausschnitt), Tafel 73
Umschlagrückseite Anonym, Vögel und Blumen (Ausschnitt), Tafel 65
Frontispiz Watanabe Shikô, Übergabe eines Pferdes (Ausschnitt), Tafel 87

Übersetzung aus dem Englischen
Susanne Kuhn (Malerei in der japanischen Tradition)
Monika Retterath (Die Kunst des Tuschpinsels)
Petra Rösch (Religiöse Kunst)

Redaktion Monika Retterath
Lektorat Peter Stepan

Die Deutsche Bibliothek – CIP-Einheitsaufnahme
Herbstwind in den Kiefern: Japanische Kunst der Sammlung Langen
[anläßlich der Ausstellung ›Herbstwind in den Kiefern – Japanische Kunst der Sammlung Langen‹ im Museum für Ostasiatische Kunst, Köln (19. 9. – 15. 11. 1998), in der Kunsthalle Tübingen (5. 12. 1998 – 10. 1. 1999) und im Museum für Kunst und Gewerbe, Hamburg (22. 1. – 7. 3. 1999)] / hrsg. von Murase Miyeko.
Mit Beitr. von Kawai Masamoto ... – München · London · New York.
Prestel, 1998 – ISBN 3-7913-2011-4

Prestel-Verlag · Mandlstraße 26 · 80802 München
Telephon 0 89/38 17 09-0 · Telefax 0 89/38 17 09-35

Photoaufnahmen von Volker Naumann, Stuttgart;
Tafel 24 von Endrik Lerch, Ascona

Gestaltung Albert Teschemacher
Kartographie Anneli Nau, München

Lithographie Karl Dörfel, München
Satz Max Vornehm, München
Druck Pera Druck, Gräfelfing bei München
Bindung R. Oldenbourg, Kirchheim bei München

Printed in Germany

ISBN 3-7913-2011-4

Inhalt

Vorwort

Die Sammlung Langen vermittelt eine Anschauung von der reichen Vielfalt japanischer Kunst vom 12. bis zum 20. Jahrhundert. Zwar verfügen die deutschen Museen für ostasiatische Kunst über sehr beachtliche und international renommierte Sammlungen japanischer Malerei und Skulptur, doch wäre es anhand der Museumsbestände bislang kaum möglich, ein umfassendes Bild der Geschichte und des Reichtums dieser Kunst zu vermitteln. Eine besondere Freude ist es daher, mit der Ausstellung ›Herbstwind in den Kiefern: Japanische Kunst der Sammlung Langen‹ den Besucherinnen und Besuchern die Möglichkeit zu bieten, weitere Aspekte japanischer Kunst kennenzulernen. Beispielhaft seien an dieser Stelle nur die Mandalas der beiden Sphären (Tafel 12 a/b) genannt ebenso wie das Stellschirmpaar mit Szenen aus dem berühmten Roman ›Die Geschichte des Prinzen Genji‹ (*Genji monogatari*, Tafel 79 a/b), das übrigens auch die Anregung zum Ausstellungstitel ›Herbstwind in den Kiefern‹ lieferte. Beide Stücke sind neben vielen anderen zentrale Werke, um welche die Museen die Familie Langen nur beneiden können.

Religiöse Kunst, Tuschmalerei und narrative Malerei Japans standen neben der europäischen Malerei und Skulptur des 20. Jahrhunderts im Mittelpunkt der Sammelleidenschaft von Viktor Langen (1909–1990) und seiner Frau Marianne. Auf einer Geschäftsreise nach Japan in den 1960er Jahren entbrannte erstmals Viktor Langens Interesse an der Kunst Japans. Seither trug das Ehepaar zahlreiche Arbeiten zusammen und war damit seiner Zeit weit voraus, denn vieles wäre heute nicht mehr oder nur unter allergrößten Schwierigkeiten auf dem internationalen Markt erhältlich. In den 1960er Jahren japanische Malerei zu entdecken und zu sammeln – dazu gehörte Mut, Leidenschaft, geradezu Unbeirrbarkeit, denn es war und ist dies zumindest in Deutschland nicht ein Sammelgebiet, in dem man sich durch zahlreiche andere Privatsammler in seinem Urteil hätte bestätigt sehen können. Dieselbe Leidenschaft und Begeisterungsfähigkeit waren es auch, die Viktor und Marianne Langen immer wieder dazu bewogen haben, als Beiratsmitglied der Orientstiftung und Mitglieder des Fördererkreises des Museums für Ostasiatische Kunst in Köln wichtige Ankaufsprojekte zu unterstützen.

Für die Verwirklichung der Ausstellung ›Herbstwind in den Kiefern‹ verdienen neben Marianne Langen und ihrem Sohn Michael auch all diejenigen Dank, die ihre hervorragende wissenschaftliche Qualifikation eingebracht haben, um den Katalog zu erarbeiten und die Sammlung somit für die Besucher zugänglich zu machen: Professor Dr. Murase Miyeko, Kuratorin für japanische Kunst am Metropolitan Museum in New York, Professor Ariga Yoshitaka von der Tôhoku Universität Sendai und Professor Kawai Masamoto von der Keio Universität in Tôkyô. Die Katalogtexte wurden von Susanne Kuhn, Monika Retterath und Petra Rösch mit souveräner Sachkenntnis ins Deutsche übertragen. Für die vorbildliche redaktionelle Betreuung des Kataloges im Museum war Monika Retterath verantwortlich. Ihnen allen gebührt herzlicher Dank.

Adele Schlombs
Museum für Ostasiatische Kunst, Köln

Götz Adriani
Kunsthalle Tübingen

Wilhelm Hornbostel
Museum für Kunst und Gewerbe, Hamburg

Einleitung

Der japanische Archipel ist eine sichelförmige Inselkette, die sich vor dem asiatischen Festland von Norden nach Süden erstreckt. Südlich der Insel Sachalin beginnend, reicht der Archipel bis östlich von Taiwan. Diese Inselkette, im Westen unter ›Japan‹ bekannt – eine Bezeichnung, die sich von der chinesischen Lesung der Schriftzeichen des japanischen Wortes ›Nihon‹ oder ›Nippon‹ (›Dort wo die Sonne aufgeht‹) herleitet –, ist ein Kaiserreich, das aus vier großen Inseln besteht: der Hauptinsel Honshû, Shikoku und Kyûshû im Südwesten bzw. Süden sowie Hokkaidô im Norden. Diese vier Hauptinseln und mehrere hundert kleinere Inseln umspannen eine Fläche von insgesamt 372 317 Quadratkilometern, was der Größe Finnlands oder Italiens entspricht.

Der ethnologischen und linguistischen Forschung zufolge waren die ersten Bewohner der Inseln Einwanderer aus den nördlichen Regionen des asiatischen Kontinents oder aus Südostasien. Den Siedlern boten die umgebenden Meere einen natürlichen Schutz vor fremden Angreifern. Vor dem Zweiten Weltkrieg gab es auch nur eine einzige militärische Offensive – ein Bündnis Chinas und Koreas im späten 13. Jahrhundert –, die die Küsten Japans erreichte.

In dieser extremen insularen Isolation verlief die kulturgeschichtliche Entwicklung Japans in weiten Zyklen. Von Zeit zu Zeit zogen sich die Einwohner in die angenehme Schutzhülle ihrer heimischen Lebenswelt zurück und lehnten jeglichen Kontakt mit der Außenwelt ab. Zugleich waren die Japaner jahrhundertelang immer wieder bestrebt, Teil der großen asiatischen Gemeinschaft zu werden, da sie sich der Existenz anderer Kulturen auf dem entfernten Festland sehr wohl bewußt waren.

Japanische Touristen des 20. Jahrhunderts, die fast jeden Winkel der heutigen Welt durchstreifen, zeichnen sich durch einen grenzenlosen Wissensdurst aus, andere Kulturen und Zivilisationen kennenzulernen, die sich von ihrer eigenen homogenen Gesellschaft unterscheiden. Sie folgen einer jahrhundertealten Tendenz, sich selbst als Mitglied der internationalen Gemeinschaft zu fühlen.

Da systematische Ausgrabungen von prähistorischen Stätten sowohl in Korea als auch in Japan noch immer recht selten sind, ist Japans früheste Verbindung zum asiatischen Festland – besonders zu Korea – weiterhin noch unklar.

Seit dem 3. oder 4. Jahrhundert n. Chr. verfolgten jedoch die Japaner als kulturgeschichtliche Neulinge in Ostasien mit größtem Interesse die künstlerischen Entwicklungen auf dem Kontinent und suchten diesen nachzueifern.

Kontinentaler Einfluß auf die Grundlagen und Entwicklungen in der japanischen Kunst erfolgte in drei großen Schüben: Die Einführung des Buddhismus über Korea in der Mitte des 6. Jahrhunderts war das erste epochemachende Ereignis. Über einen langen Zeitraum orientierte sich Japan kulturell an Korea und später auch an China. Der zweite große Einfluß vom Festland war der Zen-Buddhismus, den Japan im 13. Jahrhundert übernahm. Mit ihm wurden philosophische Ideen und die Technik der monochromen Tuschmalerei in Japan eingeführt. Schließlich markiert im 18. Jahrhundert die rasche Übernahme des Konzepts der Literatenmalerei Japans letzten signifikanten Versuch, die chinesische Kultur zu assimilieren.

Ohne Frage trugen chinesische Theorien und Techniken wesentlich zu den künstlerischen Traditionen Japans bei. Die periodische Übernahme chinesischer Strömungen ermutigte die Japaner, sich neuen Ideen und höheren Zielen in allen Bereichen der Kunst zuzuwenden. Auch wenn sie im allgemeinen innerhalb der Einflußsphäre Chinas und der ostasiatischen Gemeinschaft ihren Platz suchten, wurde ihr Land nie ganz von einer ausländischen Kultur dominiert. Perioden intensiver Übernahmen kontinentaler Einflüsse wechselten mit Phasen, in welchen die Japaner das vom Ausland Erlernte behutsam zu durchdringen suchten und umgestalteten, um es ihren eigenen Bedürfnissen, ihren Empfindungen sowie ihrer natürlichen Umgebung anzupassen. Obgleich die Japaner alle Aspekte der chinesischen Kunst kannten und diese imitierten, wurden die chinesischen Modelle durch heimische Präferenzen und Eigenheiten modifiziert und umgewandelt. Dies hatte unerwartet reiche Variationen und neue Formen zur Folge. Die rege emotionale Auseinandersetzung mit der Natur und dem Wandel menschlicher Dinge, die die japanische Kunst und Literatur charakterisiert, unterscheidet die japanische Haltung von dem hochgesinnten, moralischen und intellektuellen Anspruch, wie er für China typisch ist.

Die Auswahl der Kunstwerke aus der Sammlung Langen, wenn sie auch klein erscheinen mag, reflektiert viele der wesentlichen Züge japanischer Kultur. Die Kunstwerke des ersten Kapitels, das sowohl Skulpturen als auch Malerei präsentiert, zeigt eine starke Anlehnung an Ikonographie und Technik der chinesischen Vorbilder. Die Tuschmalerei im zweiten Abschnitt illustriert die gründliche Transformation, der diese schwierigste unter den Maltechniken in Japan unterzogen wurde. In der traditionellen monochromen Tuschmalerei kommen Form, Volumen, das Gespür für ›Farbe‹ und darüber hinaus der innere Geist – sowohl des betrachteten Objekts als auch des Künstlers – allein durch den Gebrauch von Pinsel und schwarzer Tusche zum Ausdruck. Mit monochromer Tusche vertieften sich die Chinesen in die Mysterien des Universums und dessen Beziehung zum Menschen.

Die Japaner andererseits erfreuten sich an der visuellen Welt der Farben. Diese Präferenz wird in den Bildern des dritten Kapitels deutlich, wo kräftig leuchtende Farben in die monochromen Tuschgerüste eingearbeitet wurden. Diese Farben, auf den glänzend vergoldeten Hintergrund großer Stellschirme aufgetragen, lassen im Verein mit spannungsreichen Abstraktionen natürlicher Formen zu bemerkenswerten dekorativen Mustern den Unterschied zu chinesischen Werken deutlich werden.

Selbst ein flüchtiger Blick auf die Geschichte der japanischen Kunst vor der Mitte des 19. Jahrhunderts offenbart eine rastlose und unnachgiebige Suche der Künstler nach neuen Stilen und neuen Modi des Ausdrucks, die sie dazu brachte, die chinesischen und koreanischen Vorbilder anzuverwandeln und zu verändern, die ihnen einst als Inspiration dienten. Diesen Künstlern gelang es, alte und neue, entlehnte und einheimische Elemente miteinander zu einer reichen Formenvielfalt zu verschmelzen.

Murase Miyeko

Zur Entstehung der Sammlung

Mein Mann und ich haben nie systematisch, nie spekulativ Kunstgegenstände erworben und gesammelt. Wir erwarben unsere Kunstwerke, weil sie uns gefielen und weil wir uns mit schönen Dingen umgeben wollten, nach dem Motto: erwirb es, um es zu besitzen. Oder: Erwirb es, weil es dir gefällt. Auf diese Weise ist auch unsere Japan-Sammlung entstanden.

Weil mein Mann sein Patent für Schub- und Spurstangen auch in der japanischen Autoindustrie unterbringen wollte, fuhr er das erste Mal in den sechziger Jahren nach Japan. Auf seine Reisen bereitete er sich stets gewissenhaft vor, durch reichlich Lektüre über Land und Menschen, über Kultur und über den neuesten Stand der Forschung. Da er des Japanischen nicht mächtig war, suchte er vor Antritt seiner Reise per Inserat in einer englischen Zeitung einen sprachkundigen Führer, den er nach getaner Arbeit mit den Automanagern auf seinen Exkursionen durch Museen und Galerien in Anspruch nahm. Bei seinen Besuchen in den japanischen Museen fiel ihm auf, daß die Exponate von recht unterschiedlicher Qualität waren, daß sehr viel Minderes neben außergewöhnlich Hochkarätigem hing und stand. Fasziniert von allen Hochkulturen, packte ihn schnell auch die Liebe zur Kunst Japans. Er wollte es besser machen als die Museen und begab sich auf die Suche nach schönen Stücken im japanischen Kunsthandel.

Während unseres Aufenthalts in Cleveland hatten wir das holländische Ehepaar Kreuk kennengelernt: Sie war Malerin und er Hausmann. Sie waren zwischenzeitlich von den USA nach Japan gezogen, lebten in Kyôto und verfügten über beste Kontakte zu Galerien und Händlern im Lande. Mein Mann kontaktierte die Kreuks und bat sie, nach qualitätvoller und käuflich erwerbbarer Kunst zu fahnden und ihm bei den Händlern ein Entree zu verschaffen. Mein Mann hatte Gefallen gefunden an Rollbildern und beschloß, wann immer er nach Japan fuhr, einige davon zu erwerben. Die Kreuks führten ihn in kleine, unscheinbare Galerien und zu einem ihnen befreundeten Restaurator, wo er reichlich Auswahl hatte und ausgezeichnete Stücke kaufte. Die Japaner zeigten sich Anfang der sechziger Jahre für ihre heimische Kunst nicht besonders aufgeschlossen. Es existierte dafür weder ein nationaler noch internationaler Markt. Infolgedessen gab es genügend gute Stücke zu erschwinglichen Preisen.

Anfänglich konzentrierten wir uns auf den Erwerb von Rollbildern, später kamen Plastiken hinzu, einige Netsuke und Inrô. Als wir unser Museum in Ascona bauten, besuchten wir während unserer Reisen nach Amerika und Frankreich regelmäßig bekannte ortsansässige Asiatika-Händler, um die Sammlung zu erweitern. Die glücklichsten Überraschungen gab es immer bei einem ungarisch-jüdischen Kunsthändler in New York und bei Gertrud Wooetli in Zürich, die unbeschreiblich schöne Gegenstände zusammengetragen hatten. Die Werke nach Deutschland einzuführen, machte keine Schwierigkeiten. Die Kunsthändler schickten uns die Objekte zu. Der Zoll ließ sie anstandslos passieren.

Bei allen unseren Sammlungen, inklusive der japanischen, haben wir uns nie von Kunsthistorikern beraten lassen, was uns einige von ihnen sehr übel genommen haben. Verständlich also, daß von ihrer Seite gelegentlich Zweifel an der Echtheit der Stücke geweckt wurden. Irgendwann fragte eine Asiatika-Expertin meinen Mann: »Wissen Sie denn, ob alles echt ist?« Er gab ihr zur Antwort: »Das weiß ich nicht, aber ich hoffe es, und im übrigen gefallen mir die Sachen.«

Nachdem ich nach dem Tode meines Mannes die Sammlung von Frau Professor Miyeko Murase und zwei ihrer Professoren-Kollegen habe begutachten und wissenschaftlich aufarbeiten lassen, steht fest, daß zwei Drittel der rund 150 Werke von allererster Qualität sind. Mich überraschte diese positive Bewertung nicht, zumal ich an allen Stücken meine größte Freude habe. Wir hätten es nie übers Herz gebracht, uns auch nur von einer einzigen Arbeit zu trennen. Soweit ich weiß, ist die Sammlung einmalig in Europa. Und ich wünsche mir, daß sie auf immer in ihrer Geschlossenheit erhalten bleibt. Dafür Sorge zu tragen, sehen wir als unsere Aufgabe an – ich und meine Kinder, Sabine von Keudell, geb. Langen, Hubertus Langen und Michael Langen.

Als wir die Sammlung aufbauten, plazierten wir die einzelnen Werke an den Wänden unserer Galerie in Meerbusch und begeisterten uns an jeder Neuerwerbung. Mit der Fertigstellung des Museums in Ascona präsentierten wir sie in den neuen Räumen allein zu unserem eigenen Vergnügen. Der reiche Fundus erlaubte es uns, von Zeit zu Zeit Exponate abzuhängen und gegen andere auszuwechseln. – Die meisten Werke hat mein Mann erworben, weil er öfter als ich in Japan und somit auch des öfteren der Versuchung ausgesetzt war, Ankäufe zu tätigen. Dennoch bilden unsere gemeinsamen Interessen den Hintergrund. Es ist sicherlich kein Zufall, daß ich als junges Mädchen in einem Pensionat in Heidelberg als Abschlußarbeit in Kunstgeschichte einen Aufsatz über japanische Kunst geschrieben habe. Ich fand es wunderbar, daß mein Mann ganz in meinem Sinne diese Schätze kaufte.

Ich bedauere, daß mein Mann es nicht mehr erleben kann, wie unsere Japan-Sammlung jetzt auf Reisen geht und an solch prominenten Orten wie dem Museum für Ostasiatische Kunst in Köln, im Museum für Kunst und Gewerbe in Hamburg und in der Kunsthalle Tübingen einem großen Publikum gezeigt wird. Allen Beteiligten gilt mein tiefster Dank, Dank für ihr Engagement und ihre viele Arbeit, damit die Ausstellung und der sie begleitende Katalog zustandekam.

Marianne Langen

Dank

Eine zufällige Bemerkung von Trudel Klefisch aus Köln erweckte Anfang März 1993 meine Aufmerksamkeit. Sie gab einen Hinweis auf eine Sammlung japanischer Malerei, die sich nahezu unbemerkt in einem kleinen Ort im Süden der Schweiz befand. Bis dahin war mein Eindruck von Privatsammlungen japanischer Kunst in Europa dürftig. Meine erste Reaktion damals mag daher zögerlich, ja mißtrauisch gewirkt haben. Für Frau Klefisch andererseits war jedoch meine Ungläubigkeit eine Herausforderung. Sie nahm es auf sich, für mich und einen meiner graduierten Studenten, Herrn Gen Sakamoto, die Erlaubnis zu erhalten, in Abwesenheit von Marianne Langen die Sammlung in Ascona zu besichtigen.

Damals besuchten wir zunächst das Museum Rietberg in Zürich, um die wundervolle Ausstellung über die Kunst des Zen-Buddhismus, die Helmut Brinker ausgerichtet hatte, zu besuchen. Frau Klefisch selbst fuhr uns durch die immer noch schneebedeckten Bergstraßen im Norden des Landes in die sonnendurchflutete und blühende Südschweiz.

Der Kontrast zwischen den spektakulären Berglandschaften im Norden und dem farbenfrohen Blütenmeer unter der strahlenden Sonne des Südens war beeindruckend. Die unerwartete Begegnung mit japanischer Kunst an diesem Flecken Erde verwunderte mich zugleich umso mehr und erschien noch widersinniger.

In Ascona, in einem dreistöckigen Haus oberhalb des Lago Maggiore wohlbehütete Werke japanischer Kunst zu sehen, war mehr als ein Traum, der wahr werden sollte.

Im Anschluß an diese Reise erzählte ich einem japanischen Kollegen, dem Spezialisten für Tuschmalerei in Japan, Prof. Kawai Masamoto von der Keio Universität in Tôkyô, von meinem außergewöhnlichen Besuch in der Schweiz. Zwei Jahre später fuhren wir beide nach Ascona, um meinen ersten Eindruck zu überprüfen und um Prof. Kawai die Möglichkeit zu geben, die Sammlung mit eigenen Augen zu sehen. Zu diesem Anlaß war auch Frau Langen anwesend: eine äußerst großzügige Gastgeberin, die uns nicht nur die Sammlung zeigte, sondern auch ihr Zuhause, das sich nur einen Steinwurf entfernt befindet. Es war eine ungewöhnliche Erfahrung, mit einer Seilbahn durch den hügeligen Garten befördert zu werden, um dann in ein Haus einzutreten, das bestückt war mit moderner europäischer Malerei und indischen Skulpturen. Prof. Kawai bestätigte meinen anfänglichen Eindruck, daß die Sammlung viele ungewöhnliche und wichtige Bilder enthielt, die er noch intensiver untersuchen wollte.

Die Idee, die Sammlung für eine Wanderausstellung nach Japan zu holen, verfestigte sich in unseren Köpfen. 1996 konnten wir einen weiteren Kollegen für unser Team gewinnen, Prof. Ariga Yoshitaka, der uns bei der Bearbeitung der buddhistischen Kunstwerke behilflich sein sollte. Im Sommer 1996 verbrachten wir eine arbeitsreiche Woche in Ascona, während der auch Prof. Ariga Frau Langen kennenlernte und die Sammlung studierte. Neben den Werken selbst recherchierten wir auch die reichhaltige Dokumentation, die von dem verstorbenen Viktor Langen für jedes einzelne Kunstwerk zusammengetragen und aufbewahrt worden war.

Während der gesamten Woche war Frau Langen eine zuvorkommende Gastgeberin. Sie bat uns entweder zum Mittagessen auf die Terrasse, von der man einen wundervollen Blick auf den Lago Maggiore hat, oder sie lud uns zum Abendessen in ihrem Haus oder in einem der kleinen Dörfer am Fuße des Berges ein.

Unsere Begeisterung nahm noch zu, als Dr. Götz Adriani in der Sammlung eintraf, um mit Frau Langen die Möglichkeit zu erörtern, die Sammlung in der Tübinger Kunsthalle, deren Direktor er ist, zu zeigen. Das Konzept einer Ausstellung, die sowohl durch Deutschland als auch nach Japan führt, schien auf einmal Realität zu werden. Die Idee nahm greifbare Formen an, als die Objekte ausgesucht und die Termine festgelegt wurden.

Zu diesem Zeitpunkt traf ich Frau Langens ältesten Sohn Hubertus, der mir Photographien eines japanischen Stellschirmpaares zeigte, das er von seinem Vater geerbt hatte und sich nun an der Mosel befindet. Eine Reise an den Rhein wurde eiligst für den Herbst 1997 arrangiert, damit ich entscheiden konnte, ob dieses Stellschirmpaar in die bevorstehende Ausstellung integriert werden sollte. Dort erwartete mich eine weitere Überraschung, denn in einem großzügigen Raum des Hauses stand ein spektakuläres Stellschirmpaar aus dem 17. Jahrhundert – viele Jahre fast unbemerkt und nur von der Familie gesehen.

Im nachhinein zeigte sich, daß diese Ausstellung eigentlich aus einer Reihe von Zufällen entstand sowie durch den guten Willen der Beteiligten.

Ich werde Frau Klefisch stets dankbar sein, daß sie als Katalysator dieses Unternehmens wirkte. Weiterhin geht mein Dank an Benjamin Schliemann von der Hanseatic Corporation; er war – selbst für die kleinsten Angelegenheiten – jederzeit ein rascher Vermittler zwischen der Familie Langen und mir.

Frau Dr. Watanabe Masako vom Johnson Museum of Art an der Cornell University in New York möchte ich für die Übersetzung der Beiträge von Prof. Ariga ins Englische danken. Auch Herrn Gen Sakamoto von der Kean University in New Jersey gilt mein Dank. Er übersetzte nicht nur die Beiträge von Prof. Kawai ins Englische, sondern schrieb auch selbst drei Einträge zur Malerei, die in das Forschungsgebiet seiner Dissertation fallen, die er zur Zeit an der Columbia University schreibt. Stephanie Wada von der Burke Collection, New York, sowie Herr Dr. und Frau Kotas, Cornell University, bearbeiteten die Texte redaktionell. Die Übersetzung ins Deutsche ist Susanne Kuhn, Monika Retterath und Petra Rösch zu danken. Zuvorderst aber sind Marianne Langen und ihre beiden Söhne Hubertus und Michael zu nennen, denen ich meinen tiefsten Dank aussprechen möchte. Sie haben viel Zeit geopfert und viel Verständnis aufgebracht, damit die Sammlung an so vielen Orten gezeigt werden kann. Ich werde sehr glücklich sein – und ich denke auch Frau Langen und ihre Familie –, wenn die Kunstwerke, wenn auch nur für kurze Zeit, in ihr Ursprungsland zurückkehren werden und dort die herzliche Anerkennung ihrer ursprünglichen Heimat erhalten werden.

Murase Miyeko

KATALOG

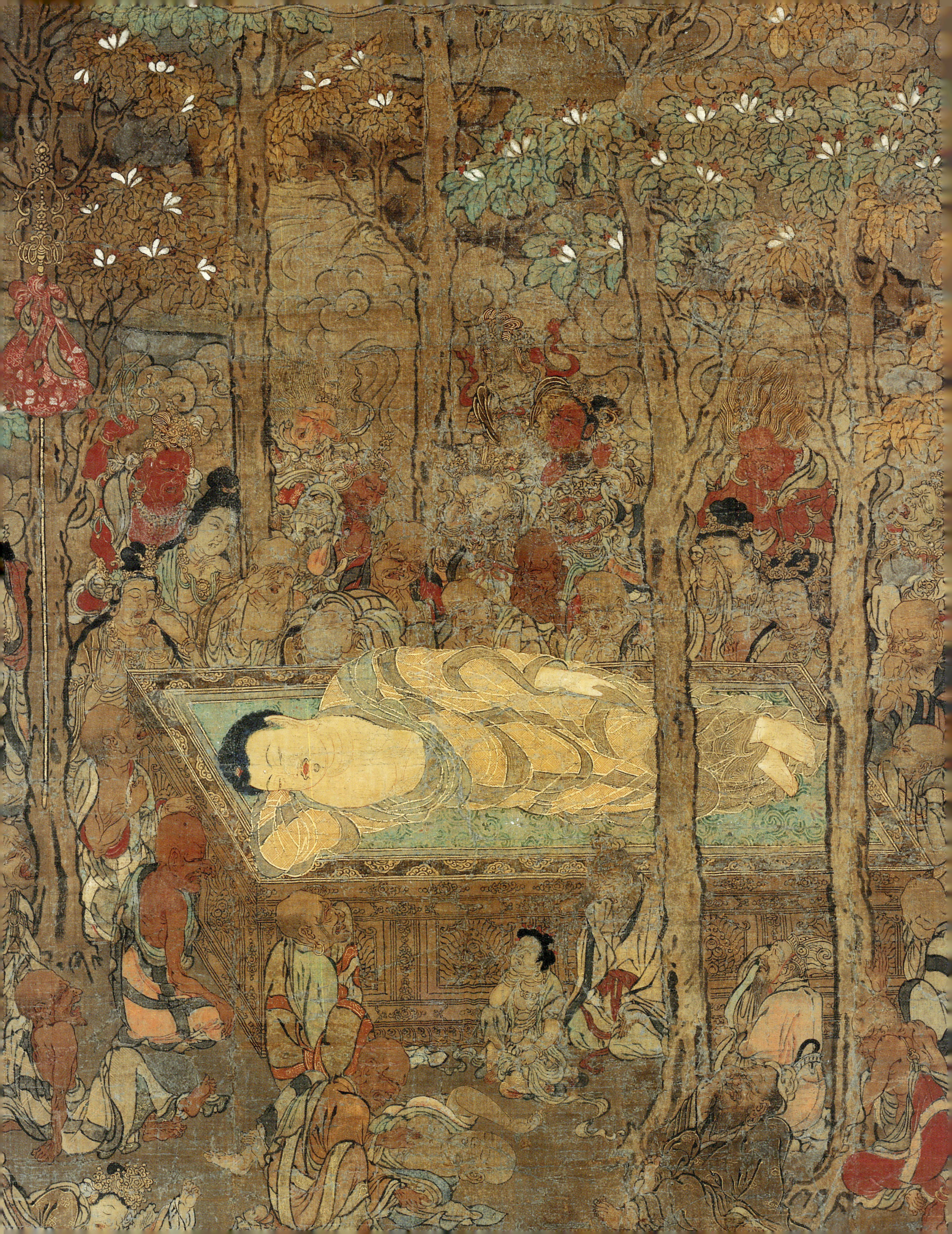

I. Religiöse Kunst

Tod des historischen Buddha, Ausschnitt aus Tafel I

Der ursprüngliche Glaube in Japan vor Einführung des Buddhismus war der ›Weg der Götter‹, der Shintôismus. Da der Shintôismus weder auf einen bestimmten Begründer zurückgeht, noch über heilige Bücher, Lehrer oder ein klar festgelegtes Pantheon von Göttern verfügt, gilt er nicht als Religion im üblichen Sinne. Der shintôistische Glaube entwickelte auch weder einen umfassenden Moralkodex noch eine hierarchisch gegliederte Priesterschaft, noch strebten seine Anhänger eine Erlösung nach dem Tode an. Den Japanern galt bis zum 6. Jahrhundert die Natur selbst als Manifestation einer göttlichen Präsenz. Berge und Hügel betrachtete man als geweihte Wohnorte von Berggottheiten. Flüsse, Bäume und Steine wurden von dem polytheistischen Shintôismus als Manifestationen von Göttern angesehen. Deren Anwesenheit wurde meist nur durch einfache Papierstreifen, in einer bestimmten Art und Weise geschnitten, angezeigt. Bevor der hierarchisch strukturierte Buddhismus im 6. Jahrhundert von Korea nach Japan kam, hatte man sich diese Götter oder Geister nie in menschlicher Gestalt vorgestellt. Im 8. Jahrhundert begann dieser fremde Glaube indischen Ursprungs in Japan Wurzeln zu schlagen. Beeinflußt vom Buddhismus, schuf man Skulpturen der shintôistischen Gottheiten in menschlicher Gestalt. Die ursprünglichen Riten, mit denen man den Gottheiten huldigte, änderten sich allerdings nicht. Stets blieben die Abbilder der Shintô-Götter in den innersten Räumen des Schreines vor den Augen der Öffentlichkeit verborgen. Die Gläubigen bekundeten ihre Verehrung, indem sie vor dem Schrein in die Hände klatschten.

Der Buddhismus kam 538 mit einer Gesandtschaft des koreanischen Königs aus Paekche (Kudara) nach Japan. In Korea war dieser Glaube, aus China übernommen, bereits im 4. Jahrhundert weit verbreitet. Der koreanische König, ein überzeugter Buddhist, bedrängte den japanischen Kaiser, diese ›überaus hervorragende‹ Lehre des Buddha, des ›Erleuchteten‹, anzunehmen.

Den Japanern stand eine Entscheidung bevor, welche nicht nur religiöse Belange beeinflussen würde, sondern alle Aspekte des Lebens und die Zukunft des Landes verändern sollte. Die Annahme dieses fremden Glaubens bedeutete, daß Japan der internationalen buddhistischen Gemeinschaft beitreten und damit eine festländisch geprägte Zivilisation übernehmen würde. Die Akzeptanz des Buddhismus hatte weiterhin zur Folge, daß Japan einen völlig anderen Lebensweg beschreiten sollte, der auf der chinesischen Kultur und deren hierarchisch gegliederten administrativen und sozialen Strukturen basierte. Am wichtigsten aber war, daß die Einführung des neuen Glaubens zugleich die Einführung der chinesischen Schrift bedeutete. Diese sollte die japanische Kultur, welche bisher kein eigenes Schriftsystem kannte, revolutionieren.

Die Annahme des buddhistischen Glaubens führte aber keineswegs zum Verbot des Shintôismus. Dieser verlor in Japan seine Stellung als Staatsreligion nie und lebt in traditionellen Riten bis zum heutigen Tag fort. Die frühen gläubigen Buddhisten Japans fügten die alten Götter in den neuen Glauben ein. Denn im Gegensatz zu anderen Religionen war der Buddhismus fremden Glaubensvorstellungen gegenüber tolerant und forderte nie Ausschließlichkeit. Mit der Zeit führte die Koexistenz von Shintôismus und Buddhismus zur Entstehung von Abbildern von Shintô-Gottheiten, welche von der buddhistischen Ikonographie beeinflußt worden waren. Einige Skulpturen und Malereien der Sammlung Langen verraten deutlich synkretistische Züge, woraus sich im Laufe der Zeit eine eigene Ikonographie zur Vermittlung der shintôistischen Glaubensinhalte entwickelte (siehe Tafel 30, 31, 33).

Im ersten Jahrhundert v. Chr. entwickelte sich innerhalb der buddhistischen Lehre eine Glaubensvariante. Der Mahâyâna-Buddhismus (›Großes Fahrzeug‹) begann sich vom Hinayâna-Buddhismus (›Kleines Fahrzeug‹) abzuspalten. Letzterer bestand vornehmlich in Südostasien weiter. Der nördliche Buddhismus, der Buddhismus des ›Großen Fahrzeugs‹, unterscheidet sich in einem wesentlichen Aspekt von den Lehren des ›Kleinen Fahrzeugs‹: in der grundsätzlichen Annahme, daß der Buddha kein sterblicher Lehrer, sondern ein göttliches Wesen ist. Buddha war den Vorstellungen des ›Großen Fahrzeugs‹ nach immer existent, und zwar nicht nur in dieser Welt und den Welten davor, sondern auch in den zukünftigen Welten bis in alle Ewigkeit. Der Mahâyâna-Buddhismus, der sich in ganz Ostasien ausbreiten sollte, propagierte die universale Erlösung für alle Lebewesen. Die Anhänger des Hinayâna dagegen gestehen nur den Angehörigen des Ordens und den fortgeschrittenen Schülern des Buddha (*rakkan*; sanskr. *arhat*) die Verwirklichung ihrer eigenen Erlösung (*nirvâna*) zu, ohne daß diese sich darüber hinaus für andere Lebewesen verantwortlich zeigen müssen. In seinem Bemühen, einen Erlösungsweg für alle Geschöpfe aufzuzeigen, führte der Mahâyâna-Buddhismus das Konzept der Bodhisattvas ein. Diese Wesen haben bereits die Erleuchtung erlangt, verzichten jedoch auf den Eingang ins *nirvâna*, um den Leidenden der Welt behilflich zu sein. Das Pantheon des ostasiatischen Buddhismus umfaßt daher eine große Zahl verschiedener Buddhas und Bodhisattvas.

Jede der buddhistischen Schulen des Mahâyâna gelangte über China nach Japan. Drei Lehren hinterließen allerdings einen besonders tiefen Eindruck in der japanischen Kultur. Neben dem Esoterischen Buddhismus (*mikkyô*) war dies der Amida-Buddhismus, in welchem man den Buddha Amitâbha des westlichen Paradieses verehrte, und als dritte Strömung der Zen-Buddhismus. Jede dieser drei Lehren ließ Kunstwerke eigener Prägung entstehen, von welchen die Sammlung Langen repräsentative Beispiele bereithält.

Der Esoterische Buddhismus (*mikkyô*), im Indischen *Vajrayâna* genannt, kam durch Kûkai (773–822), der nach seinem Tod den Titel Kôbô Daishi erhielt, und Saichô, postum Dengyô Daishi (766 – 822), nach Japan. Die beiden Mönche hatten in China Anfang des 9. Jahrhunderts studiert. Die letzte, esoterische Phase des Mahâyâna-Buddhismus betrachtet das gesamte Universum als eine Manifestation von Energien, welche von seiner zentralen Gottheit, dem Buddha Mahâvairocana, ausstrahlen. ›Die große Sonne‹ *(dainichi)* wurde als allgegenwärtig in jedem Gedanken, in jeder Tat und jedem einzelnen Wort verstanden (siehe Tafel 13). Der Esoterische Buddhismus wird als ›geheimer Buddhismus‹ bezeichnet, weil seine Lehren nur denen offenbart werden, die sorgfältig in die zahlreichen Geheimnisse und in die umfassenden Riten eingeführt waren. Die Liturgie des Esoterischen Buddhismus umfaßt das Rezitieren magischer Verse und das Verbrennen von Holzstäbchen, auf die magische Formeln geschrieben wurden. Dies soll den Initiierten in einen tranceähnlichen Zustand versetzen und es ihm ermöglichen, eine mystische Vereinigung mit den Buddhas zu erfahren. Innerhalb der Riten des Esoterischen Buddhismus entstand eine einzigartige Gruppe neuer Gottheiten. Wichtigster Bestandteil der esoterischen Zeremonien ist das Mandala, eine graphische Umsetzung der kosmischen Welt des Buddha Mahâvairocana. Im Mandala ist dieser Buddha als die höchste Gottheit genau im Zentrum dargestellt. Er wird wie eine Sonne von unzähligen anderen Buddhas und Bodhisattvas umgeben, die das Universum symbolisieren (siehe Tafel 12).

Vom 10. Jahrhundert an dominierte unter der herrschenden Aristokratie in Kyôto der Glaube an den Buddha Amitâbha, den Buddha des unendlichen Lichtes. Der Glaube an ihn ermöglichte jedem nach dem Tode den Eingang in das glückseligmachende Westliche Paradies dieses Buddha. Der Kult des Buddha Amitâbha, der auch heute noch in Japan mehr Anhänger als jede andere religiöse Gemeinschaft hat, war ab der Heian-Zeit (794–1185) im ganzen Land verbreitet. Dies geschah zum großen Teil aufgrund der zunehmenden Popularität des Glaubens an die ›Herabkunft‹ (*raigô*) des Buddha Amitâbha, dem wahrscheinlich einfachsten Weg zur Erlösung innerhalb aller buddhistischen Glaubensrichtungen (siehe Tafel 26). Diesem Glauben zufolge erwartet Amitâbha nicht nur die Ankunft der Seele des verstorbenen Gläubigen im Westlichen Paradies, vielmehr kommt er auf die Erde herab, um den Gläubigen in der Stunde seines Todes zu empfangen und ihn persönlich, manchmal sogar mit sanfter Gewalt, in sein Reich zu geleiten. Die einzige Pflicht, die der fromme Gläubige zu erfüllen hat, ist das unerschütterliche Vertrauen in dieses Versprechen des Buddha und die Anrufung seines Namens (*nenbutsu*). Dieser Weg der Erlösung ohne mühevolle geistige Übungen wurde von allen Bevölkerungsschichten Japans gleichermaßen angenommen.

Obwohl alle buddhistischen Lehren Leben und Kunst Japans beeinflußten, so war es doch der Zen-Buddhismus, der in den folgenden Jahrhunderten die japanische Ästhetik am nachhaltigsten prägte.

Die buddhistische Lehre des Zen, in China von großem Einfluß, sah Meditation und geistige Versenkung als den einzigen Weg zur Erleuchtung an. Dabei verzichtete man auch auf die Unterstützung der Buddhas und Bodhisattvas. Die Anhänger des Zen waren überzeugt, daß allein die Meditation (*zen*; sanskr. *dhyana*; chin. *chan*) die Essenz der buddhistischen Wahrheit beinhalte. Der überlieferten Tradition zufolge war es Bodhidharma (*daruma*), ein südindischer Mönch von königlicher Abstammung, welcher im frühen 6. Jahrhundert die Meditationslehre nach China brachte. Die Legende will es, daß der weise Mann den Fluß Yangze auf einem Schilfrohr überquerte (siehe Tafel 35). In China entwickelten sich seine Lehren zu einem faszinierenden Glaubensgebäude. Im Vergleich zu anderen großen Religionen spielten im Zen-Buddhismus philosophische Überlegungen eine zentrale Rolle. Die Lehre des Zen betont Selbstvertrauen und Selbstdisziplin und ermutigt ihre Anhänger, die konventionellen, schrittweise vorgehenden Methoden abzulegen, welche zur Wahrheit und zur Erleuchtung führen. Gleichzeitig fordert sie dazu auf, die Welt unter neuen, bisher ungeahnten Gesichtspunkten zu betrachten und die logischen Bahnen des konventionellen Denkens zu durchbrechen. Der Zen behauptet, daß eigentlich nichts außer der Meditation selbst, auch keine Schriften und Götterbilder, auf dem Weg zur Erleuchtung von irgendeinem Wert seien. Dies führte dazu, daß man den Zen-Buddhismus lange Zeit als ikonoklastischen Glauben einstufte.

Im späten 13. Jahrhundert versuchten einige der bedeutendsten Zen-Mönche Chinas, der mongolischen Invasion durch Flucht nach Japan zu entgehen. Mit Hilfe der chinesischen Zen-Meister gelang es dem Zen-Buddhismus, sich in Japan als die bedeutendste Lehre zu etablieren. Da Zen Selbstdisziplin betont und der Gläubige durch Meditation in einem blitzartigen Augenblick Erleuchtung erlangen kann, fand der Zen-Buddhismus besonders in den Kreisen des japanischen Kriegeradels großen Anklang. Diese Kriegerklasse hatte erst kurz zuvor die Herrschaft in Japan übernommen.

In seiner frühen Form hatte der Zen-Buddhismus keinen Bedarf an einer kirchlichen Struktur, Schriften, Tempeln oder Götterbildern gezeigt. In Japan allerdings entwickelte sich diese Lehre in weniger spartanischem Rahmen. Die verschiedensten Künste gediehen unter ihrem Einfluß, darunter vor allem Architektur und monochrome Tuschmalerei. Obwohl die Grundsätze des Zen keine ästhetischen Prinzipien beinhalten, wurden seine prinzipiellen Überzeugungen, wie die Betonung der Spontaneität, vollständige Einfachheit und Zurückhaltung, für die Zen-Kunst richtungsweisend. Die Vorstellung, daß weniger mehr sei, wurde sicher nicht von den japanischen Anhängern des Zen erfunden. Dennoch nahm dieser Grundsatz innerhalb der vom Zen inspirierten Kunstgattungen eine zentrale Stellung ein. Unter dem Einfluß des Zen entwickelten sich die Teezeremonie (*chanoyu*), Blumenstecken (*ikebana*), das Nô-Theater, aber auch der japanische Moralkodex und die japanische Etikette. All dies prägt auch heute noch das japanische Leben.

Der Einfluß des Zen-Buddhismus auf die japanische Ästhetik wird im zweiten Kapitel noch deutlicher, wo zahlreiche monochrome Tuschmalereien behandelt werden.

M. M.

I

Tod des historischen Buddha (*nehan-zu;* sanskr. *Parinirvâna*)

Hängerolle, Tusche, Farben und Gold auf Seide, 158 x 106 cm
Kamakura-Zeit, 14. Jahrhundert
J 111

Die Darstellung vom Tode des historischen Buddha Śâkyamuni am Ufer des Ajiravati in Kushinagara in Indien zeigt dessen weltlichen Tod und Eingang ins vollkommene Nirvâna, welcher gleichbedeutend ist mit der Erlösung aus dem Kreislauf der Wiedergeburten. Gemälde mit der Darstellung des weltlichen Todes Buddhas (*nehan-zu*) wurden bei religiösen Zeremonien verwendet, die seit früher Zeit am 15. Februar in den buddhistischen Klöstern und Tempeln zur Erinnerung an dieses Ereignis begangen wurden. Diese religiösen Feiern sollen die Dankbarkeit der Gläubigen für die Gaben des Buddha zum Ausdruck bringen. Während dieser Feierlichkeiten werden sowohl Passagen aus dem Nirvâna-Sûtra rezitiert, als auch Darstellungen vom Tode Buddhas angebetet. Dabei herrscht die allgemeine Auffassung, daß in all diejenigen, welche an der Zeremonie teilnehmen, die Grundlage zur Erlösung gesät ist und sie in Kürze die Buddhaschaft erlangen werden.

Im Zentrum dieser Hängerolle ist Buddha dargestellt, der auf einer von Sâla-Bäumen umgebenen, juwelenbesetzten Bank ruht. Er liegt auf seiner rechten Seite und stützt den Kopf auf seinen Arm. Trauernde Bodhisattvas und Arhats (*rakan*), Menschen beiderlei Geschlechts, Wächtergottheiten und andere Götter, auch Hungergeister und Dämonen umgeben das Totenbett Śâkyamunis. Ein Löwe, ein Elefant, Vögel und andere Tiere sowie mythische Wesen verharren im unteren Bildteil in Trauer. Mâya, die Mutter Buddhas, schwebt mit ihren Dienerinnen auf einer Wolke heran und wird von dem Mönch Aniruddha (*Anaritsu*) geleitet.

Insgesamt zeigt die Ikonographie der Hängerolle Parallelen zu Nirvâna-Darstellungen aus der Kamakura-Zeit (1185–1333).

Um den sterbenden Buddha als zentrale Figur des Geschehens herauszustellen, wurden die um ihn Trauernden in einem engen Halbkreis angeordnet. Tiere hingegen sind in lockerer Anordnung im unteren Bildteil versammelt. Zu den stilistischen Merkmalen der Kamakura-Zeit gehören die Maltechnik der an- und abschwellenden Tuschelinien ebenso wie das reiche Goldkolorit und die Verzierung der Gewänder mit dünn geschnittenem Blattgold (*kirikane*).

Diese Hängerolle gehört zu den hervorragendsten Darstellungen von Buddhas Tod, die außerhalb Japans aufbewahrt werden, und ist weiteren Beispielen im British Museum in London, dem Metropolitan Museum in New York und dem Ostasiatischen Museum in Köln qualitativ ebenbürtig.

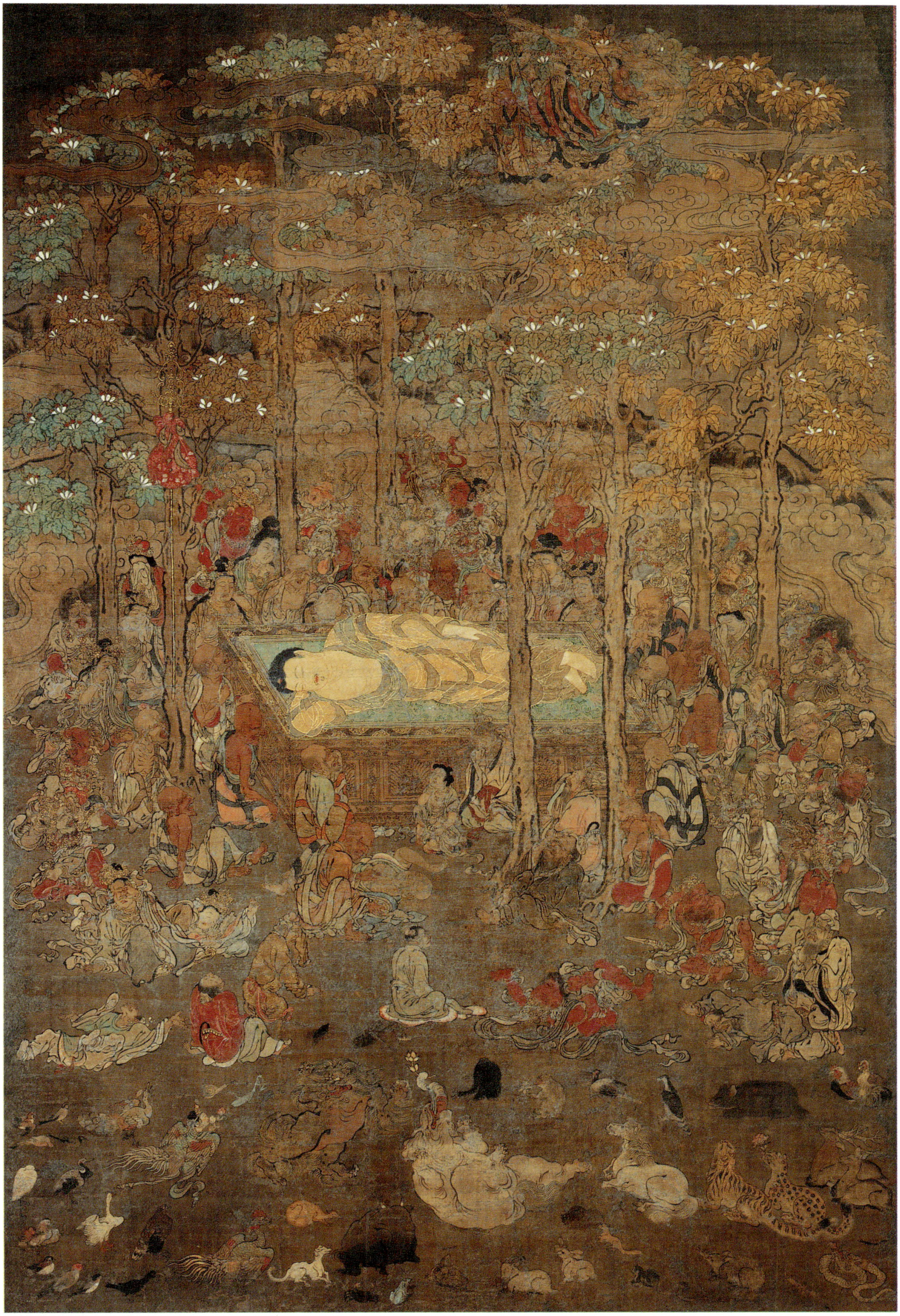

2

Tod des historischen Buddha
(nehan-zu; sanskr. *Parinirvâna)*

NISHIMURA SHIGENAGA (gest. 1756)

Hängerolle, Druck mit leichten Farben auf Papier, 43,5 x 26,7 cm
Edo-Zeit, 18. Jahrhundert
J 505

Sowohl die Ikonographie als auch die Komposition dieser Darstellung vom weltlichen Tod und Eingang Buddhas ins *Nirvâna* zeigt Ähnlichkeiten mit einem Bildtypus, der ab der Kamakura-Zeit (1185–1333) entstanden ist. Diese Darstellungen wiederum waren von chinesischen *Parinirvâna*-Darstellungen aus der Sung-Zeit (960–1279) beeinflußt.

Buddha Śâkyamuni lagert auf einer juwelenbesetzten Bank und stützt seinen Kopf auf den rechten Arm, wobei der Körper leicht nach vorne geneigt ist. Die Einzelelemente der Komposition sind auf Buddhas Kopf und Oberkörper hin orientiert, welcher durch den rechteckigen Rahmen der Liege noch zusätzlich hervorgehoben ist.

Die Malerei gibt getreu die Szene vom weltlichen Ende des Buddha Śâkyamuni wieder, wie sie im *Nirvâna*-Sûtra und anderen buddhistischen Schriften beschrieben wird. Neben menschlichen Wesen umgeben Vögel und verschiedene andere Tiere das Sterbebett Buddhas. Im rechten oberen Bildteil führt Aniruddha (*Anaritsu*) Mâya, die Mutter Buddhas, und ihre Dienerinnen heran, welche auf einer Wolke in mondbeschienener Nacht herabschweben. Der Fluß Ajiravati ist durch die Sâla-Bäume hindurch sichtbar.

Die Darstellung vom Tod des Buddha (*butsu nehan-zu*) wurde während der Edo-Zeit (1615–1868) im Blockdruckverfahren hergestellt. Das früheste Beispiel solcher gedruckten Nirvâna-Bilder wird im Jokoji-Tempel in der Provinz Shiga aufbewahrt und ist auf 1402 datiert. Während der Edo-Zeit wurden Darstellungen vom Tod des Buddha in großer Anzahl und unterschiedlicher Größe hergestellt. Man bewahrte sie nicht nur in Tempeln und Klöstern auf, sondern verwendete sie auch in den laizistischen Haushalten. Als Reaktion auf die große Nachfrage gaben die Verleger von ›Bildern der fließend-vergänglichen Welt‹ (*ukiyo-e*) auch Darstellungen vom Tod Buddhas als Drucke in großer Zahl bei *ukiyo-e*-Malern in Auftrag. Auch das Beispiel aus der Sammlung Langen dürfte so entstanden sein.

Die hier gezeigte Darstellung von Buddha *Parinirvâna* ist mit Drucken desselben Themas vergleichbar, bei welchen ebenfalls in der rechten unteren Ecke die Signatur ›Von dem Maler Nishimura Shigenaga‹ auftritt. Der Typ dieses Blattes wird als ›Rosa Druckbild‹ (*benizuri-e*) bezeichnet, da ein helles Braunrot bzw. Rosa die vorherrschende Farbe ist. Die Namen der dargestellten Figuren sind in die nebenstehenden Kartuschen mit japanischer Silbenschrift (*hiragana*) eingetragen. Einige der hier versammelten Personen erinnern stilistisch an die Jünglinge und schönen Frauen (*bijin*) der *ukiyo-e*-Malerei. Dieses Merkmal ist typisch für die buddhistische Malerei der Edo-Zeit, welche Andacht mit Unterhaltung zu verbinden sucht.

Aus dem Leben des Künstlers Nishimura Shigenaga ist nur wenig bekannt. Er soll in der Mitte der Edo-Zeit einer der führenden Maler schöner Frauen gewesen sein. Am Ende seines Lebens allerdings widmete er sich nicht mehr der Holzschnittkunst, sondern betrieb einen Buchladen in der Hauptstadt Edo.

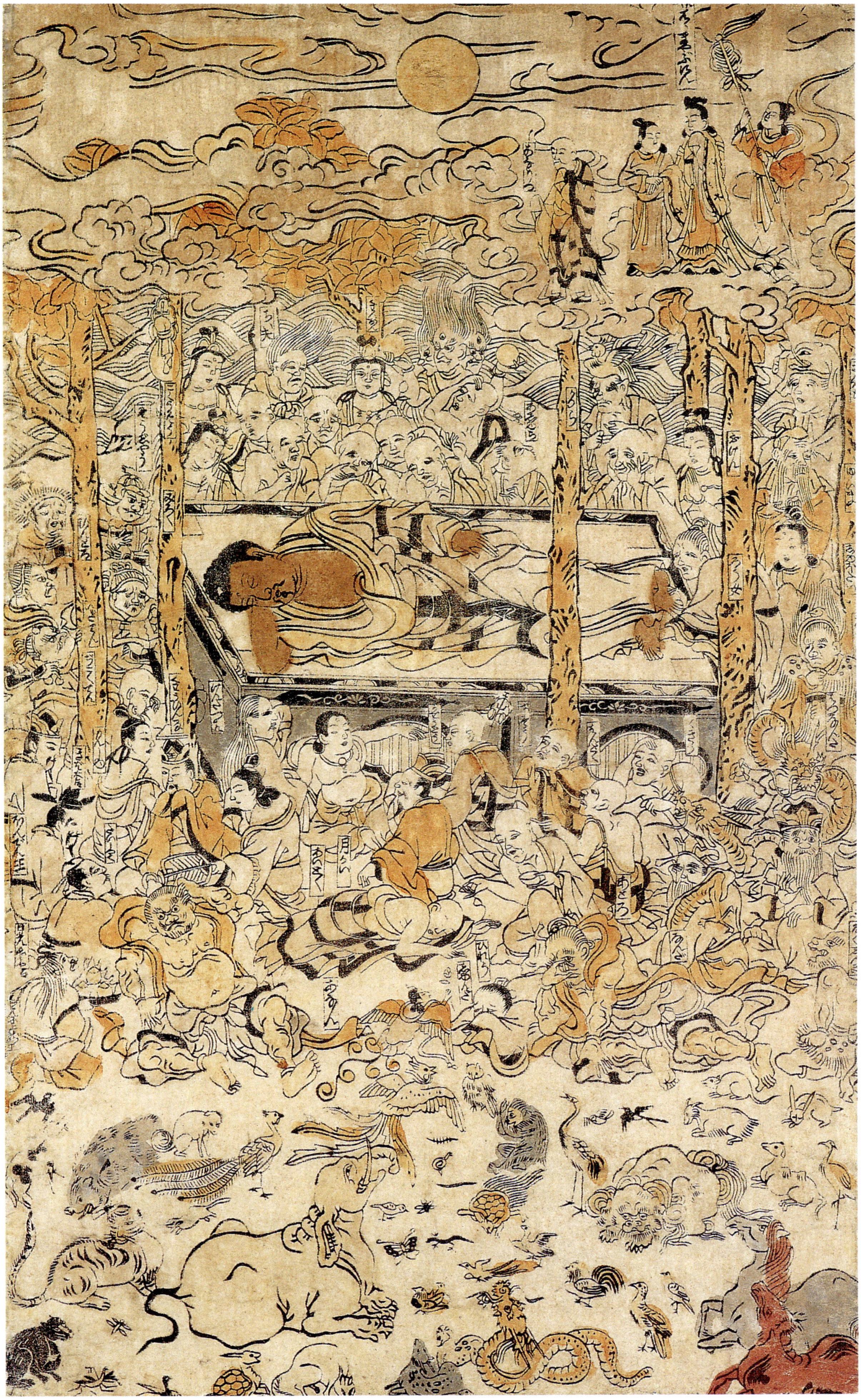

3

Fukûkenjaku Kannon (sanskr. *Amoghapasa*)

Hängerolle, Tusche und Farben auf Seide, 100 x 39 cm
Muromachi-Zeit, 16. Jahrhundert
J 527

Als Vorbild für diese Darstellung der Fukûkenjaku Kannon kann eine Skulptur gelten, die der Bildhauer Kôkei 1189 als Hauptbild für die Nanendô-Halle des Tempels Kôfukuji in Nara schuf. Hierfür sprechen mehrere Indizien. Zum einen besteht die Mandorla hinter dem Kopf- (*zukô*) und Körpernimbus (*shinkô*) wie in der Nanendô aus einer Reihe wie Schwertspitzen geformter Elemente, die mit Blumenmustern (*hôsôge*) dekoriert sind. Eine weitere Gemeinsamkeit ist die aufwendige Bearbeitung des Thrones und der Sockelzone. Die vier Himmelskönige, welche auf Podesten aus kauernden Dämonen stehen, bewachen die Figur auf vier Seiten. Nach den Attributen zu schließen, die sie in Händen halten, könnten sie nach den heute in der Chûkindô-Halle des Kôfukuji aufbewahrten Vorbildern gearbeitet sein.

Der Körper der Fukûkenjaku Kannon ist mit einer braunen Umrißlinie gezeichnet und mit opaker Goldfarbe ausgefüllt. Das Gewand hingegen ist in ockergelber Farbe gehalten; die Gewandfalten sind mit geschnittenem Blattgold (*kirikane*) aufgetragen. Die beiden Haupthände der Figur sind vor der Brust mit den Handflächen aneinandergelegt und formen so den Anbetungsgestus (*gasshô-in*, sanskr. *anjali-mudrâ*). Während eine linke Hand im ›Gestus der Segensgewährung‹ leicht gesenkt ist (*yogan-in*; sanskr. *vara-mudrâ*), halten zwei der rechten Hände einen Stab mit sechs Ringen (*shakujô*) und einen Wedel (*hossu*). Zwei rechte Hände schließlich tragen eine Lotusblume (*renge*) und ein Seil (*kensaku*). Die Rüstung und Waffen der vier Himmelskönige wurden mit Goldfarbe gemalt und sind zusätzlich auf der Rückseite des Malgrundes mit Blattgold unterlegt (*urahaku*). Einfache Goldmuster dekorieren die Gewänder der vier Himmelskönige. Auf der Hängerolle ist von unten rechts beginnend zuerst Jigoku-ten mit grüner Hautfarbe dargestellt. Er hält in der rechten Hand ein Wunschjuwel (sanskr. *cintâmani*) und in seiner linken Hand ein Schwert. Danach folgen Zôchô-ten mit roter Hautfarbe – einem dreizackigen Speer in der rechten Hand und einem Schwert in der linken –, Kômoku-ten mit weißer Hautfarbe – einem Seil in der rechten sowie einem dreizackigen Speer in der linken Hand – und schließlich Tamon-ten mit blau-schwarzer Hautfarbe. Dieser hält in seiner rechten Hand ein juwelenbesetztes Reliquiar und in seiner Linken ebenfalls einen dreizackigen Speer. Die Körperfarben der vier Himmelskönige gehen auf das *Ikonographische Handbuch der Erscheinungen der 16 Wächterkönige zur Bewahrung der Weisheit* (*Hannya shogo jûroku-zenshinô keitai*; chin. *Banro shouhu shiliu shangshenwang xingti*) zurück. Es wurde von Vajrabodhi (*Kongôchi*; chin. *Chin-kang-chih*) 617–741 übersetzt. Die Attribute der vier Gottheiten hingegen beziehen sich auf die Sammlung von magischen Sprüchen (*Darani Jikkyô*; chin. *T'o-lo-ni-chi-ching*), welche von Ajikutta (chin. *A-ti-ch'u-t'o*) im 7. Jahrhundert übersetzt wurde.

Der Kôfukuji war der Haustempel der Fujiwara, des mächtigsten Klans des Kriegeradels in Japan. Zusammen mit dem Kasuga-Schrein gehörte der Kôfukuji zu den wichtigsten Heiligtümern der Familie. Die Halle Nanendô war ein religiöses Zentrum des nördlichen Zweiges (*hokke*) bzw. des Hauptzweiges dieser Familie. Die Fukûkenjaku Kannon stellte das Hauptbild in der Nanendô-Halle dar und wurde als eine buddhistische Manifestation (*honji-butsu*) der Shintô-Gottheit des ersten Kasuga-Schreines verehrt. Ferner stellte die Fukûkenjaku Kannon in der Nanendô die neunte Station innerhalb einer beliebten Pilgerstraße dar, welche im westlichen Teil Japans an den 33 Manifestationen Kannons entlangführte. In diesen religiösen Zusammenhang gehört möglicherweise auch das Gemälde in der Sammlung Langen.

Stilistische Merkmale der späten Muromachi-Zeit (1333–1573) sind der Pinselduktus, die grobe Seide und das blauschwarze Pigment, das man zur Ausmalung des Hintergrundes verwendete.

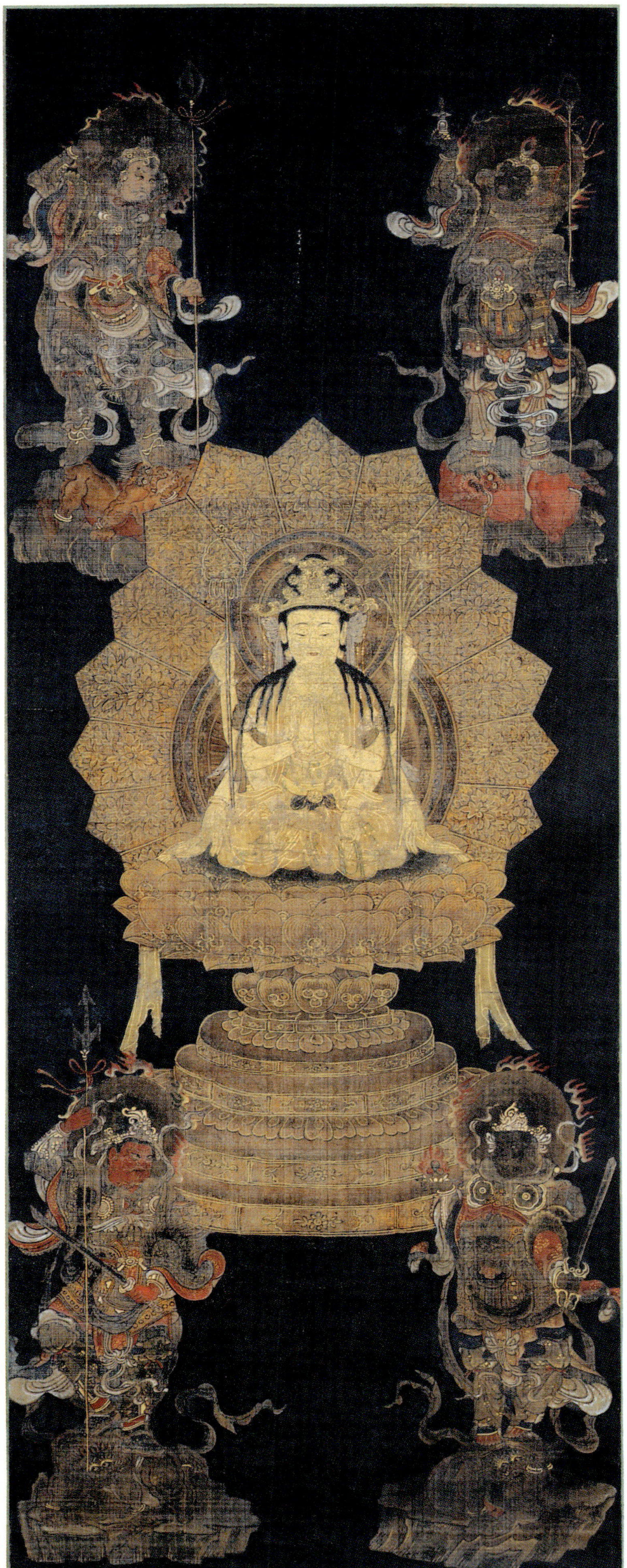

4

Arhat (*rakan-zu*)

Hängerolle, Farbe auf Seide, 94,5 x 50 cm
Muromachi-Zeit, 15. Jahrhundert
J 1

Der japanische Begriff *rakan* ist eine phonetische Angleichung an das Wort *arhat*, welches aus dem indischen Sanskrit stammt. Man übersetzt es mit ›Jemand, der wertvoll oder verehrenswert ist‹ (*ôgu*). Ein Arhat ist ein Vollkommener, für den es nichts mehr zu lernen gibt, ein Heiliger also, der es verdient, verehrt zu werden und Huldigungen zu empfangen. In China und Japan war die Verehrung sowohl der ›16 Arhats‹, welche geschworen hatten, die Lehre des Buddha zu verteidigen, als auch der ›500 Arhats‹ weit verbreitet. Besonders innerhalb der Lehre des Zen-Buddhismus gilt der Arhat als der ideale Typus des Heiligen, der sich strenger asketischer Übungen unterzieht. Zahlreiche Darstellungen der 16 oder der 500 Arhats entstanden, die Gegenstand von Gebeten zum Schutz der buddhistischen Lehre waren.

Im oberen linken Bereich dieser Hängerolle sind mit Tusche die Zeichen für Westen und die Zahl Vier geschrieben, ein Hinweis darauf, daß diese zu einer Serie von insgesamt acht Rollen gehörte. Die sechzehn Arhats waren offensichtlich in acht Gemälden dargestellt worden, von denen die eine Hälfte auf der westlichen, die andere auf der östlichen Seite der Halle hingen. Die Hängerolle der Sammlung Langen gehörte offensichtlich zu den westlichen vier Rollen. Die sechzehn Arhats werden meist im Gewand der Asketen oder Mönche dargestellt. Dennoch kennen diese Darstellungen eine so große Variationsbreite, daß zu diesem Beispiel bislang kein Vergleichsstück existiert.

In dieser Darstellung sitzt der hintere der beiden Arhats unter einem großen Weidenbaum, den rechten Fuß auf einen Felsen gestellt. In seiner linken Hand hält er eine Schriftrolle. Die Rechte führt einen langen, stabförmigen Kratzer zum Rücken. Der vordere der beiden Arhats sitzt in einem Rattanstuhl, wobei sein linkes Bein den Boden berührt. Während seine linke Hand auf seinem Knie ruht, hält er in der anderen einen Fliegenwedel. Ein Diener sitzt vor den beiden heiligen Männern und ist damit beschäftigt, Teeblätter oder etwas anderes in einem Mörser zu zerkleinern. Interessanterweise sind diese narrativen Details in keiner anderen bekannten Arhat-Darstellung zu finden.

Sowohl das Inkarnat als auch die Gewänder der Arhats sind mit dünnen Tuscheumrißlinien gezeichnet und mit starkem Farbauftrag ausgemalt. Im Gegensatz dazu sind der Stamm und die Zweige des Baumes, aber auch die Strukturlinien des Felsens mit leichter Tusche erfaßt, so daß eine harmonische Balance zwischen Tusche und Farbe besteht. Abgesehen von den ikonographischen Details weisen die dünnen, aber kraftvollen Tuschlinien sowie das blau-grüne Farbsystem daraufhin, daß das Gemälde direkt von einer chinesischen Darstellung der Sung-Zeit (960–1279) kopiert wurde. Die Hängerolle mit den beiden *rakan* könnte somit in die Muromachi-Zeit zu datieren sein.

In einer Kartusche links unten im Bild sind die Schriftzeichen eines Namens erkennbar. Allerdings konnte bisher nicht festgestellt werden, ob es sich dabei um den Künstler oder den Auftraggeber des Bildes handelt. Die Hängerolle befand sich ursprünglich im Tempel Gangyôji in Matsue, in der Provinz Shimane.

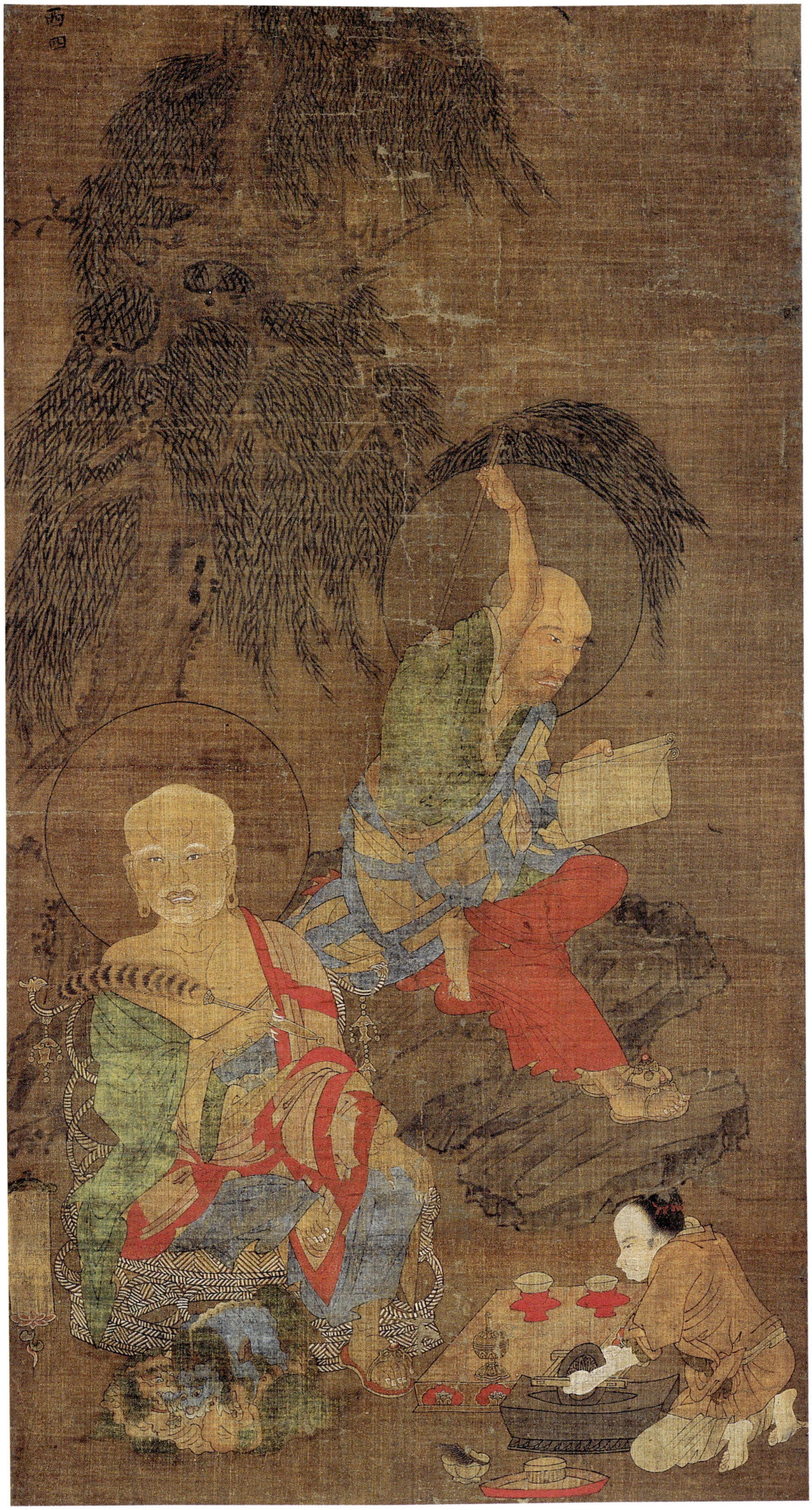

5

Himmelskönig (*ten;* sanskr. *lokapâla*)

Holz, *yosegi*-Technik, Kristallaugen, Farben und Gold,
Höhe 63 cm
Kamakura-Zeit, 14. Jahrhundert
J 241

Diese Figur gehörte einst zu einer Gruppe der vier Himmelskönige. Der rechte Fuß dieser Gottheit ruht auf einem kauernden Dämon, der ihm als Sockel dient. Seine rechte Hand hat er an die Hüfte gelegt, während seine linke über seinem Kopf erhoben ist und wahrscheinlich ursprünglich ein Schwert gehalten hat. Das Haar ist auf dem Kopf zusammengebunden und wird von einer Krone bedeckt. Der Himmelskönig trägt eine Rüstung mit einem Brustpanzer aus Leder, Schienbeinschützer und Schuhe. Obwohl die Hautfarbe dieses Schutzgottes der buddhistischen Lehre Weiß statt des üblichen Rot ist, entspricht die Skulptur ikonographisch dem Zôchô-ten, einem der vier Himmelskönige.

Stilistische Merkmale verweisen auf die vier Himmelskönige in der Großen Buddhahalle (*daibutsuden*) des Tôdaiji, die heute allerdings nicht mehr erhalten sind. Die Rüstung der Figur ist mit einem Dekor aus dünnem Blattgold verziert (*kirikane*). Das Gewand weist ein Dekorschema aus *kirikane* und verschiedenfarbigen Mustern auf. Die gesamte Oberflächendekoration der Skulptur dürfte somit ihr Vorbild in den vier Himmelskönigen der Großen Buddhahalle haben.

Der schlanke Körper des Himmelskönigs vermittelt Bewegung. Den Gesichtsausdruck dagegen prägt Strenge, während das übliche ikonographische Merkmal des Zornes durch die zusammengezogenen Augenbrauen verhalten ausgedrückt wird.

Die Skulptur entstand wahrscheinlich während der späten Kamakura-Zeit (1185–1333).

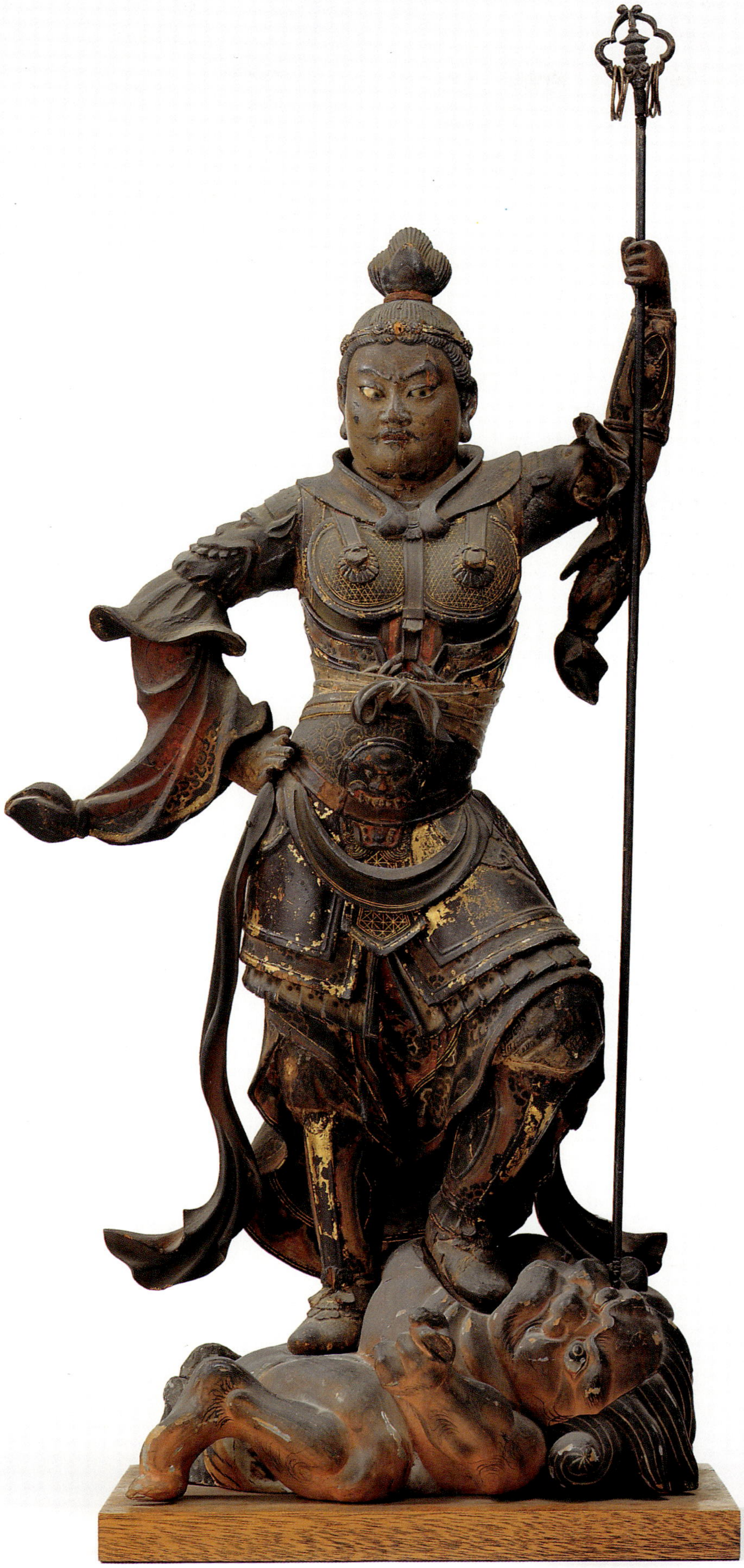

6

Kichijô-ten

Holz, *yosegi*-Technik, farbige Fassung, Kristallaugen,
Höhe 182 cm
Nanbokuchô-Zeit, datiert 1349
J 298

Kichijô-ten (sanskr. *Lakshmi* oder *Shri*), ursprünglich eine hinduistische Gottheit, wurde in das buddhistische Pantheon integriert und galt als Göttin des Glücks und Verkörperung der Schönheit. Während der Nara-Zeit (8. Jahrhundert) wurde Kichijô-ten für ihre Fähigkeiten Glück und Wohlstand zu gewähren als das Hauptbild einer Bußzeremonie (*keka-e*) verehrt, welche Schaden abwenden und eine gute Ernte herbeiführen sollte. In den folgenden Jahrhunderten wurde sie weiterhin als Göttin angebetet, die über das Schicksal gebietet. Skulpturen wie die Kichijô-ten der Sammlung Langen wurden in großer Anzahl gefertigt.

Die typischen ikonographischen Merkmale der Kichijô-ten sind an dieser Figur deutlich sichtbar. Die rechte, dem Betrachter zugewandte Handfläche am ausgestreckten Arm läßt den Gestus der ›Segensgewährung‹ (*yogan-in*; sanskr. *vara-mudrâ*) erkennen. Der linke Arm dagegen ist leicht gebeugt; auf der flachen Hand befindet sich ein ›Wunschjuwel‹ (sanskr. *cintâmani*).

Die Frontalansicht der Figur gibt Hinweise für die Datierung. Da die Modellierung des Körpers eher flach ist und ein volles Volumen meidet, hat die Skulptur wenig Tiefenwirkung. Auch die Falten der Gewänder sind eher reliefhaft und zeigen wenig Kantenschärfe oder Detailreichtum. Die Skulptur ist somit ein gutes Beispiel für den Stil des 14. Jahrhunderts (Nanbokuchô-Zeit). Eine Inschrift auf der Rückseite des Kopfes, welche das Datum 1349 (Jowa 5) nennt, bestätigt diese Einschätzung.

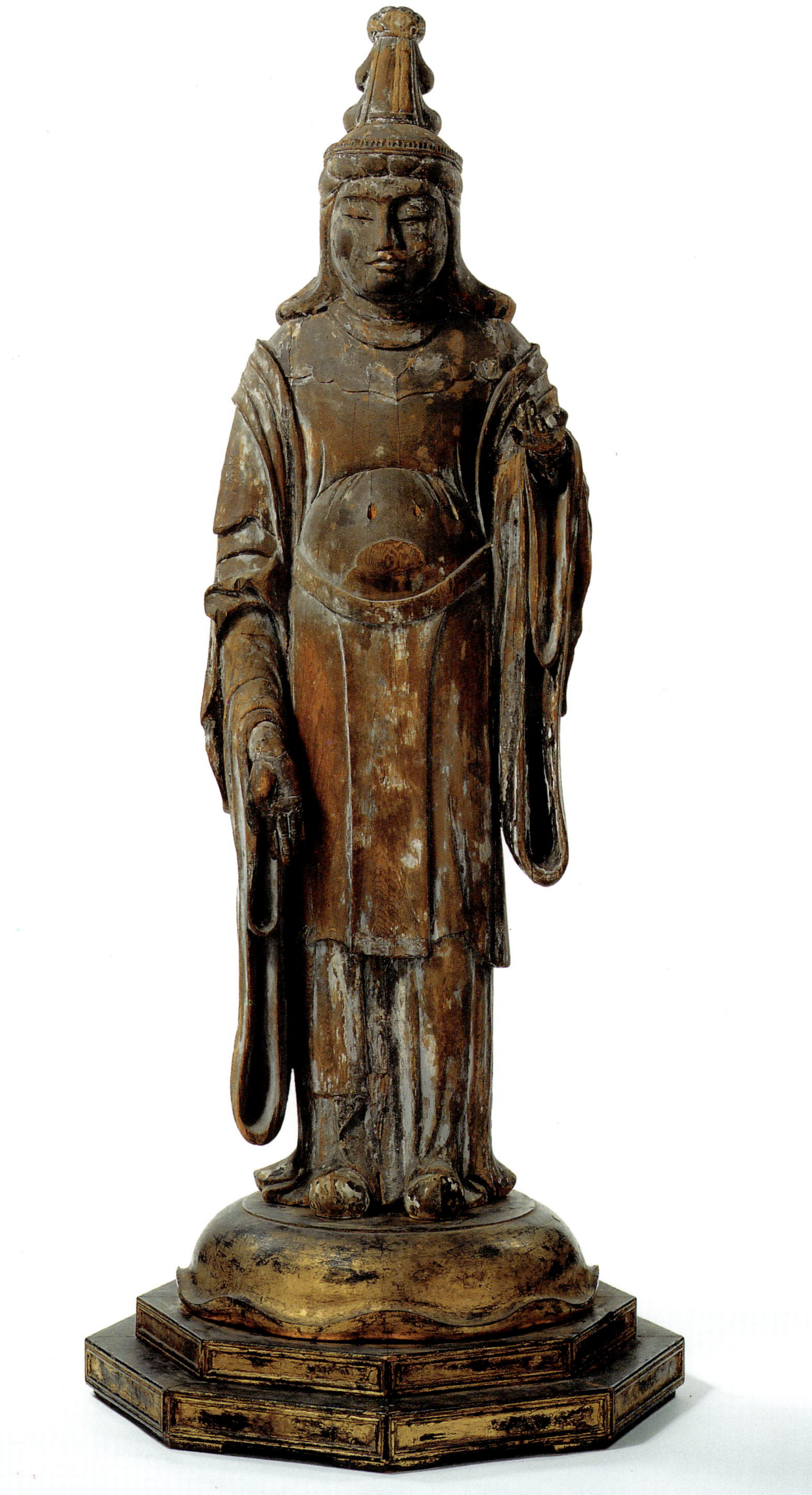

7

Benzai-ten

Holz, *yosegi*-Technik, farbig gefaßt, Kristallaugen,
Höhe 27,5 cm
Muromachi-Zeit, 15. Jahrhundert
J 304

Seit ältester Zeit galt die Göttin Benzai-ten in Indien als Manifestation des heiligen Flusses Sarasvati. Sie war eine Göttin des Wassers und des Ackerbaus. Später wurde die Gestalt der Benzai-ten mit Vâc, dem Gott der Weisheit, in Zusammenhang gebracht und als Göttin der Sprachen, des Wissens und der Künste angesehen. Im Buddhismus wird Benzai-ten als eine Gottheit verehrt, welche Beredsamkeit und Reichtum gewährt.

Die Skulptur der Sammlung Langen zeigt Benzai-ten als himmlische Maid, welche sitzend die Laute spielt. Die halbgeschlossenen Augen nach unten geschlagen, mit einem leichten Lächeln um die Lippen und Grübchen an den Wangen, hat sie den Mund geöffnet, so als ob sie singen würde.

Ihr Gewand ist mit polychromem Dekor und Blattgoldauflagen verziert. In dieser Skulptur wird Benzai-ten mit realitätsnahen Zügen in einer menschlichen Pose dargestellt. Sie stammt wahrscheinlich aus der Nanbokuchô- (1336–1392) oder der frühen Muromachi-Zeit.

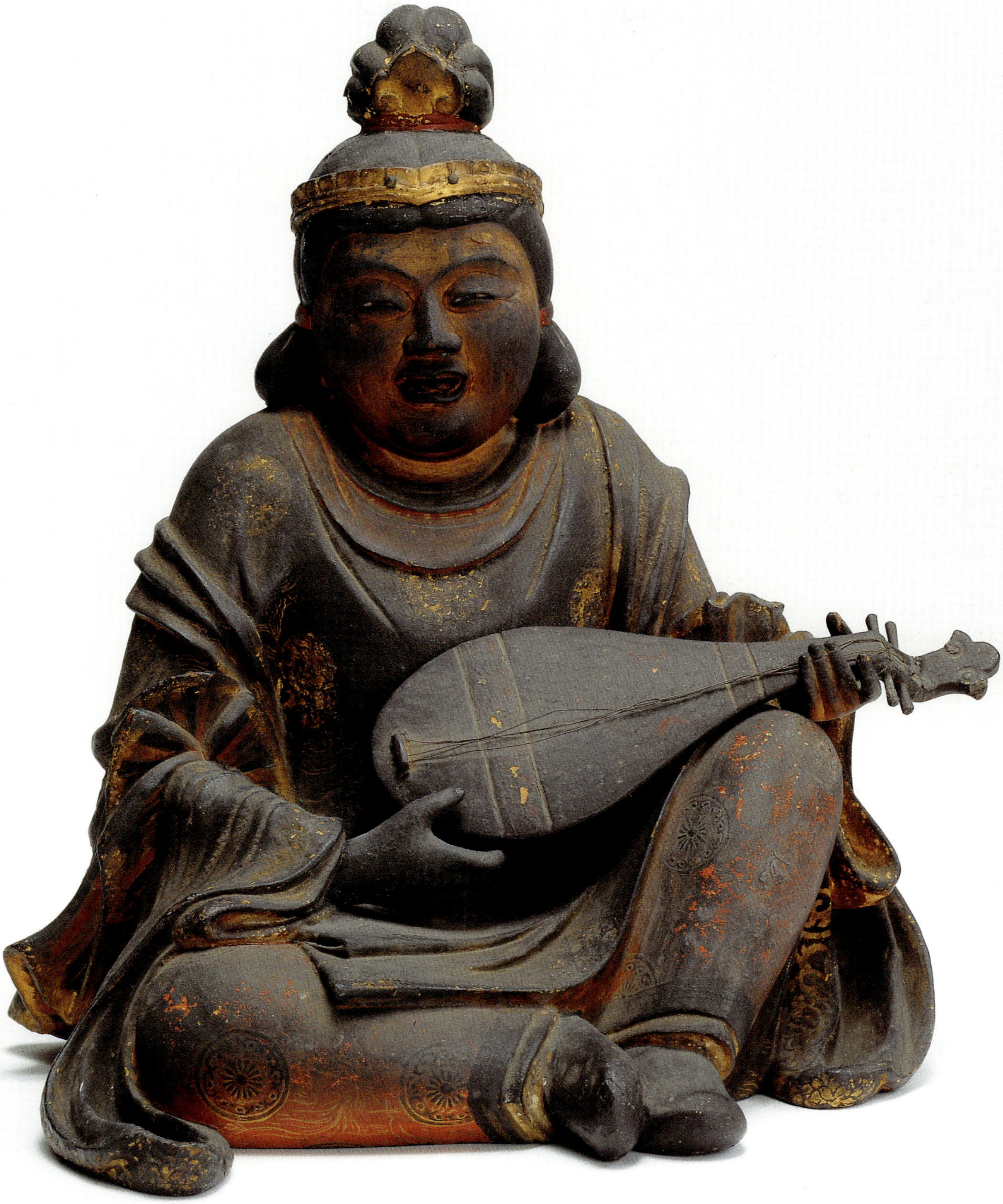

8

Wächterlöwe (*koma-inu*)

Holz, *ichiboku*-Technik, farbig gefaßt, geschnitzte Augen, Höhe 67 cm
Kamakura-Zeit, 13. Jahrhundert
J 284

Vor dem äußeren Tor von Tempeln und Schreinen stand stets das Skulpturenpaar eines Löwen und eines Hundes als Wächter. Zwei dieser Tiere wurden in kleinerem Maßstab auch innerhalb des Gebäudes aufgestellt. Im 8. Jahrhundert (Nara-Zeit) stellte man die beiden Wächtertiere als Löwen dar, einen mit geöffnetem Maul (*a-gyo*), den anderen mit geschlossenem Maul (*un-gyo*). Während der Heian-Zeit (794–1185) kombinierte man im 9. Jahrhundert einen Löwen mit geöffnetem Maul (*shishi*) mit einem Hörner tragenden Hund, welcher das Maul geschlossen hatte. Seit der Edo-Zeit (1615–1868) schließlich bezeichnete man das Paar eines Löwen und eines Hundes allgemein als *koma-inu*.

Die hier gezeigte Skulptur stellt einen Wächterlöwen mit Hörnern und geschlossenem Maul dar, ein Tier, welches links vom Eingang saß. Die Figur wurde aus einem einzigen Holzblock geschnitzt (*ichiboku*) und war ursprünglich farbig gefaßt. Heute sind allerdings nur Spuren von Rot im Maul und Reste der Goldauflage an den Augen erhalten.

Die Skulptur ist in einer majestätischen und imponierenden Haltung dargestellt. Die Vorderbeine sind gestreckt und fest auf die Erde gestemmt. Der Blick ist wild und das Maul fest geschlossen. Die Mähne ist vor der Brust durch einen Scheitel geteilt, so daß der muskulöse Körper sichtbar wird. Diese stilistische Besonderheit tritt in der Darstellung von Wächterlöwen während der Kamakura-Zeit auf (1185–1333). Aufgrund der entschiedenen und selbstbewußten Demonstration der Schnitztechnik kann diese Skulptur als gutes Beispiel der Spätphase dieser Epoche gelten.

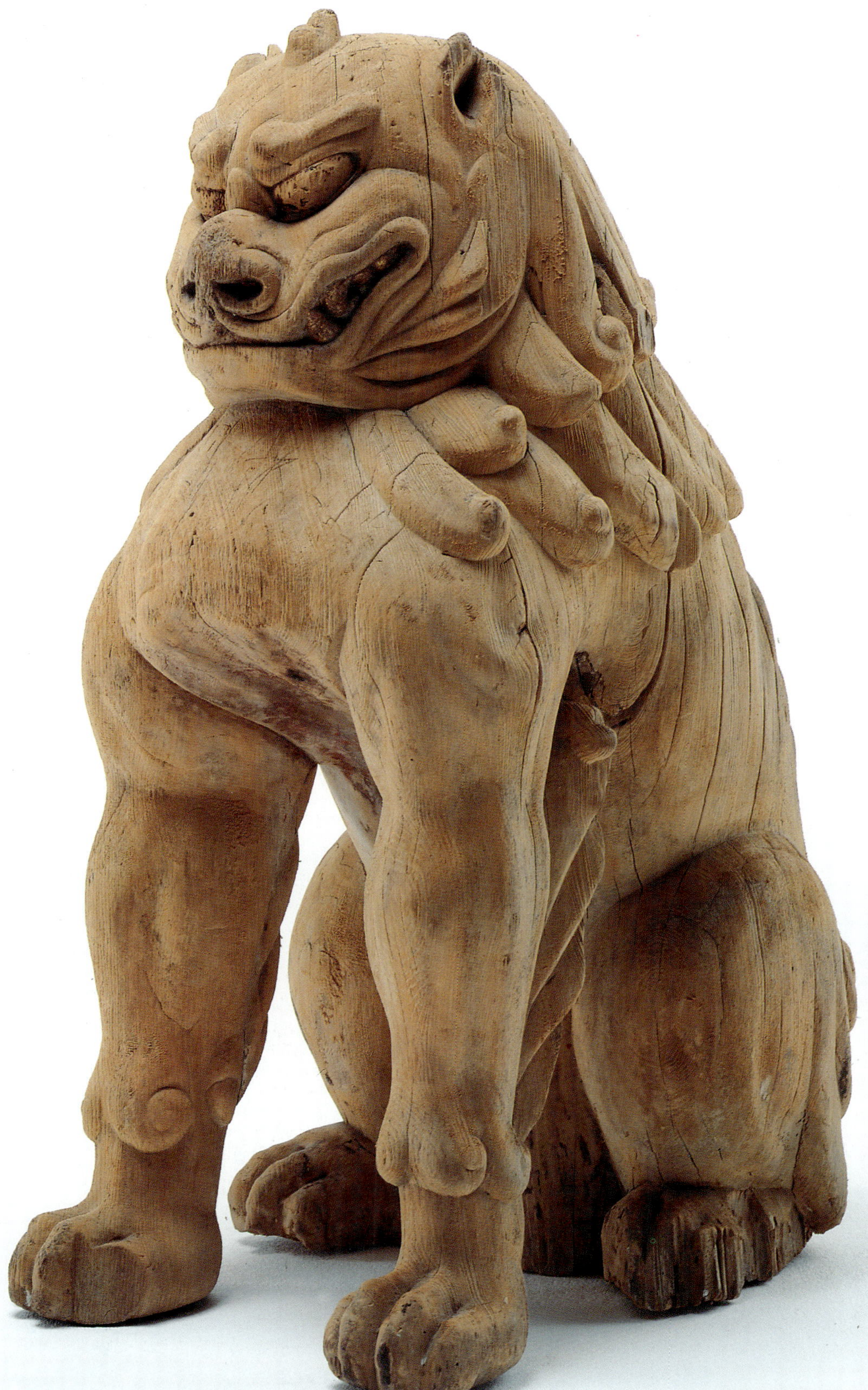

9

Löwe

Holz, *yosegi*-Technik, polychrome Fassung, geschnitzte Augen,
Höhe 28 cm
Kamakura-Zeit, um 1300
J 253

Die Skulptur des Löwen diente mit großer Wahrscheinlichkeit einer Statue des Bodhisattva Mañjuśrî (*Monju Bosatsu*) einst als Basis. Mañjuśrî, auf seiner Löwenbasis sitzend, gehörte als einer der beiden Begleiter entweder zu einer Śâkyamuni-Trias oder war selbst das Hauptbild einer Gruppe von insgesamt fünf Figuren.

Der Löwe ist mit offenem Maul weit ausschreitend dargestellt. Die Mähne des Tieres ist in zwei Schichten gearbeitet, deren Enden sich eindrehen. Mit muskulös gearbeiteten Beinen drückt die Skulptur trotz ihrer geringen Größe Kraft und Dynamik aus.

Aufgrund der farbigen Fassung und anderer Merkmale läßt sich die Skulptur in die zweite Hälfte der Kamakura-Zeit datieren.

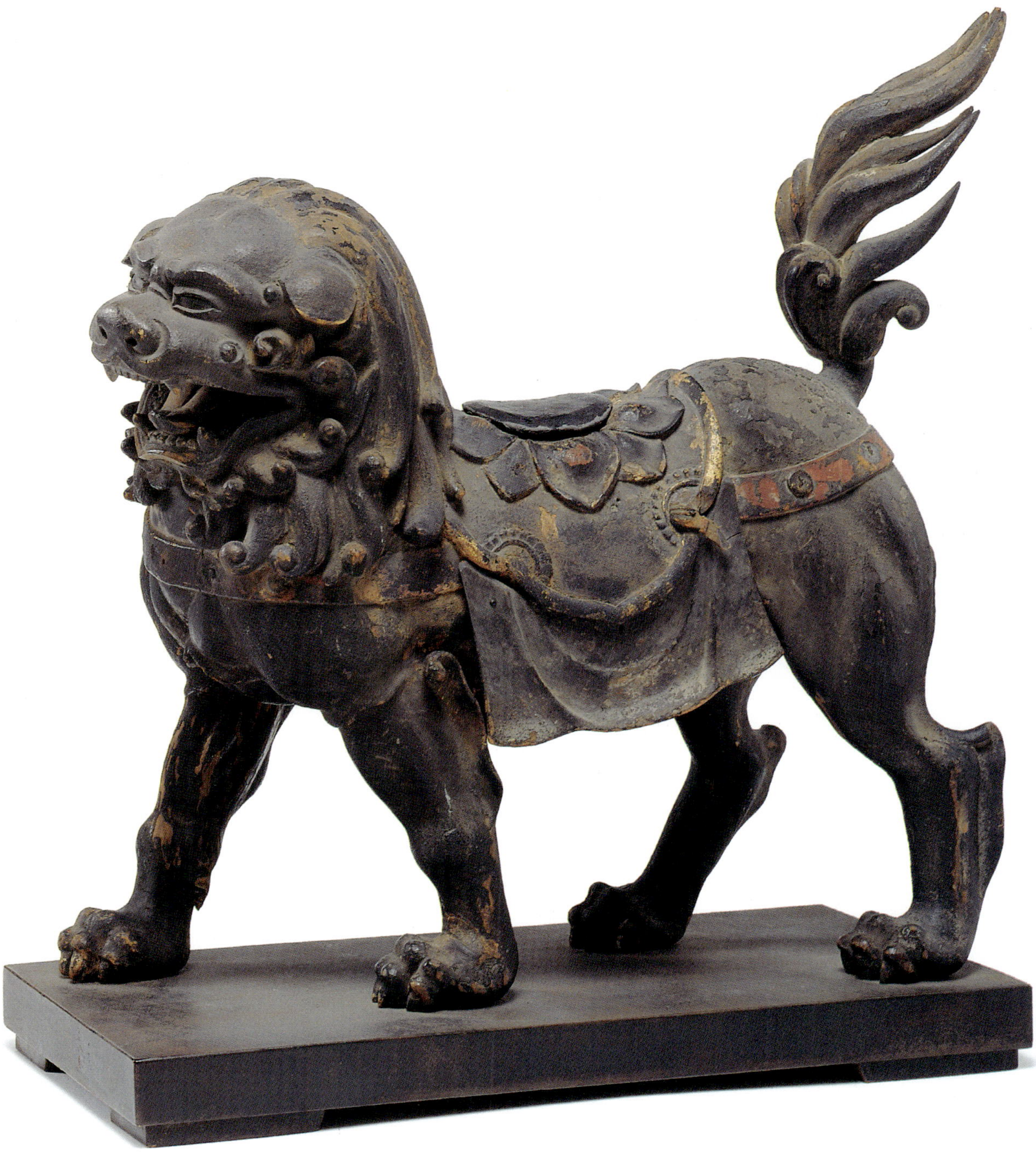

10

Miniaturpagode (*hyakumantô*)

Hyakumantô: Holz mit Kalkgrundierung,
Höhe 21,7 cm; Ø 10,3 cm
Nara-Zeit, um 767–768

Mukujôkôkyô Sôrin darani: Holzdruck auf Papier, 5,4 x 41 cm
Nara-Zeit, 8. Jahrhundert
J 285

Nachdem die Kaiserin Shôtoku im September des Jahres 764 (8. Jahr der Periode Tempyô Hôji) eine Rebellion des politisch einflußreichen Fujiwara no Nakamaro (auch bekannt unter dem Namen Emi no Oshikatsu, 706–764) abgewehrt hatte, befahl sie die Herstellung von einer Million hölzerner Miniaturpagoden. In diesen Reliquiaren in der Form einer dreistöckigen Pagode wurden magische buddhistische Sprüche (sanskr. *dharani*) deponiert. Im Buddhismus ist es dem Gläubigen möglich, sich durch das Errichten von Pagoden oder durch das Kopieren von Sûtren Verdienste zu erwerben, die ihm schneller zu einer günstigen Wiedergeburt verhelfen.

Die Miniaturpagoden wurden in den zehn wichtigsten Tempeln um die Hauptstadt Nara aufbewahrt. Nur die in der Zeit zwischen 767 und 768 für den Tempel Hôryûji angefertigten Stücke sind bis heute erhalten. Sie befinden sich in Museen und Privatsammlungen der Welt. Zu diesen ist auch das vorliegende Beispiel zu zählen.

Die dreistöckigen Miniaturpagoden wurden zur Aufbewahrung eines zusammengerollten Stückes Papier mit einem aufgedruckten magischen Spruch mittig ausgehöhlt. Die Öffnung wurde mit der aus fünf Ringen bestehenden Fiale verschlossen, welche die Miniaturpagode krönt. Dabei hatte man den Corpus der Pagode aus japanischem Zypressenholz (*hinoki*) hergestellt, die Fiale aber aus einem anderen Holz. Die Reliquiare wurden auf einer Drehbank gedrechselt und anschließend mit einer weißen, kalkhaltigen Grundierung überzogen. Unter dem Fuß lassen sich noch Spuren der Eisennägel erkennen, mit denen das Holz an der Drehbank befestigt war. Das Beispiel aus der Sammlung Langen gehört zu einer Kategorie von Pagoden, welche man gemeinhin als ›Typ mit dem Zeichen Acht‹ bezeichnet. Die Typenbenennung rührt von der Ähnlichkeit der Drehbankmarken mit dem chinesischen Zeichen für die Zahl Acht her.

In den Miniaturpagoden wurden vier verschiedene *dharani*-Texte gefunden (*Jishin-in darani; Sôrin darani; Konpon darani; Rokudô darani*), die alle aus einer *dharani*-Sammlung mit dem Titel *Mukujôkô-kyô* stammen (chin. *Wu-kou-ching kuang-ching*). Der hier gezeigte Text ist die *Sôrin darani* und besteht aus 23 Zeilen zu je 5 Zeichen, welche auf Hanfpapier gedruckt wurden. Dieses hatte man vorher mit einem Saft, der aus der Rinde des Mandarinenbaumes gewonnen wird, gefärbt. Bis jetzt konnte noch nicht festgestellt werden, ob der Druck mit einem Holzblock oder einer Kupferplatte erfolgte. Fest steht aber auf jeden Fall, daß es sich hier um einen der ersten gedruckten Texte der Welt handelt.

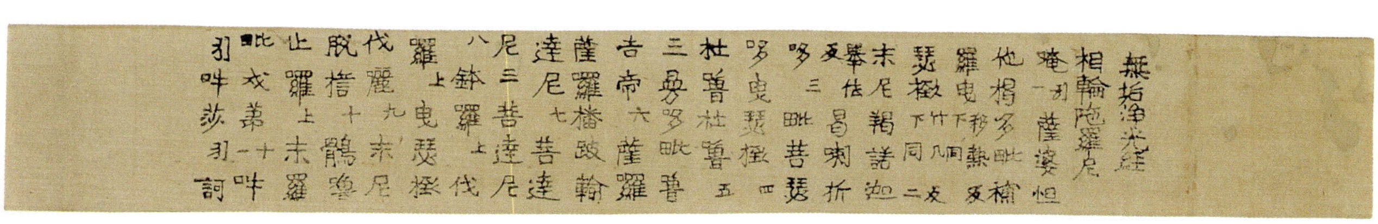

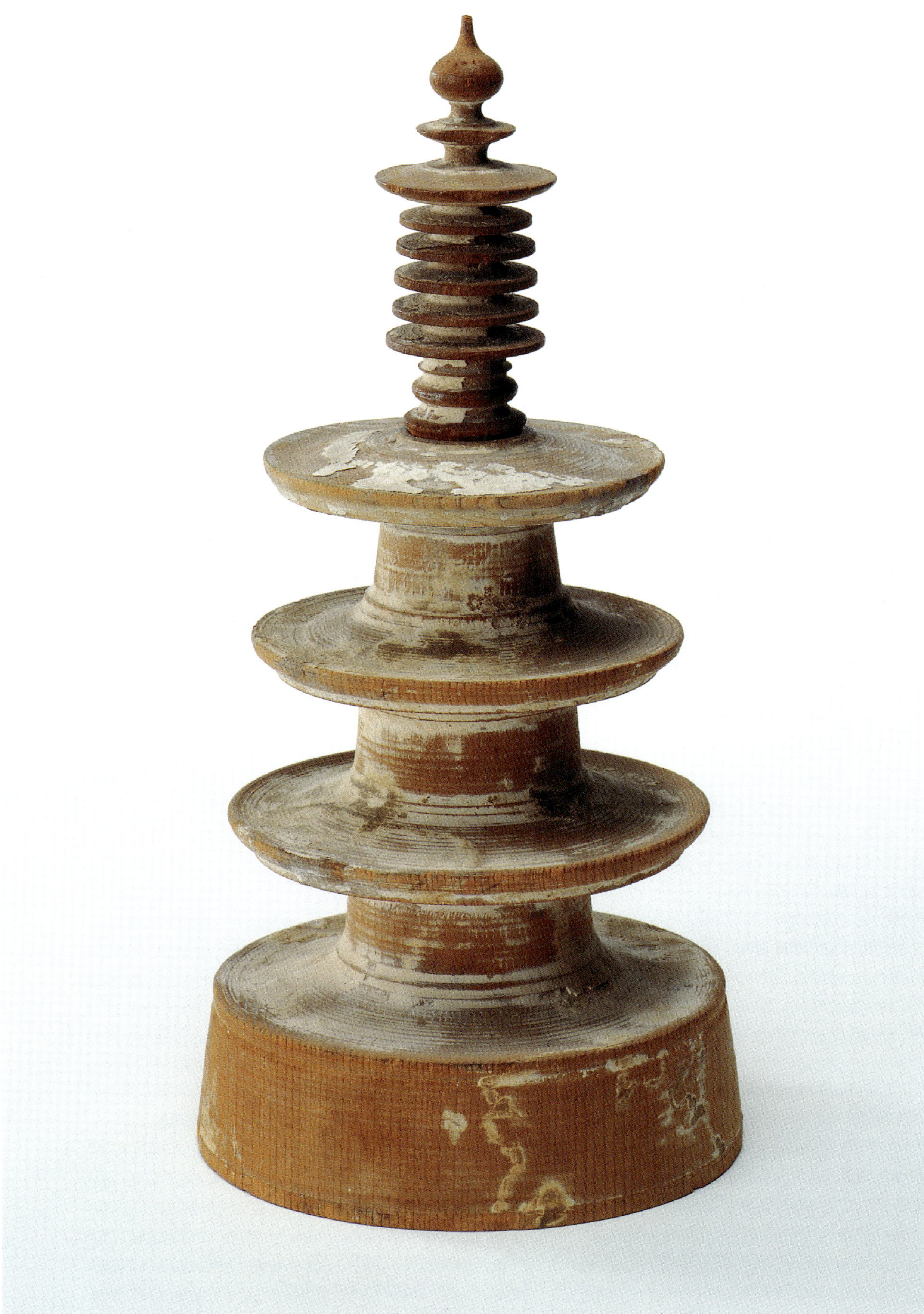

12 a/b

Die Mandalas der beiden Sphären (*ryôkai mandara*): Das Mandala des Mutterschoßes und das Diamantwelt-Mandala

Hängerollenpaar, Farbe auf Seide, je 97 cm x 83 cm
Muromachi-Zeit, 15. Jahrhundert
J 77 a und b

Die Mandalas der zwei Welten – Mutterschoß-Mandala und Diamantwelt-Mandala – bilden ein Paar. Sie sind die Verbildlichung der fundamentalen Lehren des orthodoxen esoterischen Buddhismus (*Seijun mikkyô* oder *Junmitsu*) und gelten sowohl im Shingon- (*Tô-mitsu*) als auch im Tendai- (*Daimitsu*) Buddhismus als die wichtigsten Mandalas. Die beiden Mandalas werden bei wichtigen Gelegenheiten wie dem Initiationsritual (*kanyôhô*) verwendet, bei welchem das Mutterschoß-Mandala am östlichen Ende, das Diamantwelt-Mandala am westlichen Ende der Halle aufgehängt wird.

Obwohl sowohl Ursprung als auch Komposition der beiden Mandalas verschieden sind, ist die zentrale Figur beider Mandalas der Buddha Dainichi-nyorai (sanskr. *Mahavairocana*). Das Mutterschoß-Mandala besteht aus zwölf rechteckigen ›Höfen‹ (*jûni-in*), während das Diamantwelt-Mandala in neun Felder oder ›Versammlungen‹ von Abbildern (*ku-e*) aufgeteilt ist. In Indien gibt es keine Mutterschoß- oder Diamantwelt-Mandalas dieser Art. Sie wurden erst in China entwickelt und gelangten von dort nach Japan, wo heute noch die einzig erhaltenen Beispiele aufbewahrt werden. Da im frühen 9. Jahrhundert sowohl der Shingon- als auch der Tendai-Buddhismus fast gleichzeitig von China nach Japan gelangte, unterscheiden sich die Mandalas der beiden Schulen nur in geringen ikonographischen Details. Wie an diesem Beispiel zu erkennen, benutzte die Tendai-Schule jedoch meist das ›Mandala der Einundachtzig Darstellungen (*hachijûisson mandara*) der Diamantwelt‹, das einzig die grundlegende Versammlung in der Mitte wiedergibt, die ›Versammlung zur Erlangung der Buddhaschaft‹ (*jôjin-e*).

Das ›Mandala der 81 Darstellungen der Diamantwelt‹ besteht aus der ›Versammlung zur Erlangung der Buddhaschaft‹, in welcher die 37 Verehrungswürdigen der Diamantwelt, die vier großen Gottheiten und 20 himmlische Wesen (sanskr. *devas*) dargestellt sind, sowie aus den 16 Großen Bodhisattvas und den vier Großen Königen (*myôô*). Die fünf Hauptgottheiten, die auf Vögeln und anderen Sockeltieren reiten, spiegeln eine ältere Ikonographie des Diamantwelt-Mandalas wider.

Andere Beispiele, welche eine Kombination des Mutterschoß-Mandalas und des Diamantwelt-Mandalas zeigen, befinden sich im Bunkachô (frühere Sammlung Dômoto), im Nara Nationalmuseum (früher im Hiji'in des Myôhôji-Tempels in der Präfektur Fukuoka), im Idemitsu Museum (früher im Chinkokuji in der Präfektur Fukuoka) und ein weiteres Beispiel in kleinerem Format im Taizanji in der Präfektur Hyôgo.

Die beiden Hängerollen der Sammlung Langen sind auf grob gewebter Seide gemalt und bestehen aus jeweils drei Seidenbahnen unterschiedlicher Größe. Die beiden Mandalas sind möglicherweise von verschiedenen Künstlern ausgeführt worden. Die Hintergrundmuster des Mutterschoß-Mandalas sind mit feinen Streifen aus Blattgold belegt (*kirikane*). Zum anderen ist das Rautenmuster, bestehend aus einer großen Raute, in welche vier kleinere eingefügt sind (*yotsumebishi*), mit Goldfarbe gemalt. Im Gegensatz dazu wurde beim Diamantwelt-Mandala sowohl das Hintergrunddekor als auch das *yotsumebishi*-Muster aus Blattgoldverzierungen (*kirikane* und *shôhaku*) aufgelegt. Auch Pinselduktus und Farbgebung weisen darauf hin, daß hier zwei verschiedene Künstler tätig waren.

Die grobe Seide spricht für eine Datierung in die späte Muromachi-Zeit.

Detail aus dem Diamantwelt-Mandala, siehe S. 43

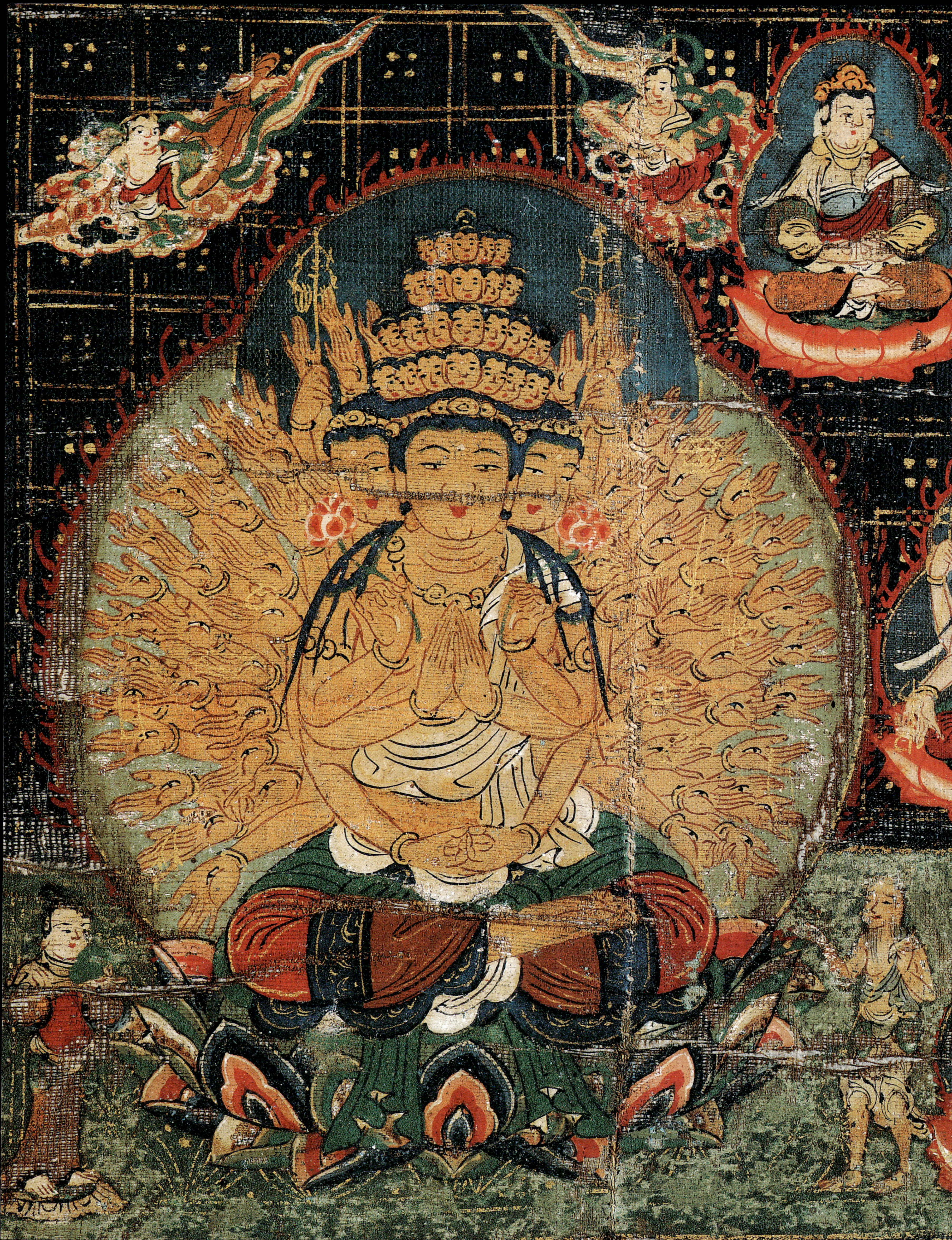

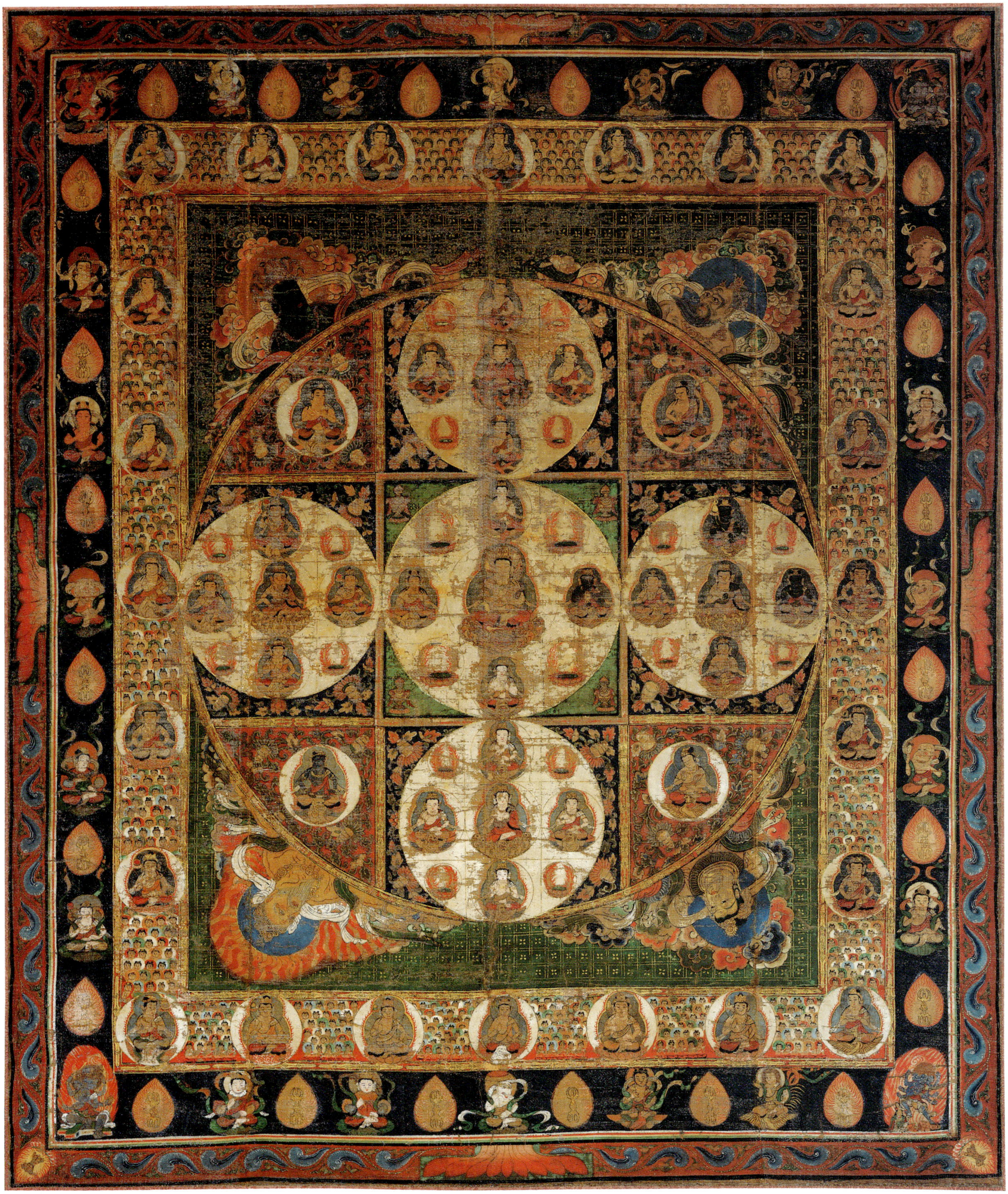

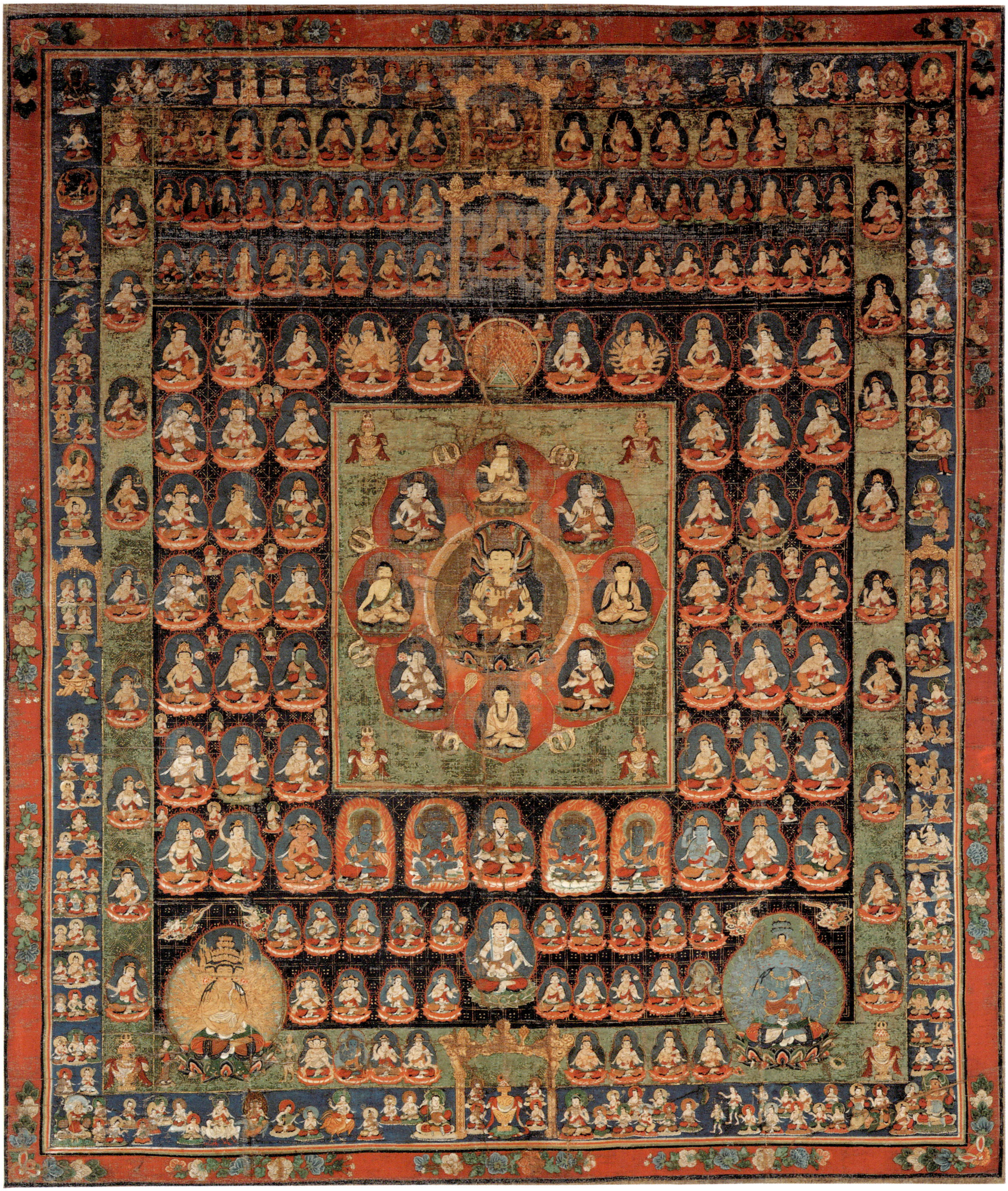

13

Dainichi-nyorai (Buddha *Mahavairocana*)

Holz, *yosegi*-Technik, polychrome Fassung, Kristallaugen,
Höhe 53 cm
Nanbokuchô-Zeit, 14. Jahrhundert
J 279

Der Buddha Dainichi-nyorai (sanskr. *Mahavairocana*) ist die zentrale Gottheit des esoterischen Buddhismus und verbildlicht die absolute Realität. Sowohl das *Mahavairocana-Sûtra* (*Dainichi-kyô*) als auch das *Vajrasekhara-Sûtra* (*Kongôchô-kyô*), die beiden Hauptschriften des Shingon-Buddhismus, propagieren Dainichi-nyorai als wichtigsten Buddha. Die Hauptlehren dieser beiden Schriften sind auch graphisch im Mutterschoß-Mandala (*Taizôkai-Mandara*; sanskr. *Garbhakosadhatû*) und im Mandala der Diamantwelt (*Kongôkai-Mandara*; sanskr: *Vajradhatû*) umgesetzt, wobei Dainichi-nyorai der Hauptbuddha in den sogenannten ›Mandalas der beiden Sphären‹ (*Ryôkai-Mandara*) ist. In beiden ist er zwar als Bodhisattva repräsentiert, aber sein Gestus (sanskr. *mudrâ*) ist unterschiedlich: im Mutterschoß-Mandala zeigen seine Hände den Gestus der ›Meditation über die Welt der Absoluten Realität‹ (*hokkaijô-in*), während er im Diamant-Mandala mit dem Gestus der ›Weisheitsfaust‹ (*chiken-in*) dargestellt ist. Bei letzterem *mudrâ* wird der Zeigefinger der linken, zur Faust geballten Hand von der rechten Faust vor der Brust umfaßt. Die Skulptur der Sammlung Langen zeigt den Buddha mit dieser Handhaltung.

Eine auffallende Besonderheit dieser Figur sind die engstehenden Augen. Ebenfalls ungewöhnlich sind die Körperproportionen der Skulptur, deren Volumen von den Schultern über den Oberkörper und Bauchbereich bis zu den Hüften hin stark zunimmt. Dem reichen Faltenwurf und der etwas groben Behandlung des Blattgoldes (*kirikane*) nach zu urteilen, dürfte die Skulptur in der Nanbokuchô-Zeit entstanden sein.

Da die Figur im Innern ausgehöhlt ist, läßt sich durch eine Öffnung an der Unterseite die Konstruktion der Holzskulptur erkennen. Sowohl die Vorder- als auch die Rückseite des Oberkörpers und der Beine ist aus einzelnen Holzblöcken zusammengefügt. Ebenfalls extra angesetzt sind die rechten und linken Bereiche von den Schultern abwärts.

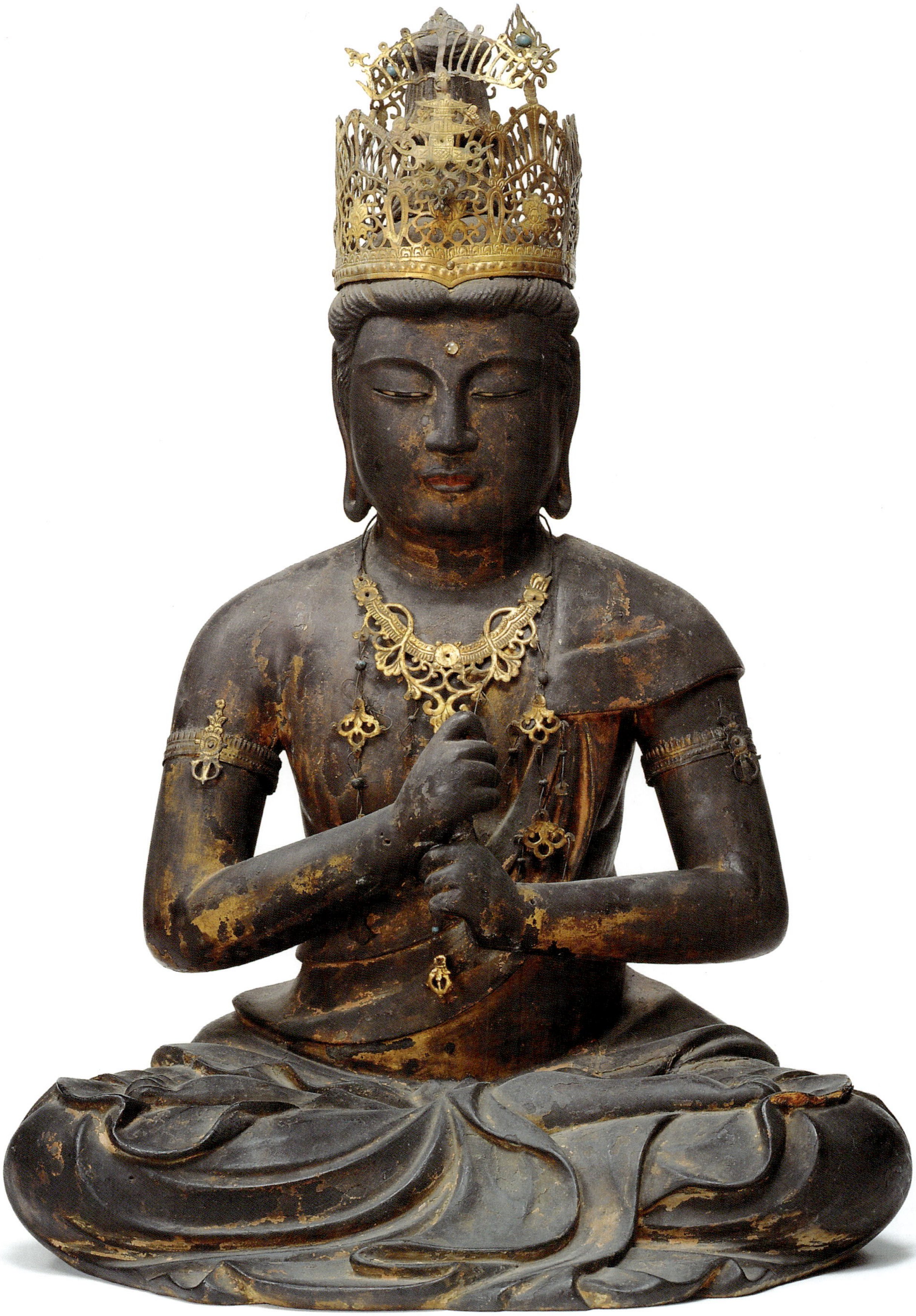

14

Rubinfarbener Amitâbha
(*Guhari Amida Nyorai-zô*)

Hängerolle, Farbe auf Seide, 95 x 53,5 cm
Kamakura-Zeit, 14. Jahrhundert
J 545

Auf dieser Hängerolle ist der Buddha Amitâbha mit mondförmigem Nimbus (*gachirin*) dargestellt. Er trägt ein rotes Gewand und sitzt auf einem blauen Lotussockel. Der Mondkreis wird von einem einzackigen *vajra* getragen, welcher wiederum vertikal auf einem liegenden fünfzackigen *vajra* über einem roten Lotussockel steht. Der Buddha Amitâbha manifestiert sich hier in der Form des Mahavairocana (*Dainichi-nyorai*) und zeigt mit den Händen den Meditationsgestus (*jô-in* oder *myôkansatchi-in*). Die Darstellung des Guhari Amida geht auf das *Handbuch der Opferriten zur Speisung des Buddhas des unendlichen Lebens* (*Muryôju Nyorai Kuyô Sahô Shidai* oder auch *Guhari Hihô*), nämlich Amida, zurück. Dieser Text wird dem Mönch Kûkai, dem Gründer der Schule des Shingon-Buddhismus in Japan, zugeschrieben.

Auf dieser Hängerolle ist der Körper des Buddha nicht rot, sondern golden dargestellt, wobei feine, hellrote Linien die Körperkonturen anzeigen. Dies steht in der Tradition anderer esoterischer Schulen, wie sie zum Beispiel im *Ikegami-Handbuch* des Kôgei (977–1049), dem *Tani Ajari* oder dem *Acarya (Meister) des Tales* beschrieben werden.

Die ausgiebige Verwendung von Blau oder von Gold für das Gewand läßt das Gemälde in die späte Kamakura-Zeit datieren. Auch das Auftreten einer bestimmten Farbtechnik zur Darstellung von Metallgegenständen unterstützt diese Datierung: Dabei wird auf eine braune Grundierung ein Goldüberzug gelegt, welcher nur dünne Linien ausspart, so daß die braune Grundierung teilweise sichtbar wird (*horinuri*).

Die hier gezeigte Hängerolle ist einer Darstellung des Guhari Amitâbha im Ôchi-in in Wakayama ebenbürtig, bei der jedoch sowohl der Körper des Amitâbha als auch dessen Lotusthron rot gemalt ist.

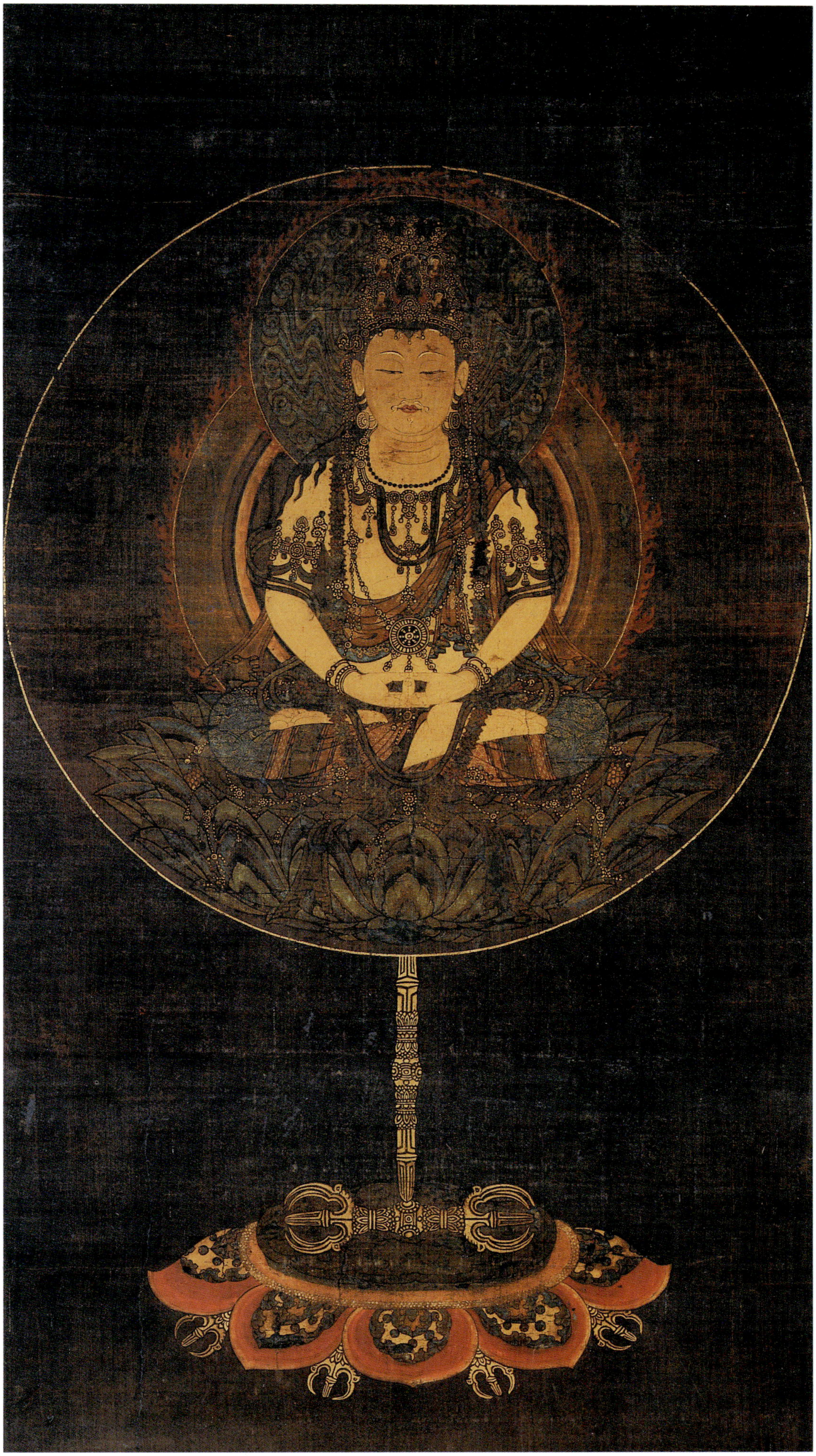

15

Bodhisattva Fugen Emmei
(*Fugen Emmei Bosatsu*)

Hängerolle, Farben auf Seide, 102 x 45,8 cm
Kamakura-Zeit, 14. Jahrhundert
J 181

Der Bodhisattva des ›Langen Lebens‹ Fugen ist eine Manifestation des Bodhisattva Samantabhadra. Diese Gestalt nimmt er in den Riten des esoterischen Buddhismus an, in welchen der Gläubige um Gewährung eines langen Lebens betet. Diese Zeremonie gehört zu den ›Vier großen Ritualen‹ und ist in der Tendai-Schule des esoterischen Buddhismus bedeutsam. Die Darstellung dieses Bodhisattva innerhalb der Tendai-Schule unterscheidet sich ikonographisch von der der Shingon-Schule. Im Tendai sitzt ein zweiarmiger Fugen auf einem Lotusthron und hat einen dreiköpfigen, weißen Elefanten zum Reittier. Der Elefant steht wiederum auf einem Diamantrad (sanskr. *vajra*), das von einem Ring, bestehend aus kleineren Elefanten, umgeben ist. Im Shingon hingegen ist der Bodhisattva Fugen mit zwanzig Armen dargestellt und thront auf einem von vier weißen Elefanten getragenen Lotussitz. Die Füße der Elefanten ruhen auf einzelnen Lotusblumen. Die Tiere blicken in alle vier Himmelsrichtungen und tragen zudem auf ihren Köpfen je einen der vier Himmelskönige.

In der Darstellung auf dieser Hängerolle sind vier Elefanten zu sehen, welche nicht auf Lotusblumen stehen, sondern auf einem von kleineren Elefanten getragenen Diamantrad. Daher ist zu vermuten, daß in unserem Beispiel die beiden ikonographischen Typen des Fugen Emmei Bosatsu vermischt wurden.

Der Körper des Fugen Emmei Bosatsu ist mit hellem Rosa wiedergegeben, wobei die Körperkontur mit feinen, roten Linien bezeichnet ist. Die Muster auf seinem Gewand sind mit beiden Farben und mit Gold gemalt. Besonderes Augenmerk gilt einer warmen, verhaltenen Farbigkeit, durch einen grünen Farbauftrag auf der Rückseite der Hängerolle hervorgerufen, auf den dann in Weiß die Vorzeichnung ausgeführt ist. Die verschiedenen Metallgegenstände, wie die Attribute des Bodhisattva und andere kultische Gegenstände, wurden zuerst in Braun gemalt und anschließend mit Tusche konturiert. Auch hier wurde wieder die *horinuri*-Technik angewandt (vgl. Tafel 14), bei der über die braune Grundierung bis auf wenige braune Linien eine weitere Schicht Goldfarbe gelegt ist. Die goldenen Partien sind leicht erhöht und mit zusätzlichen farblichen Akzenten versehen. Das Diamantrad ist in reiner Goldfarbe dargestellt, während die weißen Elefanten mit schwarzer Tusche gezeichnet und ihre Körper mit einer roten Tönung modelliert sind. Obwohl die vier Wächtergottheiten relativ klein dargestellt sind, erfolgte ihre Ausführung in hellen Farben und Gold ausgesprochen sorgfältig.

Die Hängerolle kann aufgrund der weichen Zeichnung des Bodhisattvas und der Elefanten sowie wegen der warmen, zurückhaltenden Farbgebung und der Verwendung von Gold in die späte Kamakura-Zeit datiert werden. Zusammen mit einem weiteren Beispiel dieses Typs, das im Ryûjôji in der Präfektur Kôchi aufbewahrt wird, kann es als ein hervorragendes Werk des Fugen Emmei Bosatsu mit eklektischer Ikonographie gelten.

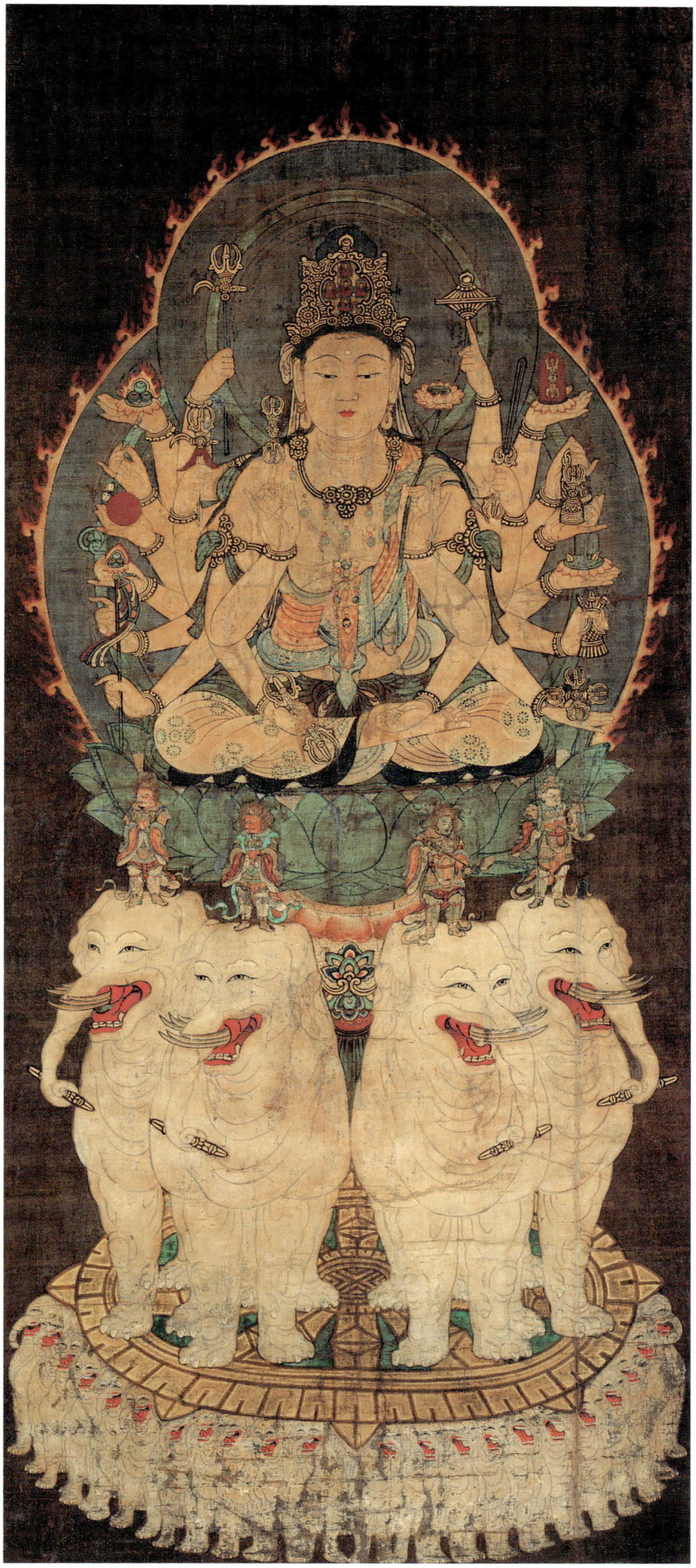

16

Bodhisattva Kokûzô (*Gumonji Kokûzô*)

Hängerolle, Farben auf Seide, 69,7 x 65,2 cm
Kamakura-Zeit, 14. Jahrhundert
J 539

Der Name Kokûzô des Bodhisattva bedeutet ›der den leeren Himmelsraum zum Mutterschoß hat‹ (sanskr. *Âkâshagarbha*). Er verkörpert als eine Manifestation des Mahavairocana (*Dainichi-nyorai*) den unzerstörbaren ›leeren Himmelsraum‹ (*kokû*). In der buddhistischen Vorstellung ist der ›leere Himmelsraum‹ die immaterielle Matrix, welche der gesamten phänomenalen Seinswelt unterliegt. Der Bodhisattva Kokûzô verkörpert weiterhin den ›Mutterschoß‹ (*zô*), die Quelle allen Wohlstands, allen Friedens und aller Freude.

Der Mönch Dôji (674–744) des Daianji-Tempels in Nara führte den Bodhisattva Kokûzô aus dem tangzeitlichen China 718 nach Japan ein. Kokûzô wird als wichtigste Gottheit in der *Gumonji*-Zeremonie (*gumonji-hô*) verehrt, in welcher man Gedächtnisstärkung zu erlangen sucht, indem man sich mit geistiger Kraft auf diesen Bodhisattva konzentriert. Die Zeremonie wurde von dem Mönch Zengi (729–812) an Gonzô (754–827) und schließlich an Kûkai (774–835) weitergegeben. Für Kûkai, den Gründer der Shingon-Schule des esoterischen Buddhismus in Japan, war Kokûzô eine besonders wichtige Gestalt.

Die Darstellungsform des Bodhisattva, in welcher er im *Gumonji*-Ritual erscheint, wurde durch ikonographische Umrißzeichnungen überliefert (*hakubyô zuzô*), welche sich im Besitz des Daigoji in Kyôto befinden (13. Jahrhundert). Der Kokûzô des *Gumonji*-Rituals im Daigoji sitzt auf einem Lotussitz, während zwei Lichtaureolen von seinem Kopf und seinem Körper ausgehen und einen Kopfschein (*zukô*) und einen Körperschein (*shinkô*) bilden. Die gesamte Figur wird von einem Mondring (*gachirin*) umgeben. Er trägt eine juwelenbesetzte Krone, welche fünf kleine Buddhas enthält. In seiner linken Hand trägt er eine Lotusblume mit einem Juwel (*nyoi-hôju*). Seine rechte Hand ist mit nach außen zeigender Handfläche nach unten gesenkt und bildet den Gestus der ›Segensgewährung‹ (*yogan-in*). Dreifache und einzelne Lichtstrahlen strömen vom Körper des Bodhisattva aus, während Bänder von der Krone und vom Gewand die Figur lebhaft umspielen. Da diese ikonographischen Merkmale sowohl in der Kokûzô-Zeichnung aus dem Daigoji als auch in der Hängerolle der Sammlung Langen zu beobachten sind, läßt sich letztere eindeutig als Darstellung des *Gumonji*-Kokûzô identifizieren.

Der Körper der Figur wurde mit Goldfarbe gemalt und mit hellroten Linien umrissen. Die Grundfarben des Gewandes sind Blau, Rosa, Rot und Grün, wobei die Umrißlinien schwarz sind. Geschnittenes Blattgold (*kirikane*) wurde entlang der blauen Muster aufgetragen, während die rosa Partien zu den Rändern hin mit Weiß gehöht wurden. Die Blätter des Lotussockels erscheinen der Tradition gemäß in mehrfach abgestuftem Blau, Rot, Grün und Rosa (*ungen zaishiki*). Der Ring des den Körper umgebenden Mondes wird ebenso wie die vom Bodhisattva ausgehenden Lichtstrahlen aus Blattgoldstreifen gebildet.

Ausgehend von der Farbgebung in kühlen Blau- und Grüntönen, der Verwendung von Gold und etwas schwerfälliger Tuschlinien kann man dieses Gemälde in die späte Kamakura-Zeit datieren. Das Werk ist in seiner Qualität einem Beispiel aus der Privatsammlung Dan Inô nahezu ebenbürtig.

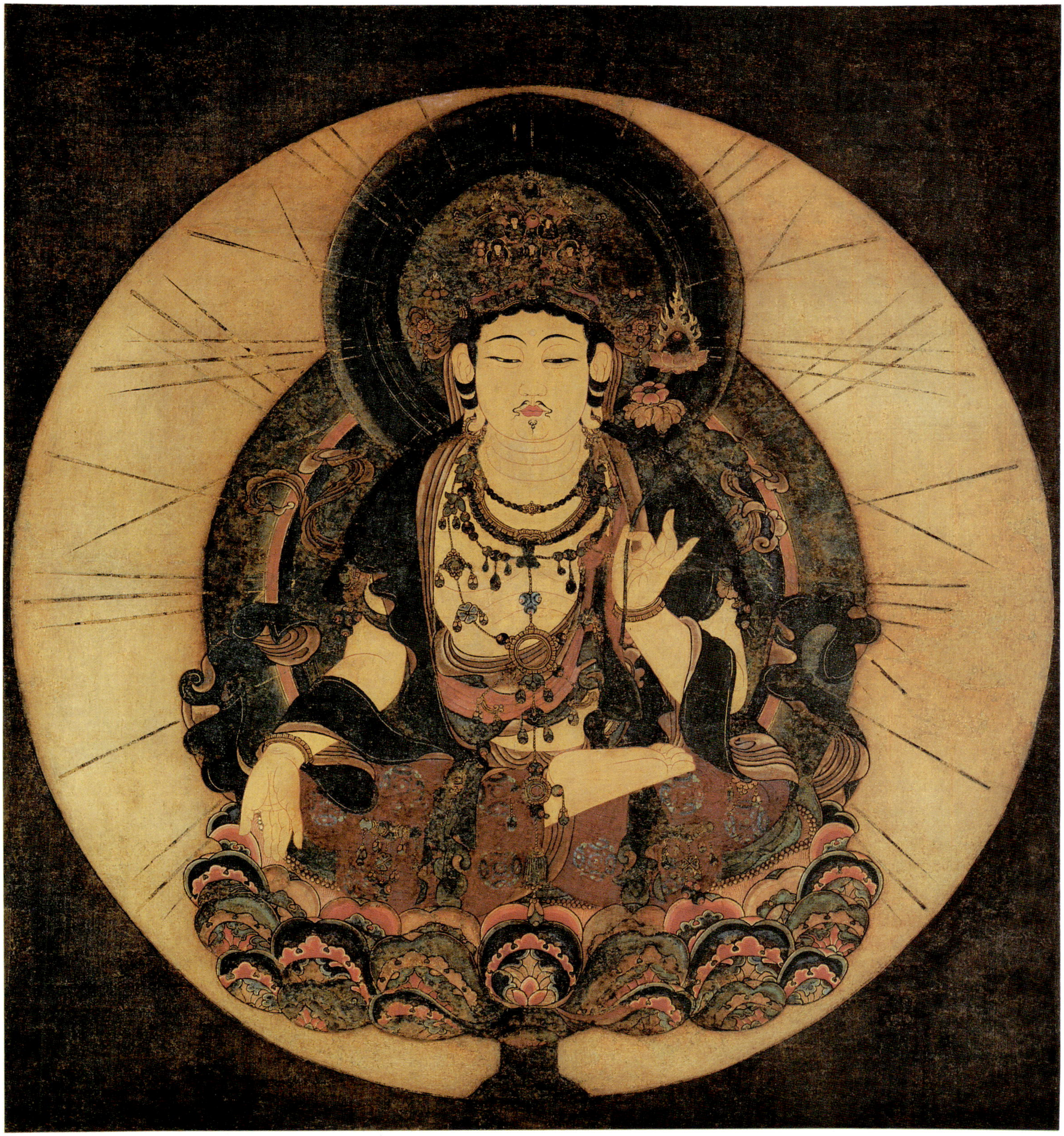

17

Fudô-myôô mit zwei Begleitern

Hängerolle, Farben auf Seide, 107,5 x 49,5 cm
Nanbokuchô-Zeit, 14. Jahrhundert
J 519

Fudô-myôô oder der Unerschütterliche (sanskr. *Acalanatha*) ist eine Manifestation des grimmigen Aspektes des Dainichi-nyorai und wurde überall für seine Fähigkeit zu belohnen und zu segnen verehrt. Seine beiden kindlichen Begleiter, ebenfalls Manifestationen von Fudô-myôô, sind der ehrfurchtsvolle, aber ängstliche Knabe Kongara und der böse Knabe Seitaka, der einen vergoldeten Stab hält. In einigen Darstellungen treten auch drei Knaben in Begleitung Fudôs auf. Dann gesellt sich noch Renge Dôji, eine Lotusblume haltend, zu den beiden anderen. In diesem Fall wird Fudô-myôô meist mit einem juwelenbesetzten Schwert gezeigt, um das sich der Drache Kurikara windet. Letzteres stellt ebenfalls eine Verwandlungsform des Fudô-myôô dar.

Diese Hängerolle zeigt einige Besonderheiten, die von der oben geschilderten üblichen Ikonographie abweichen. So ist hier Fudô zwar mit einem Drachenschwert gezeigt, aber nicht mit drei, sondern nur zwei kindlichen Begleitern. Diese stehen auf Felsen hoch über dem Meer. Darüber hinaus ist an Stelle von Kongara mit gefalteten Händen Renge Dôji mit einer Lotusblume getreten. Diese ikonographischen Abweichungen machen das Bild interessant und wertvoll.

Aufgrund der haarfeinen Pinselstriche (*kegaki*), der Gewandmuster, der bei Metallobjekten häufig angewandten *horinuri*-Technik sowie der reichen Verwendung von Gold zur Abschattierung der Felsen dürfte das Gemälde in die Nanbokuchô-Zeit (1333–1392) zu datieren sein. Speziell die Darstellung der Wellen und die goldenen Umrißlinien bei den roten Blumen und grünen Päonienblättern auf dem Gewandsaum Fudômyôôs machen eine Datierung spätestens in diese Periode zwingend. Durch seine ungewöhnliche Ikonographie ist dieses Gemälde des Fudô-myôô ein außergewöhnliches Beispiel innerhalb der Malerei des esoterischen Buddhismus.

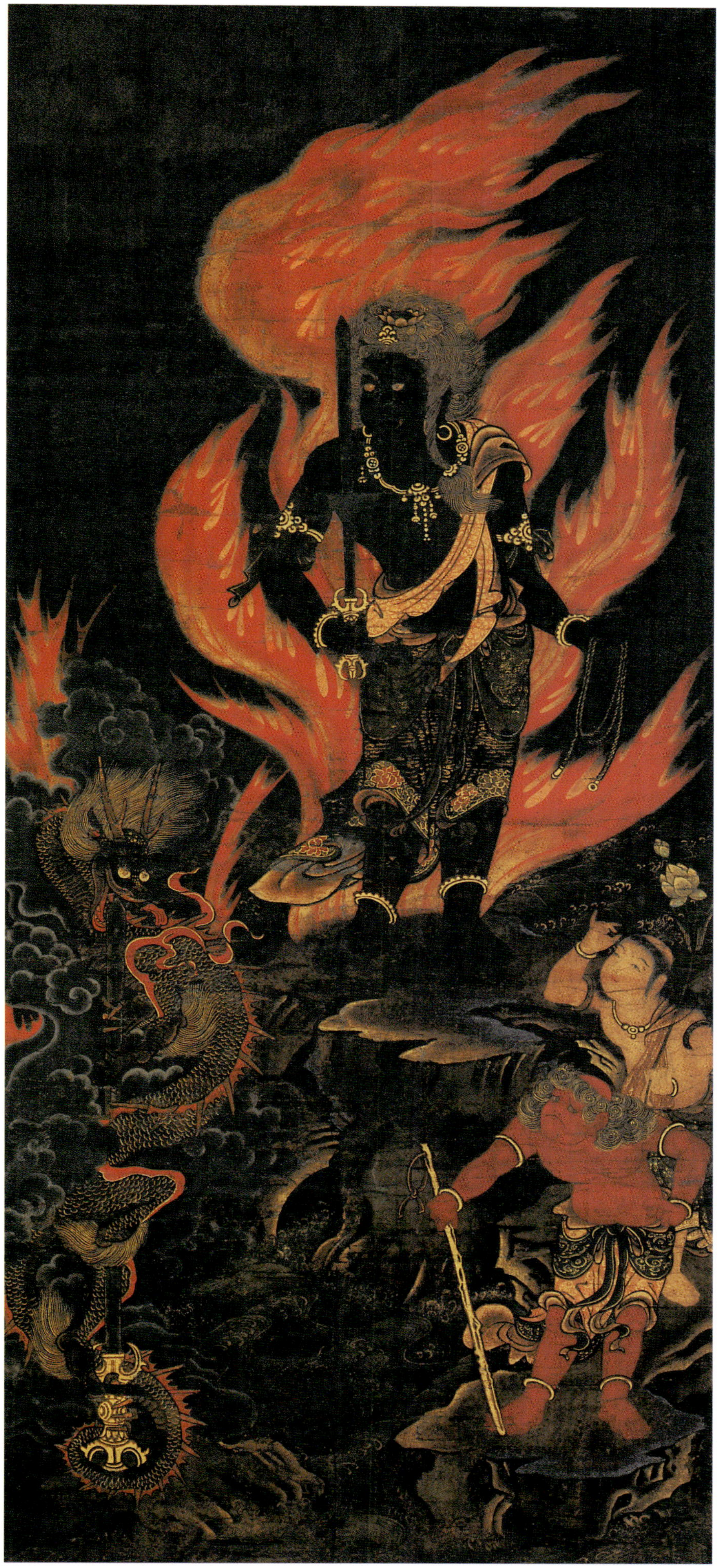

18

Daiitoku-myôô mit den Acht Großen Begleitern

Hängerolle, Farbe auf Seide, 115 x 63 cm
Nanbokuchô-Zeit, 14. Jahrhundert
J 66

Daiitoku-myôô führt im Sanskrit den Namen Yamântaka, was soviel bedeutet wie ›Zerstörer von Yama, dem Herrn des Todes‹. Diese Funktion kommt auch in seinem japanischen Beinamen Gô-emma-son zum Tragen. Der Buddhismus hat Yama, den hinduistischen Gott des Todes, in sein Pantheon aufgenommen und erschuf den mächtigeren Yamântaka bzw. Daiitoku-myôô. In Japan wurde dieser bei Zeremonien als Hauptbild verehrt, welche man mit der Bitte um Unterwerfung verhaßter Feinde oder um eine siegreiche Schlacht abhielt.

In den kanonischen Schriften wird Daiitoku-myôô mit jeweils sechs Köpfen, Armen und Beinen beschrieben, und er reitet meist auf einem Wasserbüffel. Sein ikonographisches Merkmal ist ein Gestus, bei dem er seine beiden vorderen Hände vor der Brust so verschränkt hält, daß jeweils die mittleren drei Finger aneinanderliegen (*danda-in*). Manchmal trägt er aber auch Pfeil und Bogen. Auf dieser Hängerolle hält Daiitoku-myôô – ikonographisch ungewöhnlich – allerdings einen Bogen gespannt, und er sitzt bzw. steht auf einem Wasserbüffel, der hinter einem davonfliegenden, juwelenbesetzten Rad herjagt. Diese ikonographische Version des Daiitoku ist als ›Zeremonie des raddrehenden Daiitoku‹ (*daiitoku-tenpôrin-hô*) bekannt und dient als Hauptbild bei einem Ritus, der das Böse austreiben soll. Die Darstellung des auf einem Büffel reitenden Daiitoku mit gespanntem Bogen erinnert an einen in Japan bekannten Wettstreit. Dabei versucht ein Bogenschütze zu Pferd mit Pfeilen einen herabhängenden Strohhut zu treffen. Daher wird diese Art der Darstellung von Daiitoku-myôô auch ›Ritual des herabhängenden Hutes‹ (*kasakake-hô*) genannt.

Ein mit dem Werk der Sammlung Langen vergleichbares Beispiel befindet sich im Tôshôdaiji in Nara, bei welchem Daiitoku-myôô auf seinen hinteren drei Beinpaaren steht und von ›Acht zerstörerischen Gottheiten‹ (*kishin*) begleitet wird. Ähnlich ist auch die Darstellung im Reiunji in Tôkyô, bei der Daiitoku ebenfalls auf einem Büffel reitet, ihm aber die ›Acht Großen Kindlichen Begleiter‹ (*hachidai-dôji*) zur Seite gegeben sind. Den Hintergrund nimmt hier allerdings die Darstellung eines Meeres ein, und auch die Ausführung und die Farbgebung der Begleitfiguren sind unterschiedlich.

Nach der schematischen Wiedergabe des Wasserbüffels zu urteilen, entstand die Langen-Version nicht vor der des Reiunji, die in die Kamakura-Zeit zu datieren ist. Dennoch ist der Daiitoku-myôô der Sammlung Langen aufgrund seiner ungewöhnlichen Ikonographie und der Wiedergabe der verschiedenen Aspekte des Daiitoku-myôô ein wertvolles Zeugnis buddhistischer Kunst.

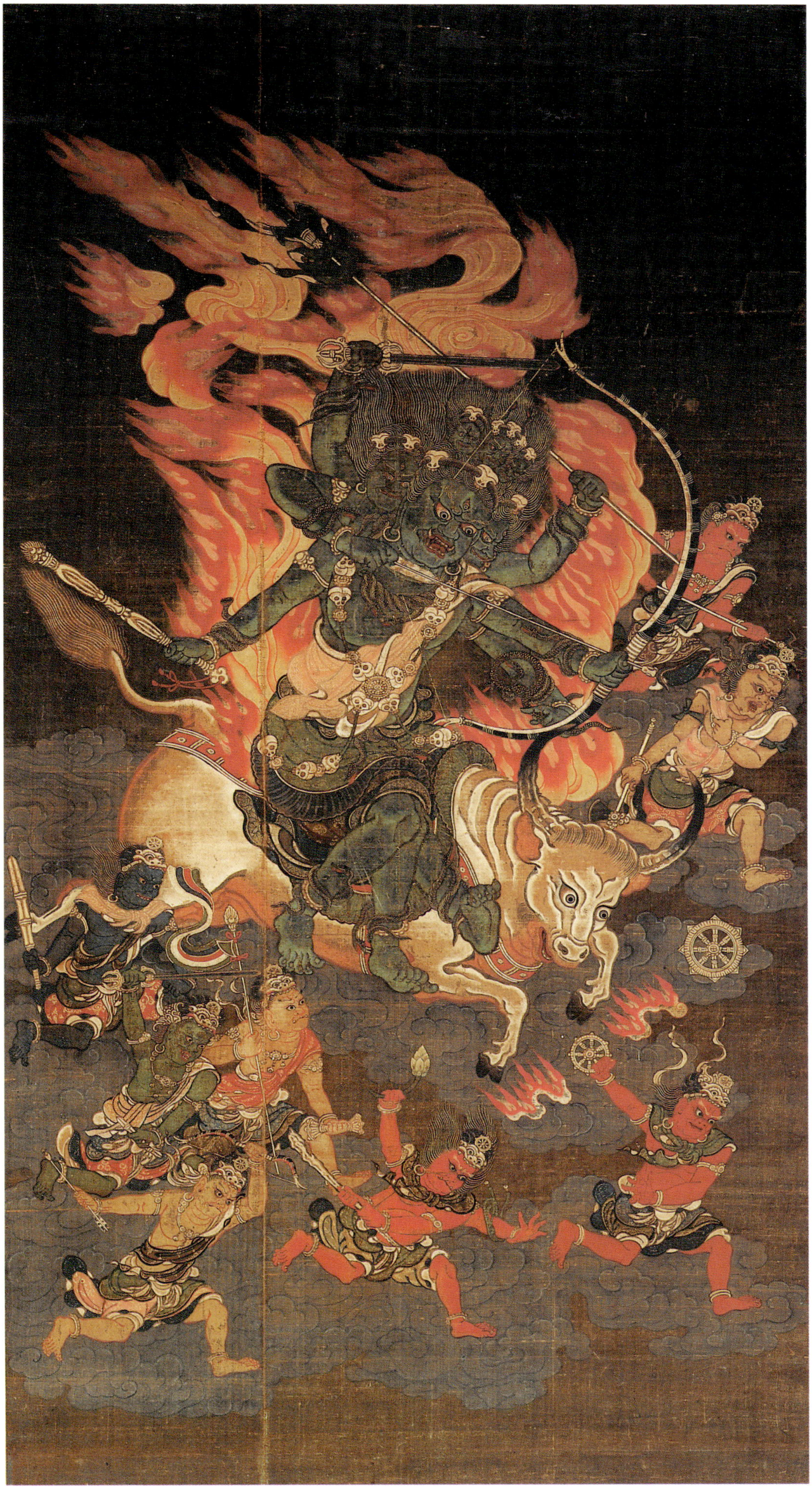

19

Aizen-myôô

Hängerolle, Farbe auf Seide, 125,2 x 57,5 cm
Nanbokuchô-Zeit, 14. Jahrhundert
J 541

Der König des esoterischen Wissens Aizen-myôô (sanskr. *Râgarâja*) ist die mythologische Verkörperung der menschlichen Sinnenlust in ihrer reinsten Form. Aizen-myôô erscheint als Antwort auf den ursprünglichen Schwur des Kongôsatta (sanskr. *Vajrasattva*), der die esoterische Lehre von Mahavairocana selbst erhalten hat. Er verkündet die tiefe Wahrheit, die besagt, »daß die Leidenschaften, welche den Geist umnebeln, nichts anderes sind als die Weisheit, welche zur Erleuchtung führt« (*bonnô soku bodaishin*). Durch das Verkünden dieser Wahrheit werden die weltlichen Wünsche und Sehnsüchte zum Mittel der Erleuchtung selbst.

Aizen-myôô wird als das Hauptkultbild in einer Zeremonie verwendet, in der man durch Gebete um Harmonie und eine harmonische Beziehung zu anderen bittet (*keiai-hô*). Die Verrichtung dieser Zeremonie soll den Gläubigen dazu befähigen, die ›Fünf Bestrebungen‹ zu verwirklichen: Übel abzuwenden, Glückseligkeit zu erlangen, Böses zu unterdrücken, Verehrung, Liebe und Erlösung zu erlangen. Diese Zeremonie des Aizen-myôô gewann viele Anhänger in Japan.

Aizen-myôô erscheint auf dieser Hängerolle in seiner ikonographisch üblichen Gestalt. Er hat ein rotes Gesicht, drei Augen, sechs Arme und einen wilden Gesichtsausdruck. Wie auch Vajrasattva, der als die ›Urgestalt‹ (*honji-shin*) des Aizen-myôô gilt, hält er einen *vajra* in seiner unteren rechten Hand und eine *vajra*-Glocke in seiner unteren linken. Mit seinem mittleren Armpaar hält er Pfeil und Bogen, die zu einem Gott der Liebe durchaus passend erscheinen, so wie man dies im Westen von Eros oder Cupido der griechisch-römischen Mythologie her kennt. In seiner oberen rechten Hand hält er einen Lotus, während er mit seiner oberen linken Hand die Diamantfaust (*kongô-ken*) formt. Diese *mudrâ* versinnbildlicht die ›Fünf Bestrebungen‹, wie sie im Yugi-Sûtra (chin. *Youzhi jing*) beschrieben werden. Dieses Sûtra stellt zudem die ikonographische Grundlage für die Darstellung des Aizen-myôô dar. Die Faust ersetzt bei dieser Darstellung den ansonsten gezeigten Sonnenkreis, welcher das Übel abwenden soll, das Wunschjuwel steht für Glück, der einzackige *vajra* für die Unterdrückung des Bösen, der Lotus für die Verehrung und der Haken für Erleuchtung.

Aizen-myôô thront in der leuchtend roten Sonnenscheibe auf einem roten Lotussockel. Dieser wird von einer großen geschmückten Vase getragen, welche voller Juwelen ist. Sowohl Goldpigmente als auch geschnittenes Blattgold setzen sich glänzend von der roten Grundierung ab.

Die Tuschelinien und die Farbgebung, insbesondere die in *horinuri*-Technik dargestellten Goldobjekte, sowie die goldenen Muster lassen vermuten, daß die Hängerolle in der Nanbokuchô-Zeit entstanden sein könnte.

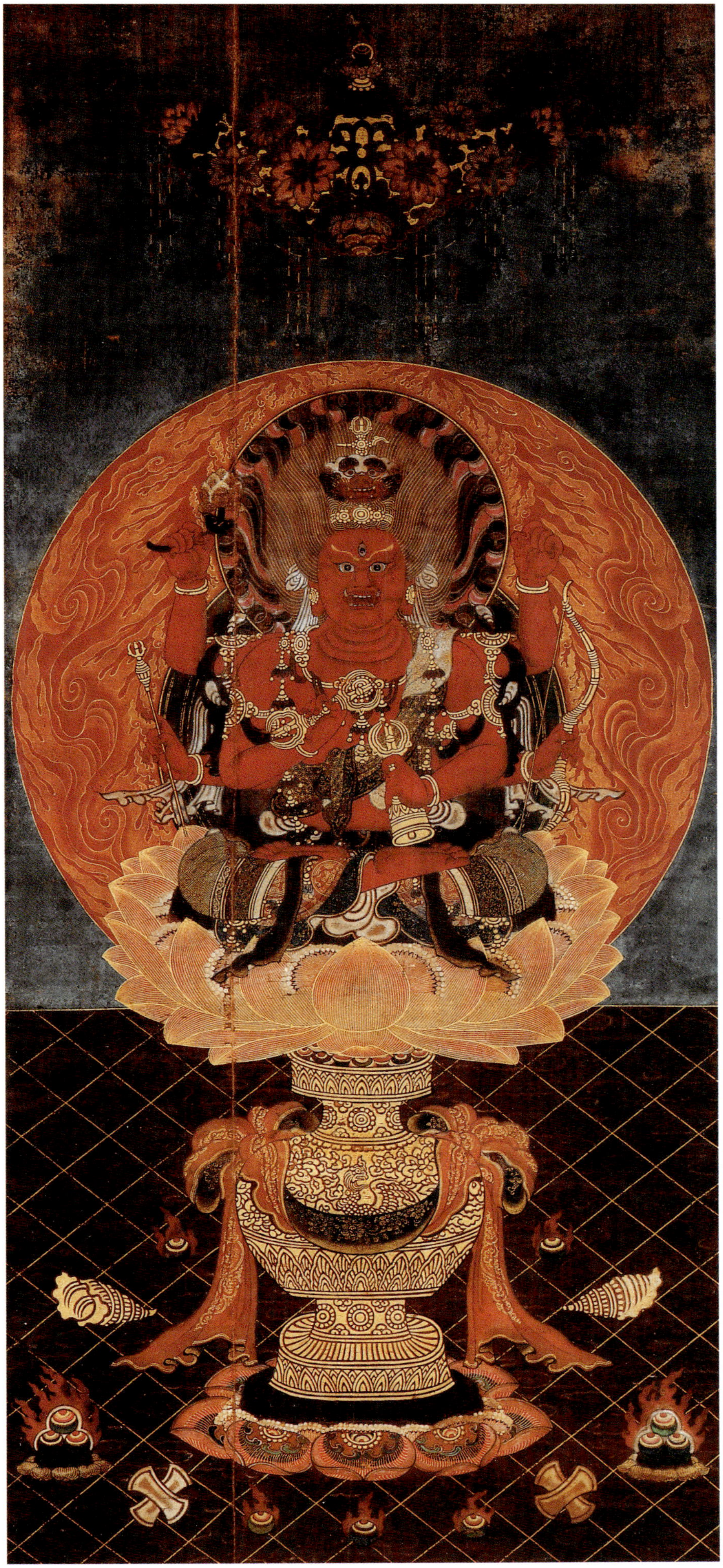

20

Emma-ten (sanskr. *Yamadeva*), einer der zwölf Schutzgottheiten

Hängerolle, Farben auf Seide, 109 x 39,5 cm
Muromachi-Zeit, 15. Jahrhundert
J 122

Die zwölf Schutzgottheiten (sanskr. *deva*) gehörten zu den zahlreichen brahmanischen und hinduistischen Göttern Indiens. Besonders im esoterischen Buddhismus werden sie als die Wächter aller Himmelsrichtungen verehrt. Diese Darstellung des Emma-ten, Wächter der südlichen Himmelsrichtung, zeigt die Gottheit mit den Füßen in Schrittstellung auf zwei Lotusblüten stehend. In seiner linken Hand hält er einen Stab, an dessen Ende ein menschlicher Kopf aufgespießt ist. Die Handfläche der rechten Hand zeigt nach oben, während der rechte Arm abgewinkelt ist. Sein Kopf ist von einem Flammenring umgeben.

In der gängigen Ikonographie des Emma-ten wird dieser nicht auf Lotusblütensockeln gezeigt, sondern auf einem Wollteppich stehend. Allerdings ist eine derartige Darstellung des Emma-ten nicht singulär; im Kôryûji in Kyôto ist ein weiteres Beispiel dieses ungewöhnlichen Typus bekannt.

In dem Gemälde werden weder Goldpigmente noch geschnittenes Blattgold (*kirikane*) verwendet, beides ansonsten typische Techniken bei der Darstellung der Gewandmuster und der Lotusblüten. Allerdings gibt es Hinweise auf eine Verwendung von Blattgold auf der Rückseite des Bildes, eine Technik, mit welcher man die goldenen Attribute der Gottheit hervorzuheben pflegte (*urahaku*).

Aufgrund der stilistischen Merkmale und der Qualität der Seide läßt sich das Gemälde in die späte Muromachi-Zeit datieren.

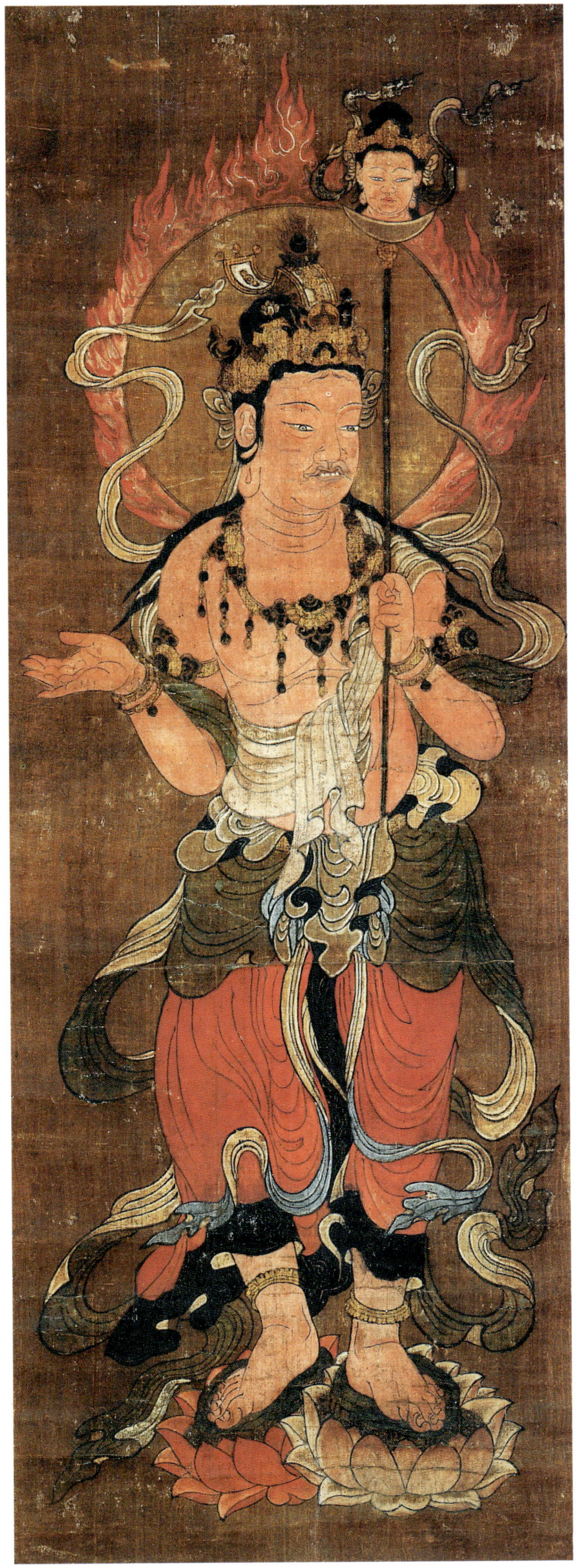

21

Rasetsu-ten und Bishamon-ten, zwei der zwölf Schutzgottheiten

Hängerolle, Farben auf Seide
Rasetsu-ten: 111,7 x 39 cm
Bishamon-ten: 117 x 38,5 cm
Muromachi-Zeit, 15. Jahrhundert
J 534 und 535

Jede der zwölf Schutzgottheiten wird meist auf einem Tierthron oder auf einem Teppich dargestellt. Das bedeutendste Beispiel des zweiten Typus ist ein Paar sechsteiliger Stellschirme im Kyôôgokuji-Tôji-Tempel in Kyôto, bei dem ein Paneel jeweils einen Schutzgott auf einem Teppich stehend zeigt. Diese Art von Stellschirmen wurde während der Initiationszeremonien benutzt, in denen der Meister (*ajari*) *dharma*-Wasser (*hôsui*) über den Kopf des Initiierten goß. Die Schirme dienten hier dazu, böse Geister abzuwehren und so den Initiierten, aber auch die Zeremonie selbst vor Schaden zu bewahren.

Zusätzlich zu solchen Stellschirmen gibt es zahlreiche Hängerollen mit Darstellungen der zwölf Schutzgottheiten (sanskr. *devas*). Die beiden hier gezeigten Rollen zeigen einmal Rasetsu-ten (sanskr. *Râksasa*), den Schutzgott des Südwestens, und Bishamon-ten (sanskr. *Vaishravana*), den Beschützer des Nordens. Auch sie waren ursprünglich Teile eines zwölfteiligen Programms. Die beiden Hängerollen sind insofern ungewöhnlich, als sie im oberen Teil des Gemäldes keine Schriftzeichen in Sanskrit, sog. Keimsilben, enthalten.

Ebenfalls ungewöhnlich ist die Art der Darstellung Rasetsu-tens, der hier nach rechts blickt. Diese Eigenart verbindet die beiden Hängerollen aus der Sammlung Langen allerdings mit Bildern der zwölf Schutzgottheiten, die ursprünglich im Daihô-in in der Präfektur Mie aufbewahrt wurden (Nara Nationalmuseum). Vergleichbar mit den Beispielen des Nara Nationalmuseums sind außerdem die floralen Muster in den oberen und unteren Zonen der Rollen.

Körper und Gewänder der Schutzgottheiten werden durch feine, aber betonte Umrißlinien modelliert, während die farbliche Gestaltung betonte Kontraste von Grün, Blau und Rot schafft. Infolge der Pinselführung, Farbgebung und der Verwendung von Gold können die Gemälde in die frühe Muromachi-Zeit datiert werden.

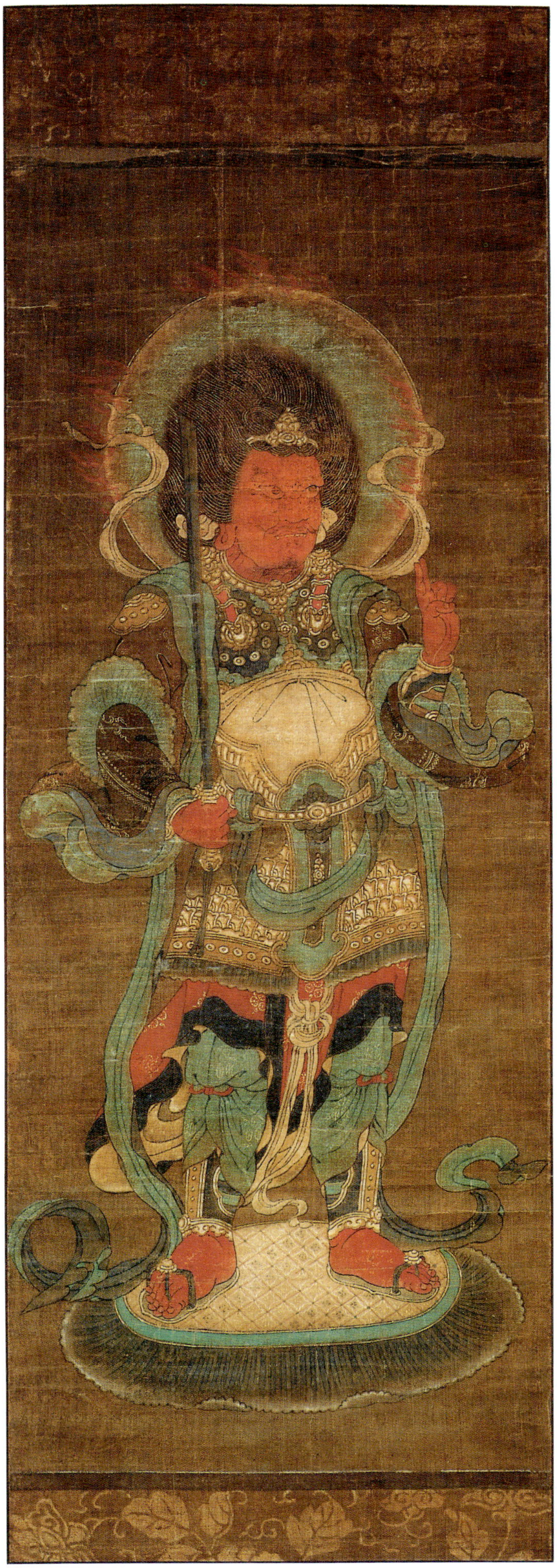

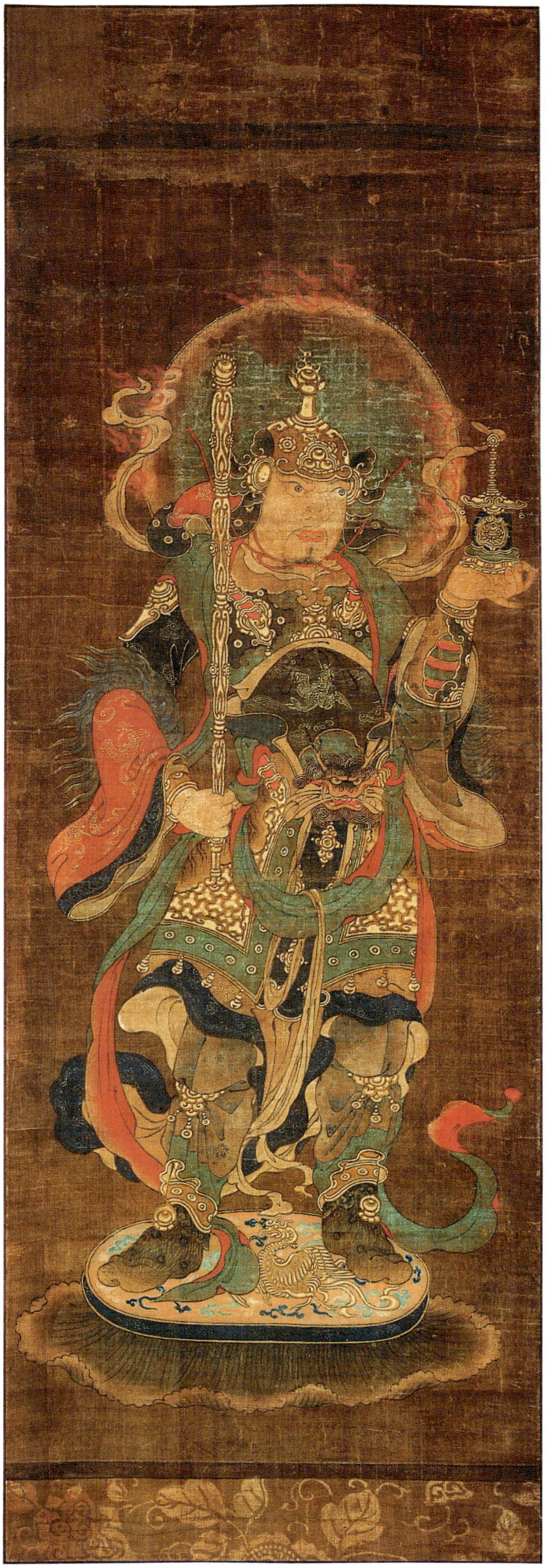

22

Porträt des Vajrabodhi (*Kongôchi-zô*)

Hängerolle, Farben auf Seide, 144,4 x 95,0 cm
Muromachi-Zeit, 15. Jahrhundert
J 187

Diese Hängerolle zeigt ein Porträt Vajrabodhis (*Kongôchi*), einen der acht Patriarchen der Shingon-Schule. Zu diesen existieren zwei unterschiedliche Genealogien. Die Reihe der *Acht Patriarchen der Shingon-Lehre* (*Fuho no Shingon-hassô*) beginnt mit dem Buddha Mahavairocana (*Dainichi-nyorai*) und Vajrasattva (*Kongôsatta*). Die zweite Genealogie, die allgemein verwendet wird, ist die *Überlieferung der Acht Patriarchen der Shingon-Schule* (*Denji no Shingon-hassô*). Dieser zufolge beginnt die Reihe der acht Patriarchen mit dem Inder Nagarjuna (*Ryumô*, um 250), gefolgt von Nagabodhi (*Ryûchi*, um 500), Vajrabodhi (*Kongôchi*, 671–741), Amoghavajra (*Fukû*, 705–774), Subhakarasimha (*Zenmui*, 637–735), I Hsing (*Ichigyô*, 683–727), Huike (*Keika*, 746–805) und Kûkai.

Die älteste erhaltene Reihe von Patriarchenporträts, die *Fünf Patriarchen der Shingon-Schule*, schufen Li Chen (*Rishin*) und andere Maler. Diese fünf Porträts umfassen Vajrabodhi, Amoghavajra, Subhakarasimha, I Hsing und Huike. Der Mönch Kûkai brachte sie nach Japan, nachdem sie ihm sein Meister Huike überreicht hatte, bei welchem er in der Hauptstadt Chang' zur Zeit der T'ang-Dynastie gelebt hatte. Den fünf Porträts fügte Kûkai 821 zwei weitere hinzu, die Patriarchen Nagarjuna und Nagabodhi. Die Reihe dieser ›Sieben Patriarchen der Shingon-Schule‹ wird heute im Tôji in Kyôto aufbewahrt. Der früheste heute noch erhaltene Zyklus aller acht Patriarchen, inklusive Kûkai, wurde auf die Holzverkleidung des ersten Stockes der fünfstöckigen Pagode des Daigoji in Kyôto gemalt und läßt sich in das Jahr 951 datieren.

Der Patriarch Vajrabodhi wurde als der dritte Sohn eines Königs in Zentralindien geboren. Bereits mit zehn Jahren wurde er Mönch und begann in Nalanda die buddhistische Lehre zu studieren. Als er 31 Jahre alt war, weihte ihn sein Lehrer Nagabodhi in die esoterische Lehre ein. Diese brachte er in späteren Jahren nach China, wo er sie an I Hsing weitergab. I Hsing arbeitete zusammen mit Amoghavajra an der Übersetzung der Sûtren und verbreitete die esoterische Lehre am Kaiserhof der T'ang-Dynastie.

Auf dieser Darstellung sitzt Vajrabodhi auf einem Sockel und wendet sich nach rechts. Er trägt einen Rosenkranz in seiner rechten Hand, während er mit seiner Linken nach einem Zipfel seines Gewandes greift. In der oberen Hälfte des Gemäldes steht rechts mit Tusche geschrieben ›Sanskritname: Vajrabodhi‹ und links ›Chinesischer Name: Chin-kang-chih‹. Die Bezeichnungen ›Sanskritname‹ und ›Chinesischer Name‹ sind in einem kalligraphischen Stil geschrieben, der ›Fliegendes Weiß‹ (*hihakutai*) heißt.

Die Umrißlinien des Gesichtes Vajrabodhis sind mit Tusche gezeichnet. Auf die Rückseite des Gemäldes wurde Inkarnatfarbe aufgetragen (*urazaishiki*). Mit einem dunkleren Rotton wurde das Gesicht auf der Vorderseite abschattiert. Zur Darstellung der Gewandfalten wurde ein stark modellierender Pinselstrich verwendet. Obwohl beim Kopieren nach einem Vorbild ein gewisser Formalismus unvermeidbar ist, läßt sich der Pinselduktus insgesamt jedoch als selbstbewußt und schwungvoll bezeichnen.

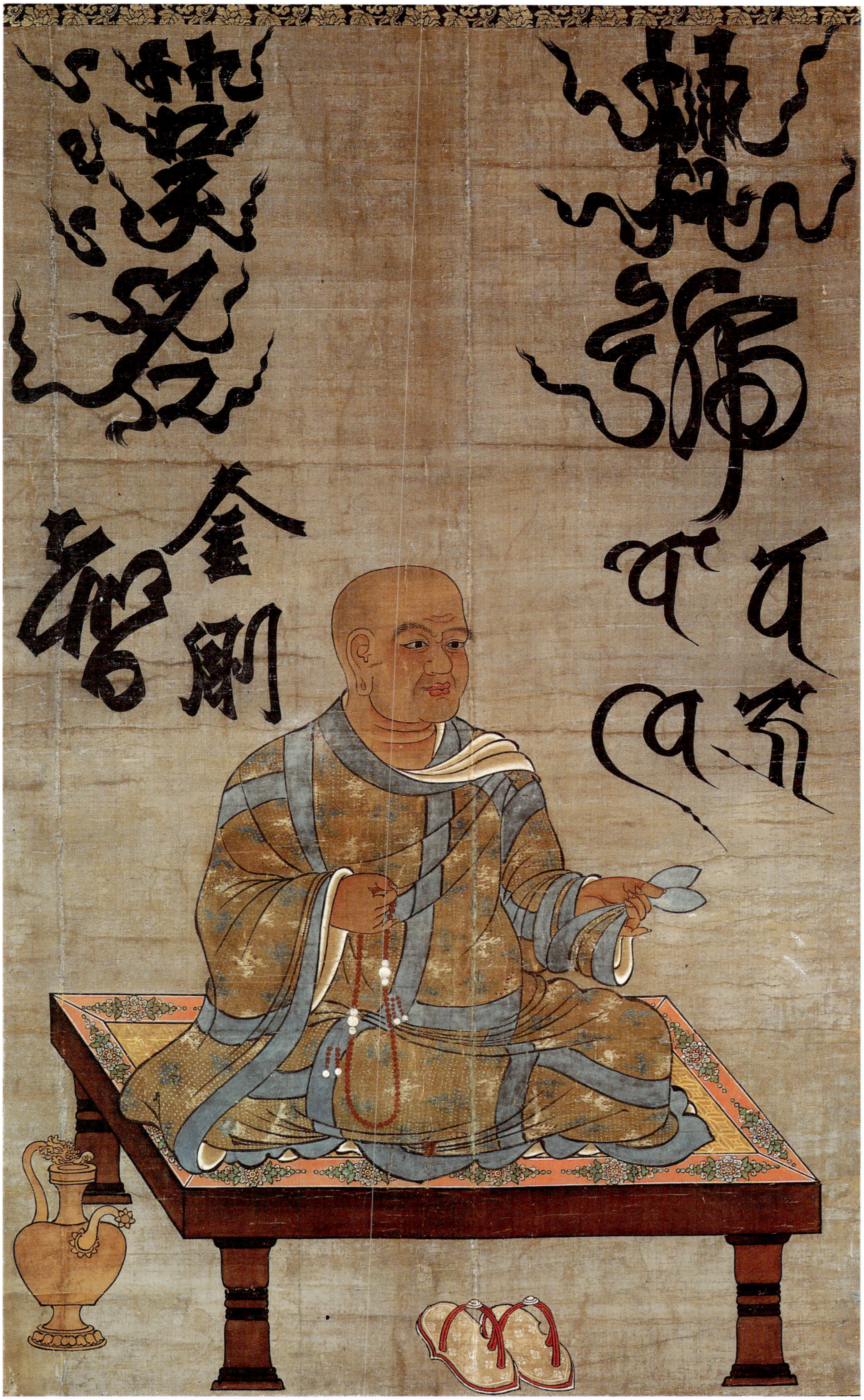
金剛智

23

Porträt des Ryôgen (*Gansan Daishi*)

Hängerolle, Farben auf Seide, 140 x 79 cm
(mit der gemalten Montierung: 168 x 86 cm)
Edo-Zeit, 18. Jahrhundert
J 40

Der Tendai-Mönch Ryôgen (912–985), der postum den Namen Jie Daishi erhielt, ist für seine Redekunst berühmt, in welcher er Mönche des Kôfukuji und des Tôdaiji in religiösen Debatten übertraf. Aufgrund seiner Gelehrsamkeit und seines ehrbaren Charakters wurde er als buddhistischer Lehrmeister an den Hof berufen (*naigubu* oder *jûzenji*) und später zum *gonrisshi* ernannt. Dieses Amt beeinhaltete die Oberaufsicht über die Klosterregeln (sanskr. *vinaya*) für die Mönche und Nonnen im ganzen Reich. 966 wurde Ryôgen achtzehnter Abt des Haupttempels der esoterischen Tendai-Schule auf dem Berg Hiei. In historischer und spiritueller Hinsicht kann Ryôgen als der Erneuerer des Klosters auf dem Berg Hiei gelten, da er Klostergebäude wiederaufbauen und erweitern ließ, aber auch die ›Yokawa‹-Abteilung des Berges gründete und dem Orden zu finanzieller Stabilität verhalf. Er setzte den lockeren Sitten der Mönche ein Ende und führte den Orden zu seiner früheren geistigen Größe zurück.

Ryôgen ist ebenfalls unter den Namen Gansan Daishi und Tsuno Daishi bekannt. Im Volksglauben galt er als Manifestation des Bodhisattva Kannon (sanskr. *Avalokiteshvara*) oder des Wissenskönigs Fudô-myôô (sanskr. *Acalanatha*) und wurde als Schutzgott gegen das Böse verehrt.

In diesem Gemälde hält Ryôgen in seiner rechten Hand einen Rosenkranz, in seiner linken einen einzackigen *vajra* (*dokkosho*). Von seinem Gesicht, welches mit einer Tuschelinie umrissen und in einem rosa Farbton ausgemalt ist, geht große Vitalität aus. Auf Gewand, Vorhänge und andere Details wie den steinernen Boden wurde in Farbgestaltung und Ausführung größte Sorgfalt verwendet. Als harmonischer Gegensatz dient dazu der in Tuschmalerei ausgeführte dreiteilige Stellschirm. Auf dessem mittleren Paneel erscheinen in Wolken spielende Drachen, rechts ein Wasserfall und links eine einzelne Kiefer.

Dieses hervorragende Beispiel eines Porträts des Tendai-Patriarchen Ryôgen läßt sich in die mittlere Edo-Zeit datieren.

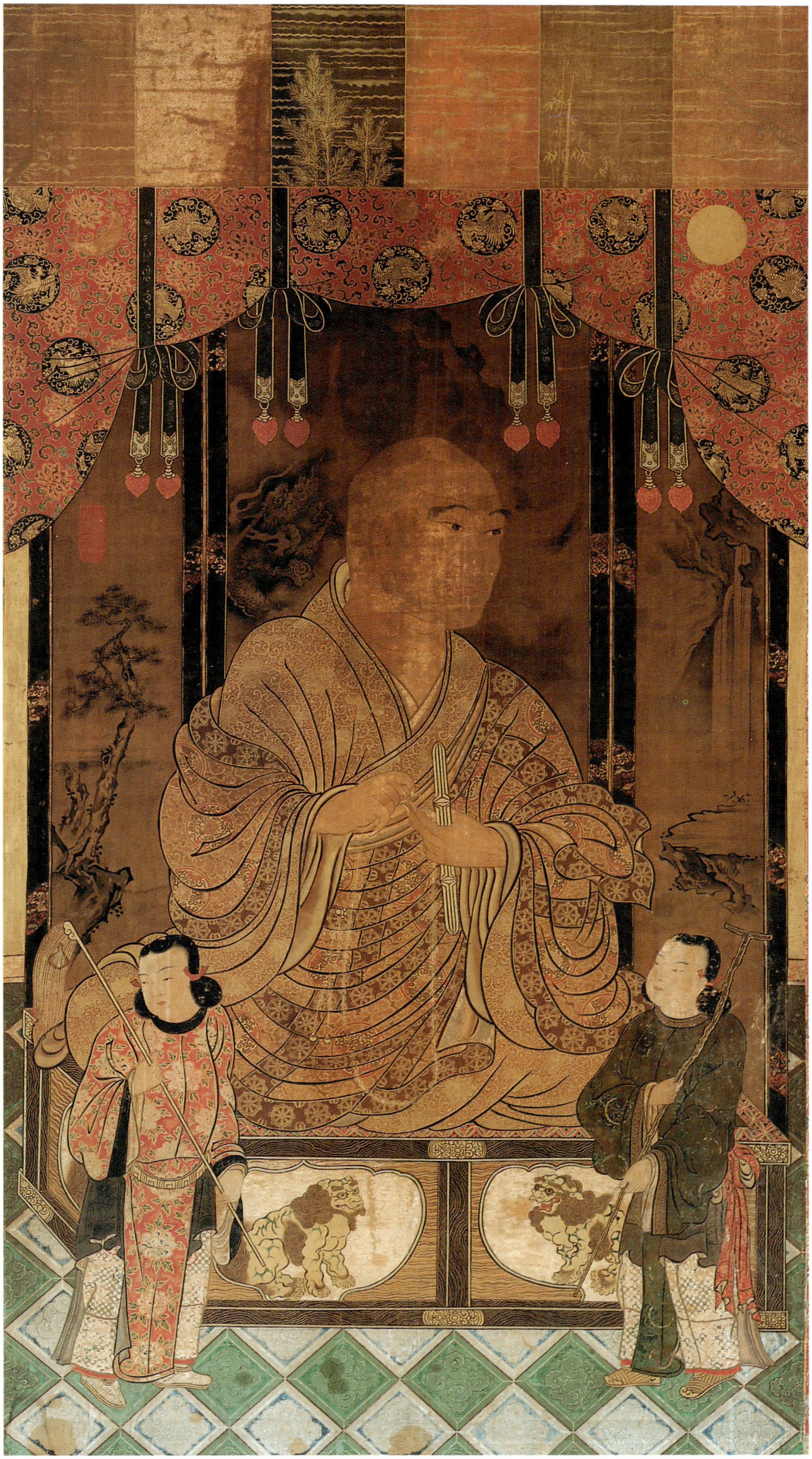

24

Taima-Mandala

Hängerolle, Farben auf Seide, 96,5 x 85 cm
Edo-Zeit, 18. Jahrhundert
J 528

Das Taima-Mandala ist eine bildliche Darstellung der buddhistischen Lehren des Reinen Landes und beruht vornehmlich auf zwei Quellen: einmal dem *Sûtra der Meditation über den Buddha des unendlichen Lebens* (*Kammuryôju-kyô*) und zum zweiten auf einem Kommentar des Shandao (*Zendô*), ein chinesischer Mönch der Lehre des Reinen Landes aus der T'ang-Zeit (618–906). Der Name des Mandalas stammt von dem Taima-Tempel, wo die ursprüngliche Version des Mandalas als Tapisserie seit Jahrhunderten aufbewahrt wird.

Das zentrale Mittelfeld des Westlichen Paradieses, in welchem der Buddha Amitâbha und seine Begleiter thronen, wird von drei äußeren ›Höfen‹ genannten Abschnitten umgeben, die darunter und an beiden Seiten angeordnet sind. Der vertikal angelegte ›Hof‹ auf der linken Seite zeigt Szenen, die eine Geschichte aus dem einführenden Kapitel des *Kammuryôju-kyô* illustrieren. In den ›Höfen‹ unten und auf der rechten Seite dagegen werden die sechzehn Meditationen, im Hauptkapitel des Sûtras geschildert, dargestellt.

Die Szene im ›Hof‹ links oben zeigt den Buddha Śâkyamuni, wie er auf dem Geierkopfberg das *Kammuryôju-kyô* predigt. Die anderen zehn Bilder illustrieren, von unten nach oben gelesen, die Geschichte der Königin Vaidehi und des Prinzen Ajatsatru. Prinz Ajatsatru von Magadha in Indien wurde von dem Mönch Devadatta angestiftet, zuerst seinen Vater, König Bimbisara, und anschließend seine Mutter, Königin Vaidehi, ins Gefängnis werfen zu lassen. Die Königin wendet sich nun an den Buddha Śâkyamuni, der ihr in einer Predigt die wunderbaren Verhältnisse des Reinen Landes darlegt. Danach bittet ihn die Königin inständig, ihr den Weg zu offenbaren, um Erlösung zu erlangen und im Paradies des Reinen Landes wiedergeboren zu werden.

Der Weg, den Śâkyamuni sie lehrt, besteht aus den sechzehn Meditationen, welche auf der rechten Seite von oben nach unten und in den unteren waagrechten Feldern illustriert sind. Dreizehn dieser Konzentrationsübungen, beginnend mit der *Meditation über die Sonne* (*nissôkan*) bis zur *Meditation über die Vermischung der Großen und Kleinen Körper* (*zassôkan*), sind in den rechten vertikalen Feldern zu sehen. Die restlichen drei Meditationen werden auf je drei Felder aufgeteilt und in der unteren Reihe dargestellt. Diese neun horizontalen Felder illustrieren die neun Ebenen, in welchen der Buddha Amitâbha erscheint, wenn er die Gläubigen im Paradies des Reinen Landes willkommen heißt. Tugend und Verdienste eines Gläubigen entscheiden darüber, wie ihn der Buddha in den verschiedenen Wiedergeburtsbereichen empfangen wird.

Der Glaube an das Taima-Mandala wurde von Shôkû (1177–1247) propagiert, Schüler des Mönches Hônen (1133–1212), des ersten japanischen Patriarchen der Schule des Reinen Landes. Mit der Verbreitung des Glaubens in Japan entstanden unzählige kleine Kopien des originalen Taima-Mandalas aus dem 8. Jahrhundert.

Von der neunstufigen Herabkunft des Buddha Amitâbha, in der unteren Reihe des Taima-Mandalas gezeigt, existieren zwei unterschiedliche Typen: Während der erste Bildtypus alle herabkommenden Figuren stehend wiedergibt, zeigt der zweite sie sitzend. Ferner bestehen zwei Varianten der Weihinschrift im mittleren Feld der unteren waagerechten Reihe. Der eine Typus in Goldfarbe besteht aus dem gesamten Weihetext, während der andere nur aus jenen Zeichen besteht, welche man auf der ursprünglichen Tapisserie des Taima-Mandalas noch hatte lesen können. Die Version des Taima-Mandalas in der Sammlung Langen weist eine etwas ungewöhnliche Kombination der Typen auf. Denn zum einen werden sowohl stehende als auch sitzende Figuren in der *raigô*-Versammlung gezeigt, zum anderen besteht die Inschrift nur aus den lesbaren Zeichen des ursprünglichen Mandalas.

Das Langen-Mandala mißt ein Viertel des Originals aus dem Taima-Tempel (395 x 397 cm). Daher bezeichnet man eine Kopie dieser Größe als ›Mandala im Maße 1 zu 16‹ (*jûrokubun no ichi mandara*). – Dieses Taima-Mandala, das viel Goldfarbe und Blattgoldverzierungen aufweist, kann in die mittlere Edo-Zeit datiert werden.

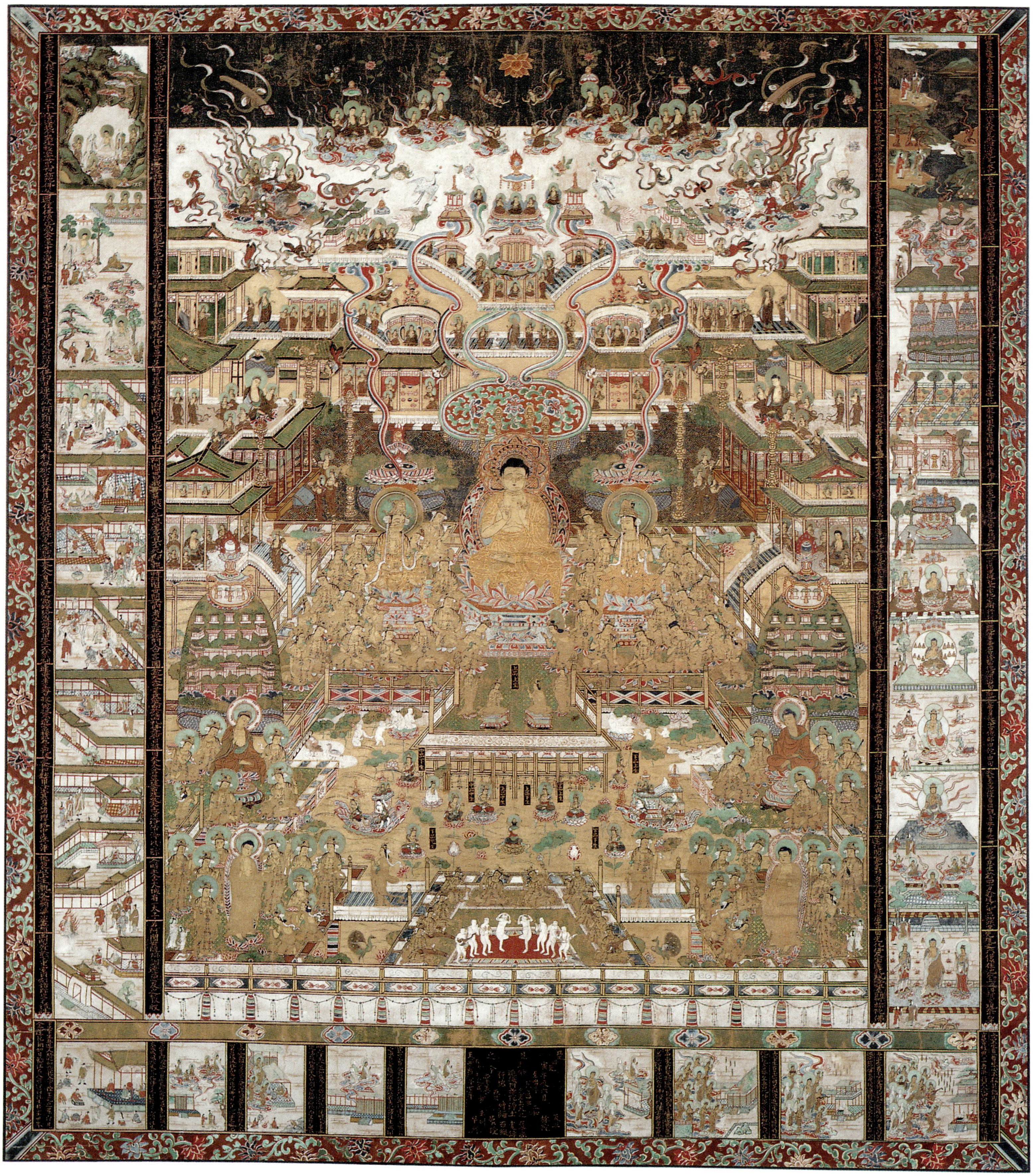

25

Buddha Amitâbha

Holz, *yosegi*-Technik, Augen geschnitzt, vergoldet,
Höhe 33 cm
Edo-Zeit, 17.–18. Jahrhundert
J 243

Der Kult des Buddha Amitâbha hatte in Japan zahllose Gläubige angezogen. Die Lehren der Schule des Reinen Landes besagten, daß diejenigen, die an den ursprünglichen Schwur des Buddha Amitâbha zur Errettung aller Wesen und an die Anhäufung von Verdiensten glaubten, im Westlichen Paradies, im Reinen Land der absoluten Verzückung, wiedergeboren würden. Amida wurde in Malereien und Skulpturen in dem Moment dargestellt, da er vor dem sterbenden Gläubigen erscheint und diesen in seinem Paradies willkommen heißt. Zu dieser Gruppe ist auch die Skulptur der Sammlung Langen zu zählen.

Der Buddha Amida steht auf einem Lotussockel über einer Terrasse aus Juwelen. Er hält seine rechte Hand vor der Brust erhoben und streckt die linke nach unten. Die Finger beider Hände bilden mit dem Daumen und dem Zeigefinger eine Kreisform, die *raigô-mudrâ*, welche den Gläubigen im Reinen Land willkommen heißt.

Sowohl auf das Gesicht als auch auf den Faltenwurf der kleinen Statue wurde große Sorgfalt verwendet. Die Vergoldung des Gewandes und des gesamten Körpers (*shikkai konjiki-shin*) drückt den dritten der Schwüre des Buddha Amida aus: den Gläubigen mit einem weit und hell strahlenden, goldenen Körper im Reinen Land willkommen zu heißen. Das dekorlose Gewand weist keine Verzierung mit geschnittenem Blattgold (*kirikane*) auf.

Vom Stil und der Fassung der Skulptur her zu schließen, wurde diese wahrscheinlich in der mittleren Edo-Zeit hergestellt.

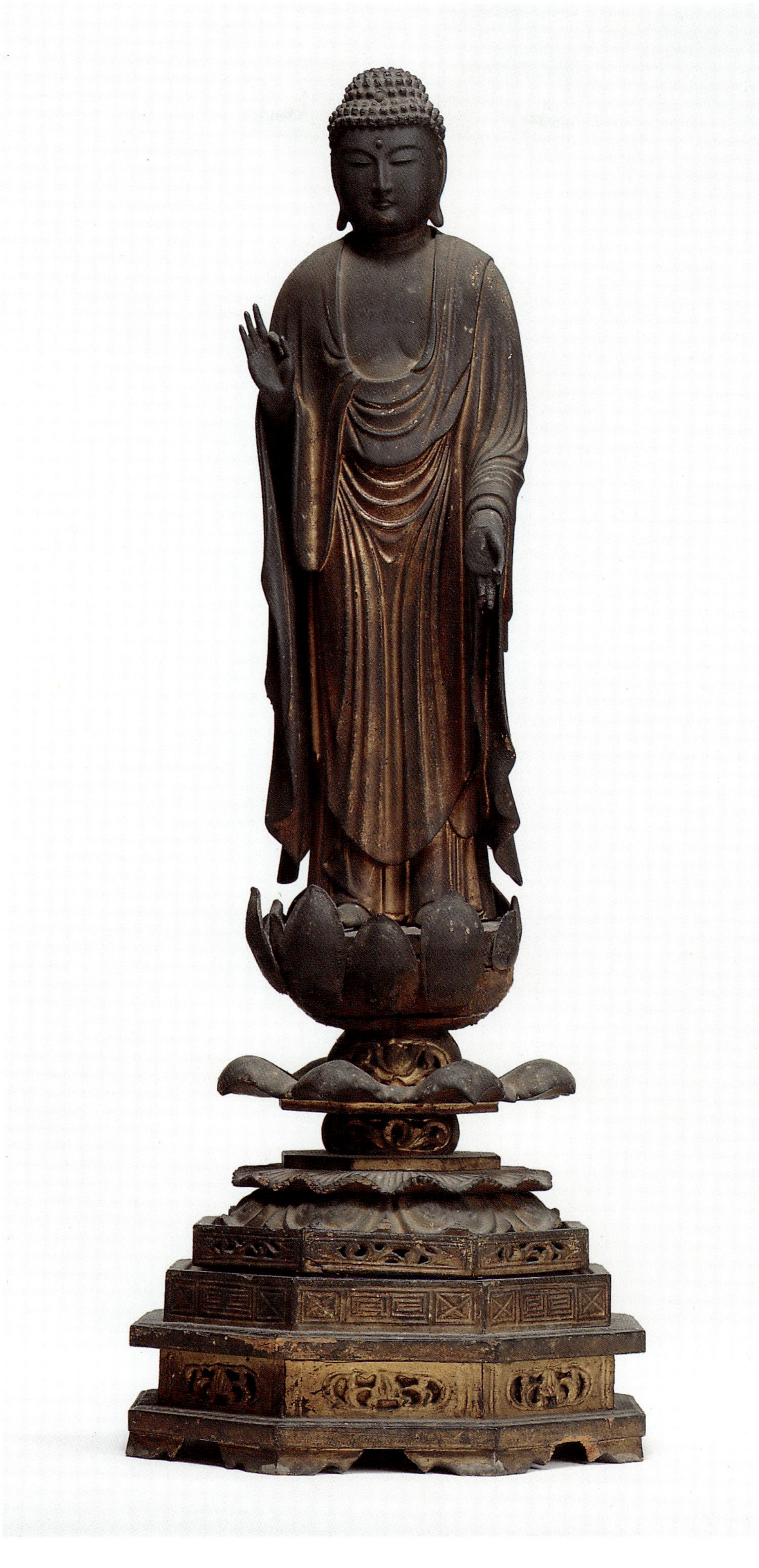

26

Die Herabkunft des Buddha Amitâbha in Begleitung (*Amida Shôju raigô-zu*)

Hängerolle, Farbe auf Seide, 113 x 52,5 cm
Kamakura-Zeit, 14. Jahrhundert
J 543

Die wachsende Popularität der Schule des Reinen Landes und des Buddha Amida zog auch eine steigende Produktion der traditionellen Darstellungen des Westlichen Paradieses dieses Buddha nach sich. Zugleich entstand eine neue Ikonographie für die Darstellung der Herabkunft des Buddha Amitâbha.

Gemälde der Herabkunft des Buddha Amida alleine oder in Begleitung seines Gefolges (*raigô-zu*) zeigen den Empfang des Gläubigen durch diesen Buddha. Dieser hat sich aus seinem Westlichen Paradies aufgemacht, um denjenigen willkommen zu heißen, der vor seinem Tode getreu den Namen Amidas rezitiert hat und der während seines Lebens verdienstvolle Taten in dem Glauben an die Wiedergeburt im Westlichen Paradies angehäuft hat. *Raigô*-Darstellungen entstanden während der Heian-Zeit, als der gelehrte Mönch der Tendai-Schule Genshin (942–1017) die *Grundsätze der Erlösung* (*Ôjôyôshû*, im dritten Jahr der Ära Eikan, 985) schrieb. Zu dieser Zeit war bereits der Glaube an eine Erscheinung des Buddha Amitâbha im Moment des Todes (*rinji-ôjô*) weit verbreitet.

Während die Popularität der Schule des Reinen Landes ihrem Höhepunkt entgegenstrebte, stieg auch die Zahl der *raigô*-Darstellungen, und eine komplexere Ikonographie entwickelte sich. Die späte Heian- und Kamakura-Zeit, das 12. und frühe 13. Jahrhundert also, erlebte innerhalb der Bildtheologie des Reinen-Land-Buddhismus verschiedene Wandlungen. Mit der Zeit wurden der Buddha Amida und seine Begleiter stehend dargestellt und in einer Gruppe so angeordnet, daß sie von der oberen linken Ecke des Gemäldes diagonal nach rechts unten orientiert waren. Die Anzahl der Bodhisattvas, welche Buddha Amida begleiteten, wurde auf 25 festgelegt. So entstand eine große Zahl von Gemälden mit der Darstellung der ›Herabkunft des Buddha Amitâbha und der 25 Bodhisattvas zur Begrüßung des Verstorbenen‹. Auch das Gemälde in dieser Sammlung gehört zu der Klasse dieser *raigô-zu*.

Gezeigt werden der Buddha Amitâbha und die 25 Bodhisattvas, welche auf Wolken über einen Bergrücken von oben links diagonal nach unten schweben. Amida selbst steht auf einem Lotussockel und hält die Hände im *raigô*-Gestus. Kannon, einer der beiden Bodhisattvas, die Amida in einer Trias stets begleiten, steht an der Spitze des Zuges und hält, leicht nach vorne geneigt, einen Lotusthron in Händen. Der andere Bodhisattva Seishi hat die Hände wie zum Gebet gefaltet. Die beiden Figuren im Mönchsgewand, die etwas im Hintergrund stehen, sind die beiden Bodhisattvas Jizô (sanskr. *Kshitigarbha*) mit einem sechsfach beringten Stab und einem flammenden Juwel und der Bodhisattva Rûju (sanskr. *Nagarjuna*) mit zum Gebet gefalteten Händen. Die übrigen Bodhisattvas, die Buddha Amida umgeben, halten Musikinstrumente in den Händen.

Amida und seine 25 Begleiter sind vollständig vergoldet. Nicht nur ihre Körper sind mit Goldfarbe gemalt, sondern auch ihre Gewänder sind mit geschnittenem Blattgold (*kirikane*) auf gelber Farbe ausgestattet. Auch die Accessoires aus Metall, die sie mit sich tragen, sind mit Blattgold überzogen und werden nur von einer Tuschelinie umgrenzt. Einzig Jizô und Rûju zeigen eine weiße Körpergestaltung. Ihre Gewänder sind mit hellen Farben dekoriert und mit *kirikane* verziert. Auch die fünfzehn einzelnen Lichtstrahlen, die vom Körper des Buddha ausstrahlen, sind mit Blattgold bereichert.

Blattgold und goldene Dekormuster sind über die durch Auflagen leicht erhobenen Gewandpartien Amidas gelegt und lassen eine Datierung in die späte Kamakura-Zeit vermuten.

Die *raigô*-Darstellung ist ein hervorragendes Beispiel für ein Gemälde mit der Herabkunft Buddha Amidas und seines Gefolges.

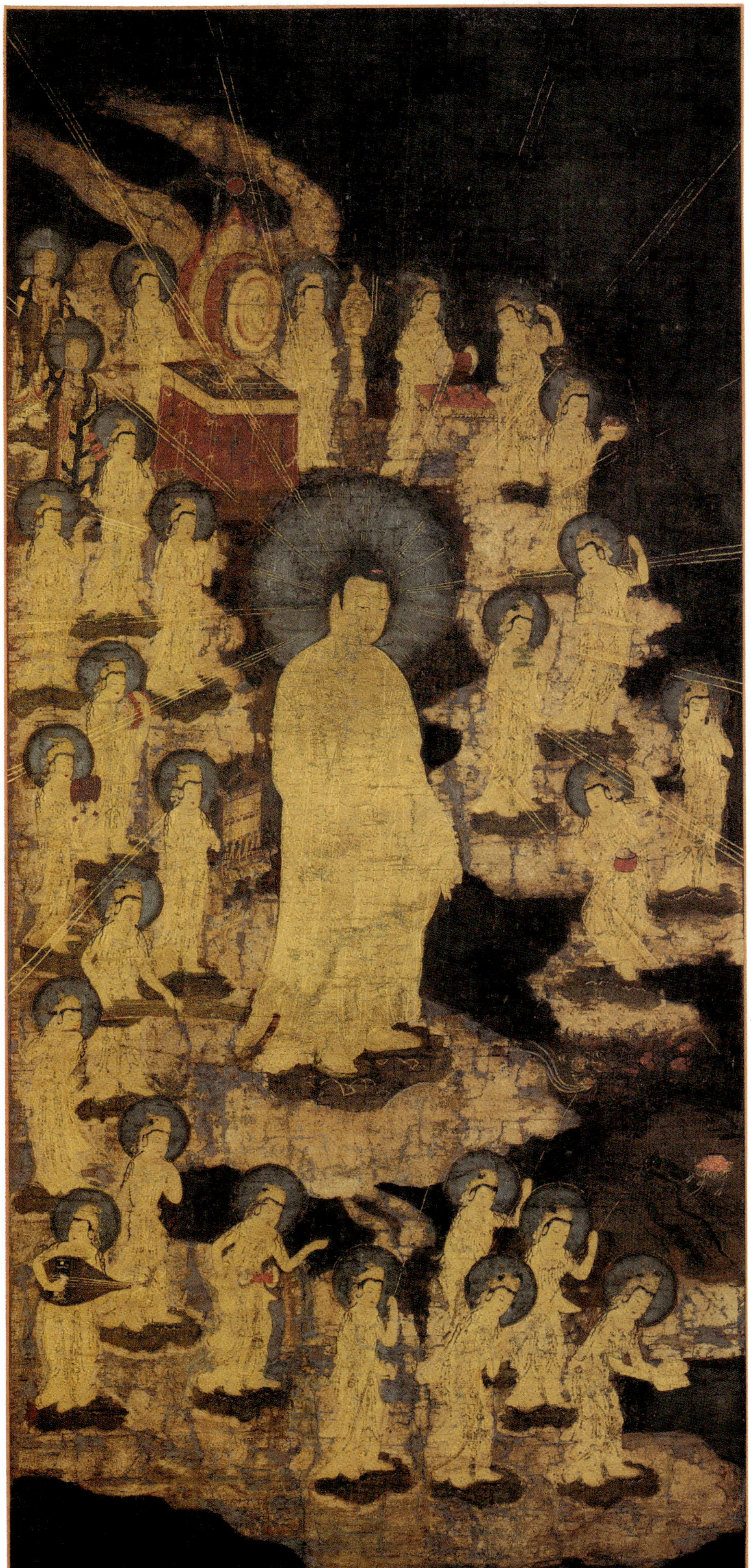

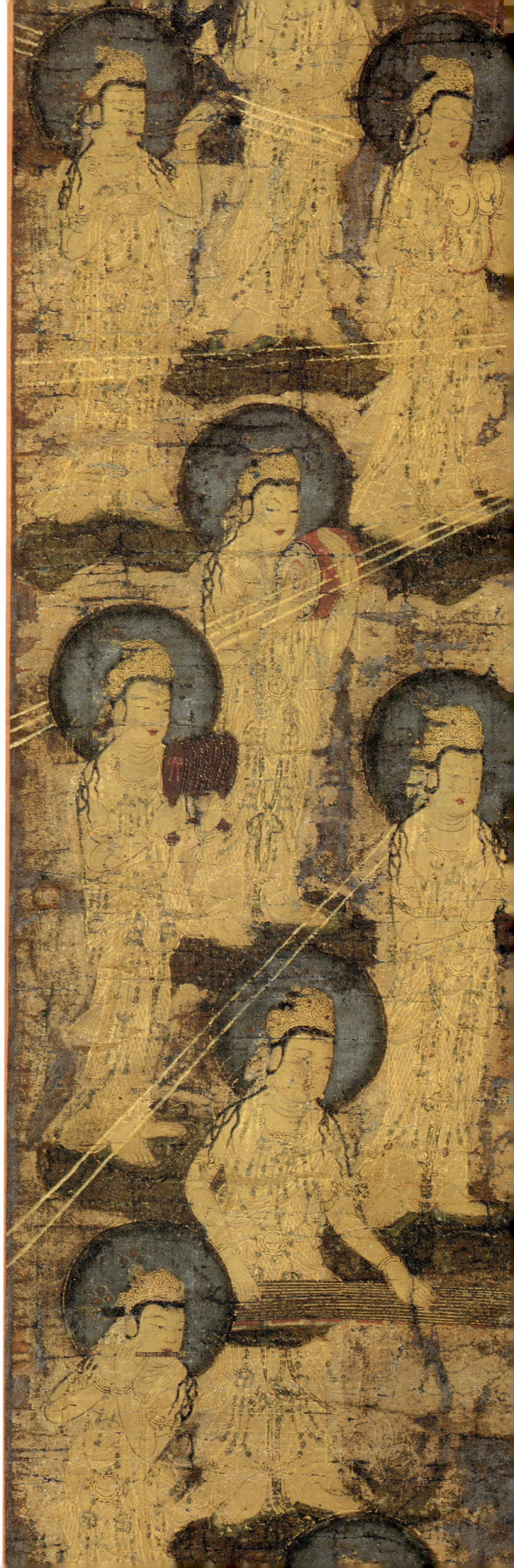

Buddha Amitâbha,
Ausschnitt aus Tafel 26

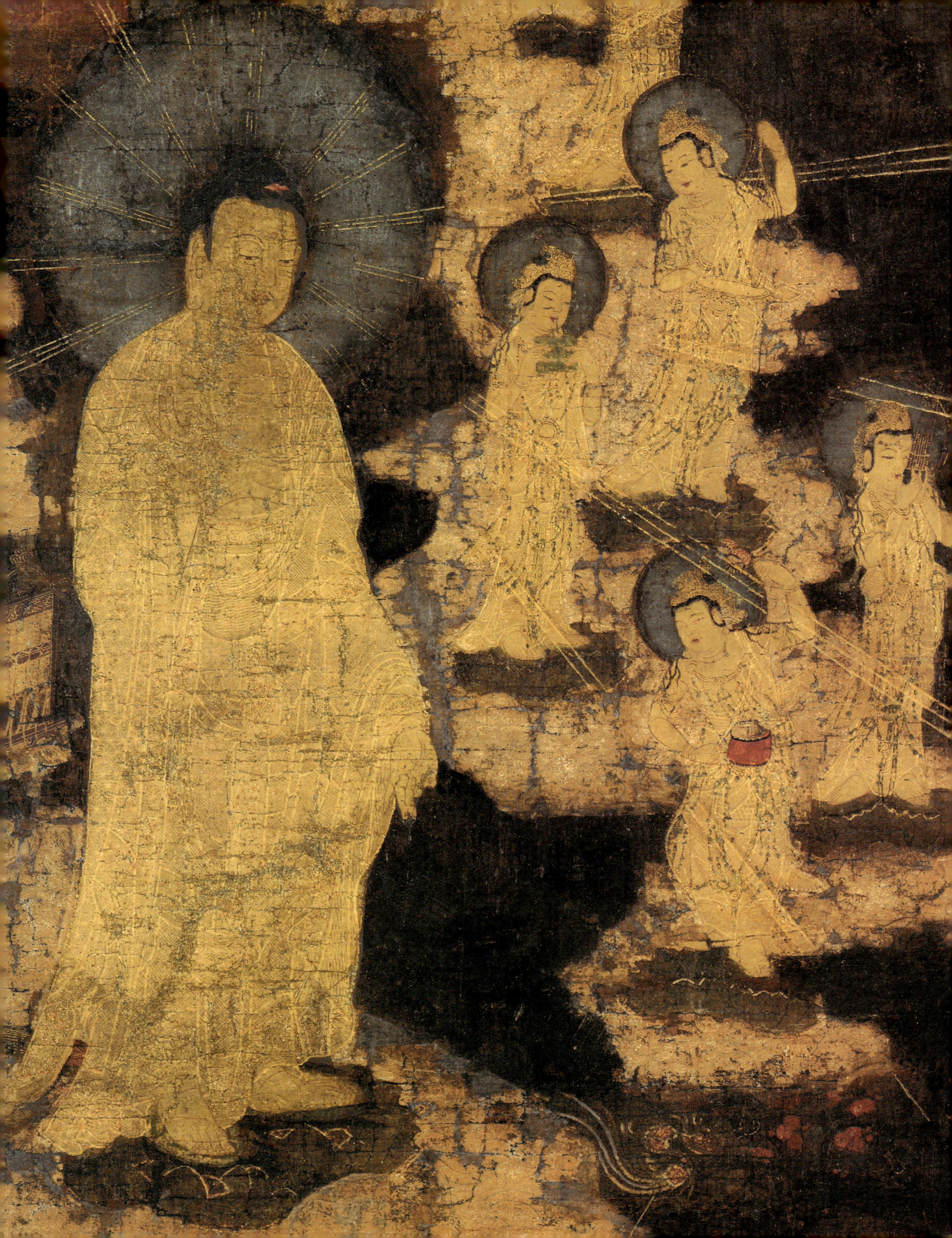

27

Seishi Bosatsu (sanskr. *Bodhisattva Mahasthamaprapta*)

Hängerolle, Farben auf Seide, 66 x 25,6 cm
Kamakura-Zeit, 13. Jahrhundert
J 63

Dieses Gemälde Seishi Bosatsus gehörte wahrscheinlich ursprünglich zu einer Amida-Trias. Seishi und Kannon sind die beiden begleitenden Bodhisattvas des Buddha Amitâbha in dessen Westlichem Paradies. Den Sûtren zufolge trägt Seishi eine Vase in seiner Krone, während Kannon an einer kleinen Buddhafigur in der Tiara zu erkennen ist.

Die Figur des Seishi ist mit roten Umrißlinien gezeichnet und mit Goldfarbe ausgefüllt. Über einer gelben Grundierung wurde das Gewand des Bodhisattva mit geschnittenem Blattgold verziert. Seine Attribute aus Metall sind dagegen durch feine Umrißlinien und aufgelegtes Blattgold dargestellt. Ferner sind die Bänder an seinem Armband und die Edelsteine seines Halsschmuckes in weißer Mineralfarbe aufgetragen. Die seine Schultern umhüllende Stola wurde mit Tusche vorgezeichnet und mit weißer Farbe ausgefüllt, während die anderen Schals (*tenne*) ursprünglich malachitgrün gehalten waren und durch *kirikane* begrenzt wurden. Das Haar des Bodhisattva ist azurblau, während die seitlichen Locken malachitgrün sind. Während die Lotusblätter des Sockels mit *kirikane* eingefaßt und ursprünglich ebenfalls malachitgrün ausgemalt waren, faßte man die Lotusblüten, wie an Pigmentspuren zu erkennen, im Innern rot. Mit fein geschnittenem Blattgold wurde der Nimbus umrissen und die von dem Bodhisattva ausgehenden Strahlen dargestellt. Das Gemälde ist aufgrund seiner verschiedenen feinen und außergewöhnlichen Blattgolddekoration vor allem im Bereich des Gewandes besonders eindrucksvoll.

Unglücklicherweise ist nur die Hängerolle des Seishi Bosatsu und nicht mehr die gesamte Trias erhalten. Die elegante Haltung der Figur, der sorgfältige Auftrag des feinen Blattgoldes sowie die delikate Farbgebung zeugen von einem hervorragenden Werk aus der späten Kamakura-Zeit.

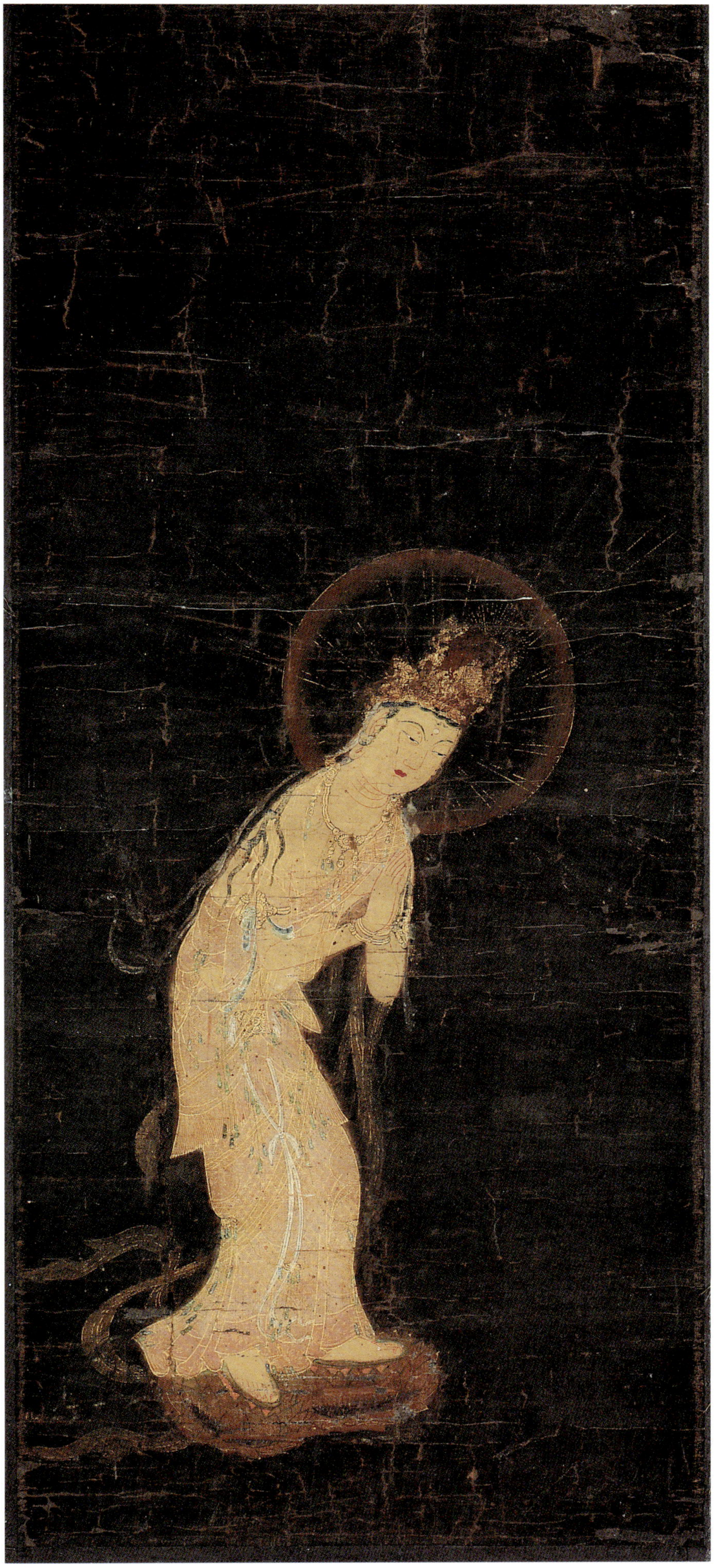

28

Jizô Bosatsu (sanskr. *Bodhisattva Kshitigarbha*)

Holz, *yosegi*-Technik, geschnitzte Augen, farbige Fassung und geschnittenes Blattgold (*kirikane*), Höhe 41 cm
Heian-Zeit, 12. Jahrhundert
J 295

Der Bodhisattva Jizô (sanskr. *Kshitigarbha*), dessen Name wörtlich ›der die Erde als Mutterschoß hat‹ heißt, entstand durch die Einbeziehung des brahmanischen Erdgottes Prithivi in das buddhistische Pantheon. Dieser galt in Indien als Personifikation des Reichtums und des Segens der Erde. Jizô ist in der Welt in der Zeit anwesend, die ohne die führende Gegenwart eines Buddha auskommen muß. Diese Zeit wird vom endgültigen Eingang des historischen Buddha Śâkyamuni ins Nirvâna bis zur Herabkunft des zukünftigen Buddha Maitreya (*Miroku*) gerechnet. Jizô hat den ursprünglichen Schwur eines Bodhisattva abgelegt (*hongan*). In diesem Schwur verpflichtet er sich, alle fühlenden Wesen zu erleuchten und zu erretten, die bisher im unendlichen Zyklus des Karmas von Geburt, Tod und Wiedergeburt (*rinne*) in einem der sechs Wiedergeburtsbereiche (*roku-dô*) – Hölle, Hungergeister, Tiere, sich ständig bekriegende Halbgötter, menschliche Wesen oder Götter – befangen sind. Jizô wurde speziell als Retter derer betrachtet, welche die Qualen der Hölle erleiden müssen, und so erhielt der Jizô-Kult großen Zulauf aus dem japanischen Volk. Obwohl Jizô ein Bodhisattva des esoterischen Buddhismus ist, hat er in ikonographischer Hinsicht dennoch die Gestalt eines einfachen Mönches. Er kann sowohl stehend als auch im Lotussitz oder mit einem herabhängenden und einem angewinkelten Bein gezeigt werden. In früheren Darstellungen ist Jizô in einfache Mönchsgewänder gekleidet und trägt ein wunschgewährendes Juwel (sanskr. *cintâmani*) in seiner linken Hand und zeigt mit seiner rechten den Gestus der Wunschgewährung (*segan-in*). In Darstellungen des späteren Stiles trägt er einen Umhang (*kesa*) über seinem Mönchsgewand, ein wunschgewährendes Juwel in seiner rechten Hand und einen Stab (*shakujô*) in seiner linken. Diese Skulptur hier gehört zum späteren Typus. Jizô sitzt mit seinem rechten Bein locker nach unten hängend.

Obwohl einige spätere Reparaturen und Restaurierungen erkennbar sind, zeigt die Figur insgesamt einen warmen und edlen Ausdruck. Gestaltung und Schnitztechnik des Gewandes und der Augen enthüllen eine ältere Tradition. Verschiedene Muster aus hauchdünn geschnittenem Blattgold (*kirikane*), welche die Unterseite des Umhanges und die Saumbänder dekorieren, als auch die florale Goldverzierung, in vertikalen Linien auf dem Umhang angebracht, stellen ein Charakteristikum der späten Heian-Zeit dar.

Bei einer Untersuchung unterhalb der Standfläche der Figur wurde die Konstruktion deutlich: Vorder- und Rückseite des Unterkörpers, Beine und Hüften bestehen aus je einem Holzblock, während für den Oberkörper die Schulterpartien rechts und links angestückt wurden.

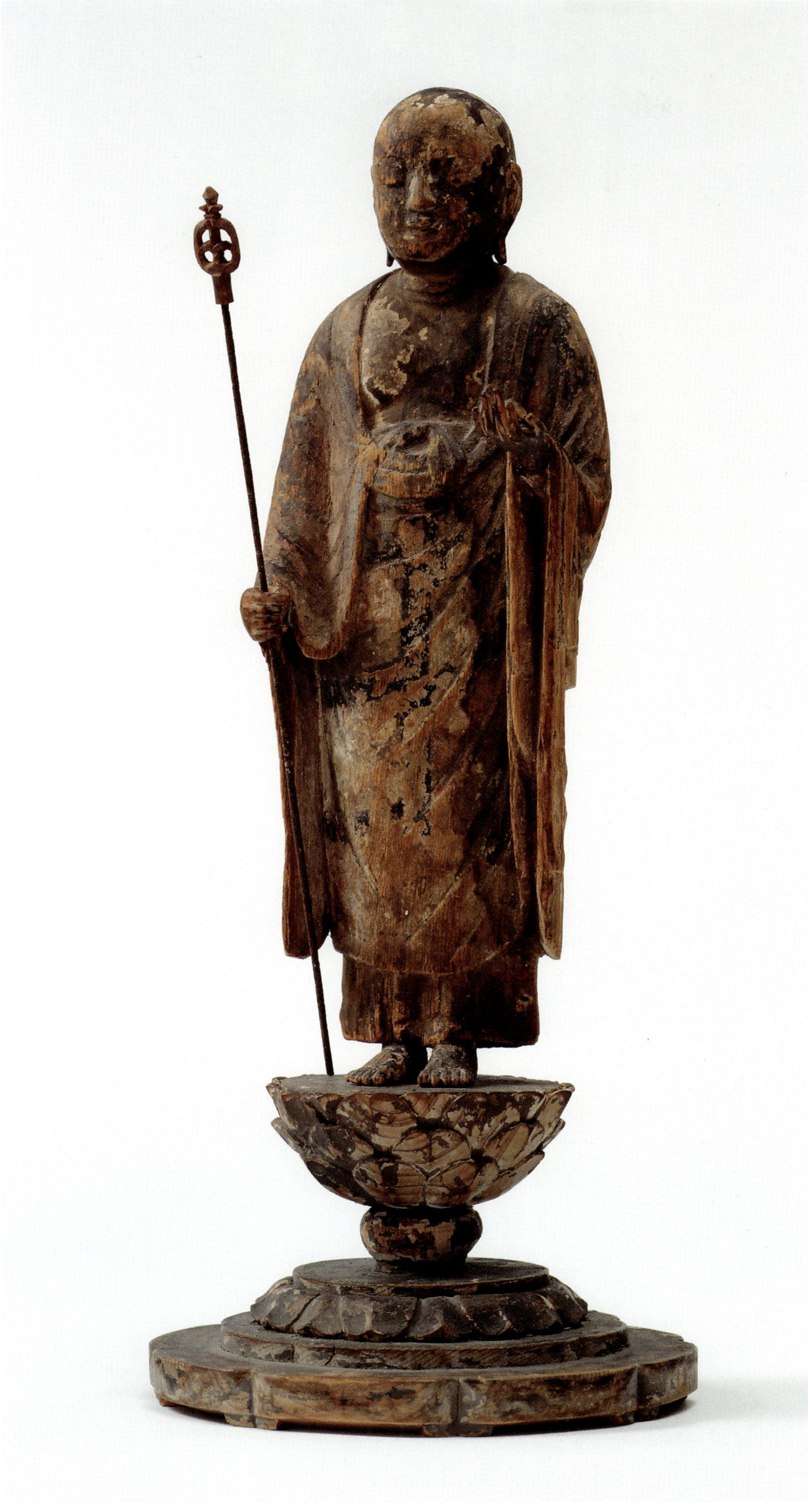

29

Jizô Bosatsu (sanskr. *Bodhisattva Kshitigarbha*)

Holz, *yosegi*-Technik, geschnitzte Augen, polychrome Fassung und Goldfarbe, Goldauflagen (*kirikane*), Höhe 50 cm
Kamakura-Zeit, 13. Jahrhundert
J 244

Die Statue zeigt den Bodhisattva Jizô in Gestalt eines Mönches, der einen Umhang (*kesa*) trägt, welcher unterhalb der Schulter mit einem Ring befestigt ist. Er steht auf einem Lotuspodest und hält mit seiner rechten Hand einen Stab. Auf seiner linken Hand liegt ein Wunschjuwel (sanskr. *cintâmani*). Sein Gesicht trägt jugendliche Züge.

Die erstaunliche Behandlung der Oberfläche und der Rückseite des Gewandes mit dekorativen Mustern in Goldbemalung und geschnittenem Blattgold (*kirikane*) bieten dem Auge viel Abwechslung. Auf der Vorderseite des Umhanges befindet sich in vertikalen Reihen (*jô*) ein Lotusblumendekor (*renge karakusa monyô*) in Gold. Die rechteckigen Zonen (*densô*) füllt ein Muster aus verknüpften Swastika-Symbolen (*manji tsunagi monyô*) aus geschnittenem Blattgold. Ein Motiv von Lotusblättern und -blüten mit *kirikane*-Auflagen verziert die Unterseite des Gewandes, während sich in einem Band goldene Weinranken am Saum entlangziehen. Das Hauptmuster der Gewandvorderseite wird von einem Spiraldekor bedeckt, das von doppelten *kirikane*-Umrißlinien umgeben ist. Am Saum der Vorderseite dagegen befindet sich ein winziges Gitternetz (*kesa dasukimon*), ebenfalls aus geschnittenem Blattgold. Auch an den Blättern des Lotusthrones sind die feinen Blattadern in *kirikane* nachgeahmt.

Aufgrund der Schnitztechnik des Gesichtes und des Gewandes sowie aufgrund des Blattgold-Dekores kann diese qualitätvolle Arbeit in die späte Kamakura-Zeit, Anfang 13. Jahrhundert, datiert werden.

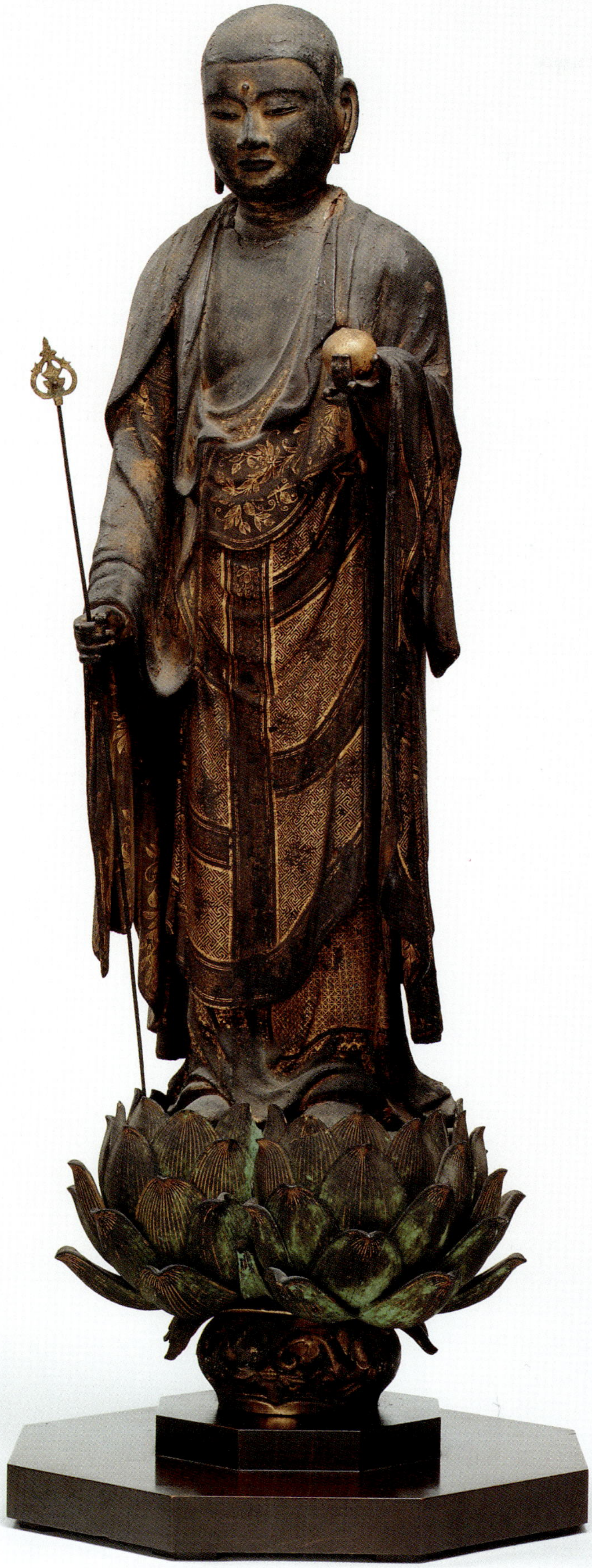

30

Kasuga-Schrein-Mandala
(*Kasuga Shaji Mandara*)

Hängerolle, Farben auf Seide, 126,5 x 42 cm
Muromachi-Zeit, 16. Jahrhundert
J 518

Auf dem Kasuga-Schrein-Mandala sind zwei Szenen dargestellt, die durch ein weißes Band voneinander abgegrenzt werden. Während im oberen Bildteil das Areal des Kasuga-Schreines in Vogelperspektive dargestellt ist, zeigt die untere Hälfte Gebäude des Kôfukuji und Skulpturen, welche mit dem Tempel in Verbindung stehen. Der Kasuga-Schrein war der Schutzschrein der Fujiwara, einer der bedeutendsten Adelsfamilien seit dem 8. Jahrhundert. Der Kôfukuji war der Familientempel der Fujiwara. Dieses Mandala gehört zu den Kultobjekten, welche als *suijaku*-Malereien bekannt sind. Dies sind Kunstwerke des Shintôismus, in denen traditionellerweise die japanischen Volksgottheiten in ihrer buddhistischen Urform als Buddhas und Bodhisattvas wiedergegeben werden, wodurch die Synthese von Buddhismus und Shintôismus zum Ausdruck kommt.

Am oberen Bildrand des Mandalas erscheinen die Buddhas und Bodhisattvas (*honji-butsu*) auf Wolken, die den Gottheiten des Wakamiya-Schreines und den vier Hauptschreinen des Kasuga-Heiligtums zugeordnet sind. Die *honji-butsu* sind von links nach rechts: der Bodhisattva Monju (sanskr. *Mañjuśrī*) in der Gestalt eines Kindes, der dem Wakamiya-Schrein zugeordnet ist. Weiterhin der Buddha Śâkyamuni für den ersten, Buddha Yakushi (sanskr. *Bhaishajyaguru*) für den zweiten, der Bodhisattva Jizô (sanskr. *Kśhitigarbha*) für den dritten und die elfköpfige Kannon für den vierten Schrein.

Durch die Mitte der oberen Darstellung zieht sich die Straße für die ankommenden Pilger und verbindet den Schrein mit dem Tempel. In der unteren Hälfte sind die östliche und westliche Pagode des Kôfukuji zu erkennen, über denen der Kasuga- und der Wakamiya-Schrein angelegt sind. Hinter diesen erheben sich der Berg Mikasa und der Berg Kasuga, die vom Licht des Vollmondes erleuchtet werden.

Im unteren Teil des Gemäldes sind Buddhas, Bodhisattvas und verschiedene Monumente, mit einzelnen Gebäuden des Kôfukuji in Zusammenhang stehend, vor einem tiefblauen Hintergrund angeordnet. Diese können zusammen mit den Gebäuden, denen sie zuzuordnen sind, wie folgt identifiziert werden.

Mitte oben: Amida-Trias, der Bodhisattva Monju und Yuima (sanskr. *Vimalakirti*); (Lesehalle).
Rechts oben: Tausendarmige Kannon, Mönch, der einen Fächer trägt; (Refektorium).
Links oben: Miroku (sanskr. *Maitreya*) sowie zwei Bodhisattvas, die mit einem angewinkelten und einem vom Lotosthron herabhängenden Bein dargestellt sind; (nördliche Halle).
Mitte: Shaka-Trias, Kichijô-ten; (mittlere Goldene Halle).
Mitte rechts: Yakushi-Trias und der General Shôryôchi; (östliche Goldene Halle).
Mitte links: Shaka-Trias, Taishaku-ten (sanskr. *Indra*); (westliche Goldene Halle).
Mitte unten: zwei Schutzgötter (*devas*); (Mittleres Tor).
Rechts unten: Taishaku-ten (*Indra*); (Fünfstöckige Pagode des Kôfukuji).
Links unten: Fukûkenjaku Kannon; (südliche runde Halle).
Mitte unten: zwei Wächterkönige (*kongô-rikishi*, sanskr. *Vajrapani*); (Südliches Tor).

An den Ecken des Gemäldes sind zudem die vier Himmelskönige postiert.

Die Körper, Gewänder, Nimben und Sockel der Hauptbilder sind vollständig in Gold ausgeführt. Ein anderer Teil der Figuren dagegen ist sehr detailreich mit hellen farbigen Pigmenten gefaßt. Silberfarbe wurde für die Grundfläche der Schreine und Pagoden in der oberen Hälfte verwendet, während der Pilgerweg dunkelbraun belassen wurde.

Das Gemälde entspricht sowohl in der Darstellung der Landschaft, der Figuren, der Form und bläulichweißen Farbgebung des Nebels, der über der Szene in der oberen Hälfte liegt, als auch im Gebrauch der dunkelblauen Farbe für die Anlage des Kôfukuji in der unteren Hälfte dem Stil der späten Muromachi-Zeit.

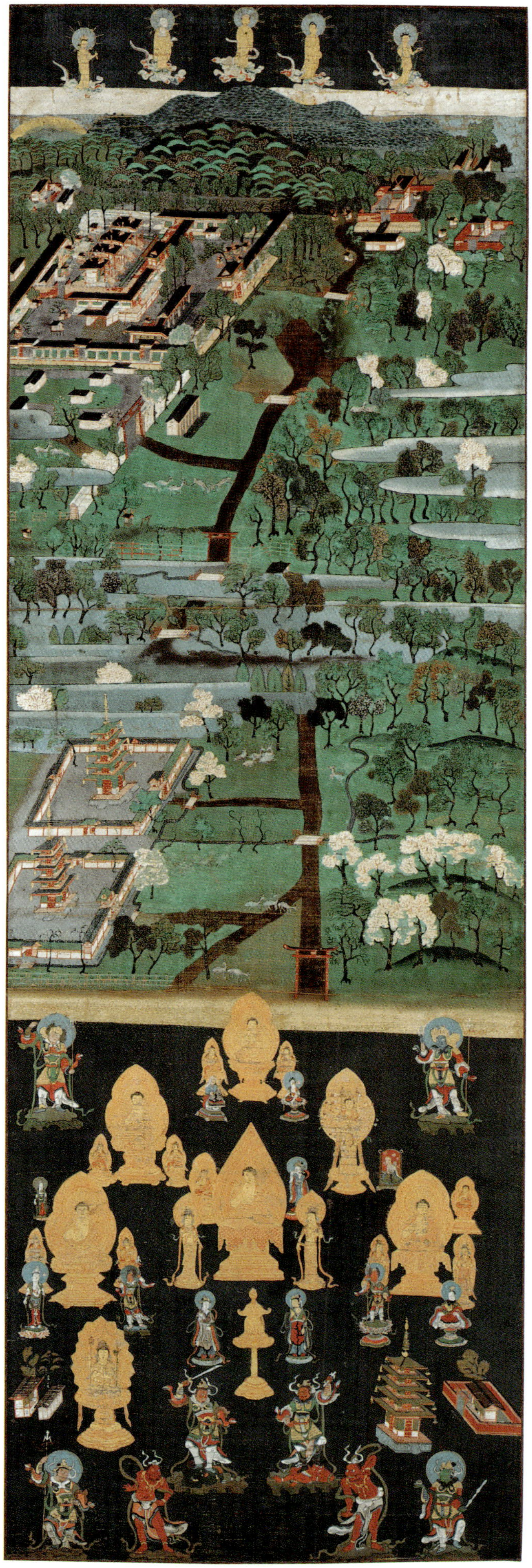

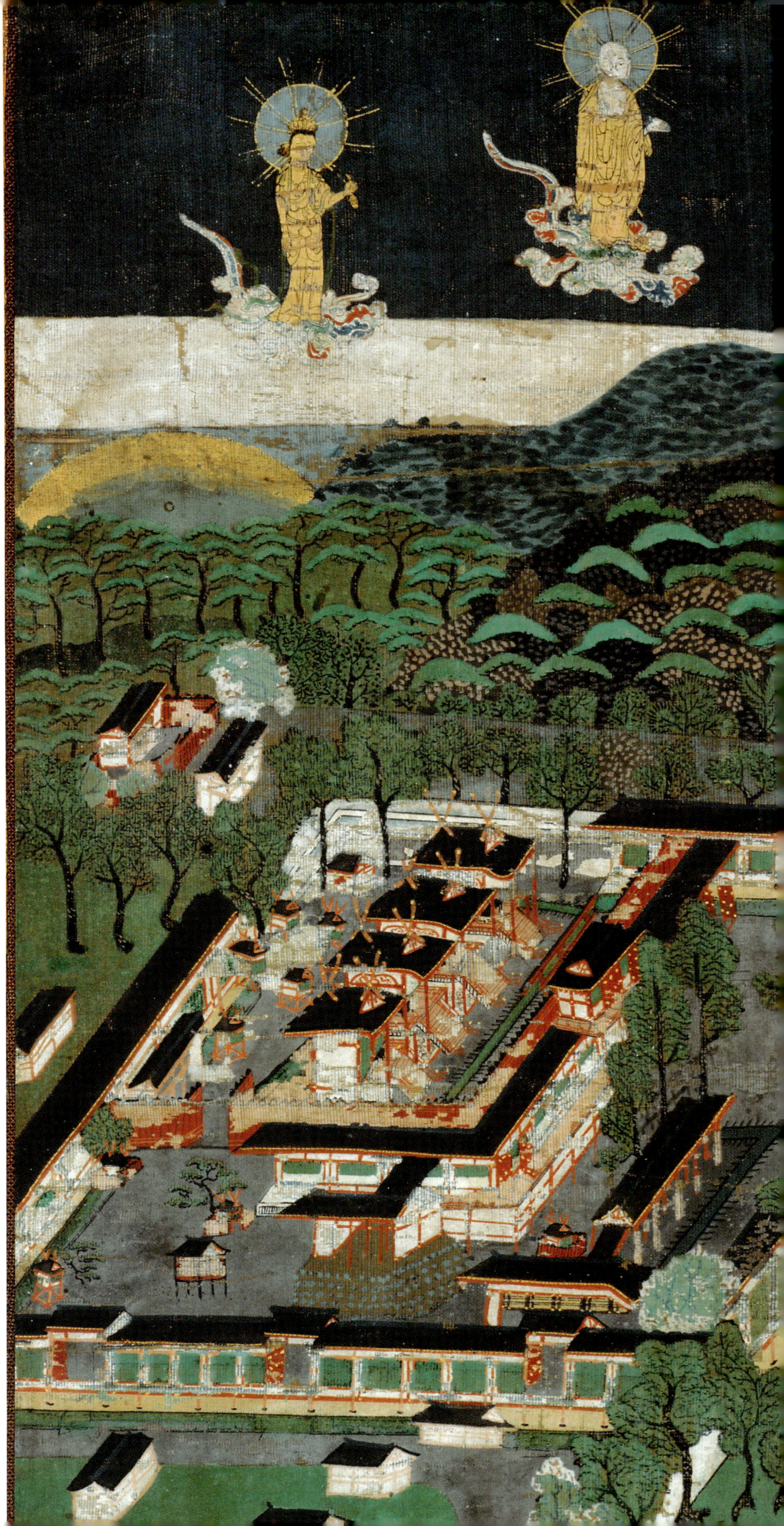

Kasuga-Schrein,
Ausschnitt aus Tafel 30

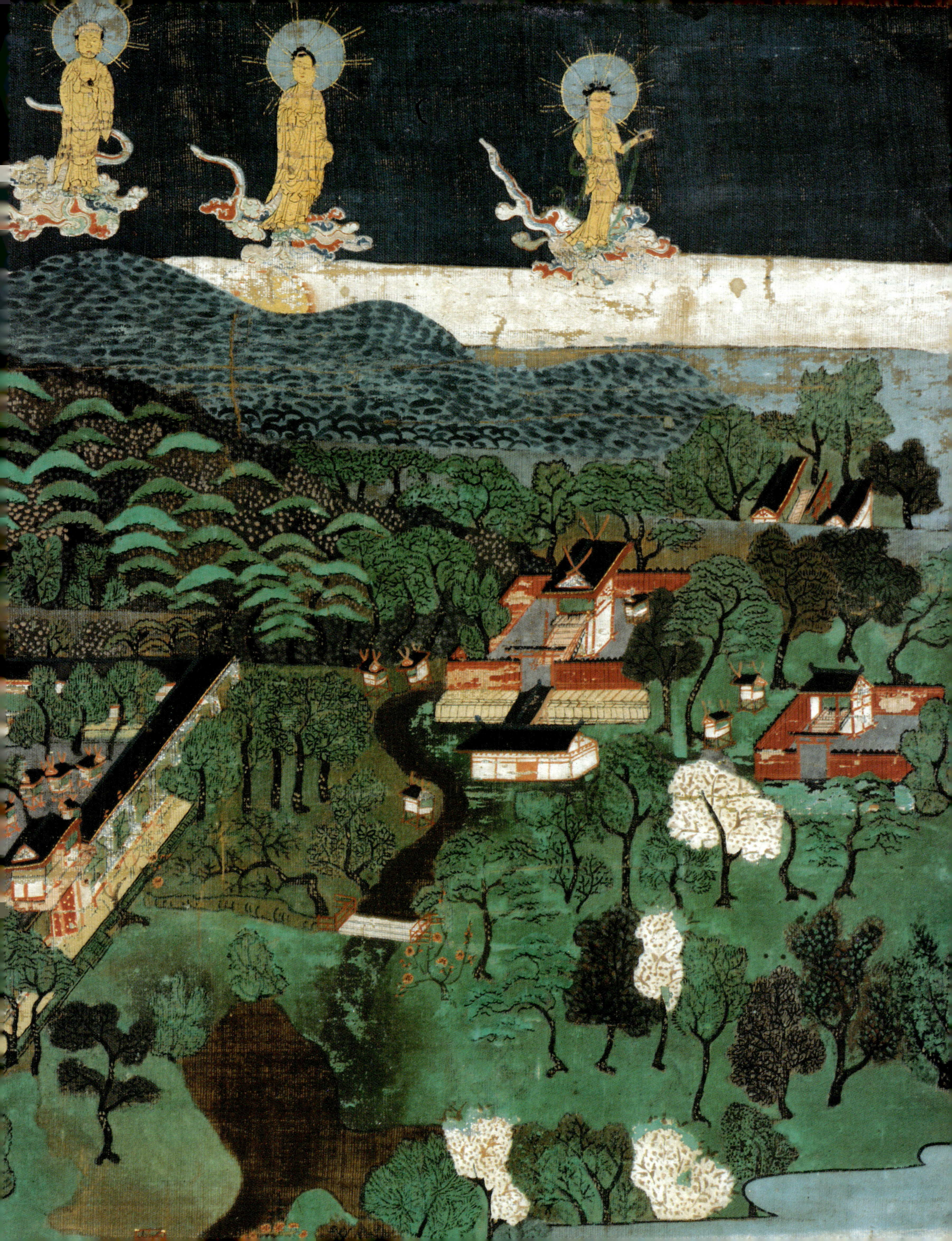

31

Kôya-Mandala

Hängerolle, Farben auf Seide, 89 x 38 cm
Edo-Zeit, 17. Jahrhundert
J 29

Diese Darstellung der Shintô-Gottheiten (*myô-jin*) der vier Schreine des Kôya-Berges gehört zu den *suijaku*-Mandalas, welche der synkretistischen Vereinigung des Shintôismus mit dem Buddhismus zuzurechnen sind. Die vier Gottheiten, die hier dargestellt sind, sind die vier Lokalgottheiten *kami*, welche im Amano-Jinja-Schrein am Fuße des Kôya-Berges aufbewahrt werden. Die Hängerolle der Sammlung Langen ist eine Darstellung des Kôya-Mandalas im traditionellen Stil. Innerhalb des architektonischen Rahmens eines Schreingehäuses werden zwei Gottheiten nebeneinander in der oberen Reihe, zwei weitere darunter dargestellt. Jede der Figuren sitzt auf einem Thron vor einem dreiteiligen Schirm. Ein Vorhang ist an zwei Stellen vor dem Schrein befestigt, während ein schwarzer und ein weißer Hund am Fuße einer Treppe sitzen, die zu dem Heiligtum führt. Zu den vier Gottheiten gehört einmal Niu Myô-jin rechts oben, die zum ersten Schrein des Kôya-san gehört und als göttliche Maid dargestellt wird. Neben ihr sitzt die Gottheit des zweiten Schreines Kariba Myô-jin in höfischer Tracht gekleidet. Darunter sitzen rechts die Göttin Aritoshi Myô-jin, die auch unter dem Namen Kehi Myô-jin bekannt ist, und Benzai-ten, die auf der Laute spielt.

Kariba Myô-jin war der Legende nach eine Jägerin, welche von zwei schwarzen Hunden oder einem schwarzen und einem weißen Hund begleitet wurde. Die auch Kôya Myô-jin genannte Göttin soll Kûkai (postum Kôbô Daishi, 774–835), den Gründer der Shingon-Schule, zum Berg Kôya begleitet haben.

Die dreiteiligen Stellschirme wie auch die beiden *Koma*-Hunde vor dem Schrein sind in der *urahaku*-Technik ausgeführt, bei der auf die Rückseite des Gemäldes Blattgold aufgebracht wird. Metallene Objekte, etwa die Haaraccessoires der weiblichen Gottheiten, die in Gestalt eines Phoenix gearbeitet sind, wurden erhaben mit Goldfarbe gemalt. Auch die Gewandmuster wurden mit Gold hervorgehoben. Daneben verwendete man im gesamten Bild zum Ausgleich des Goldtones opake Farben. All diese stilistischen Merkmale des Kôya-Mandalas legen eine Datierung des Werkes in die frühe Edo-Zeit nahe.

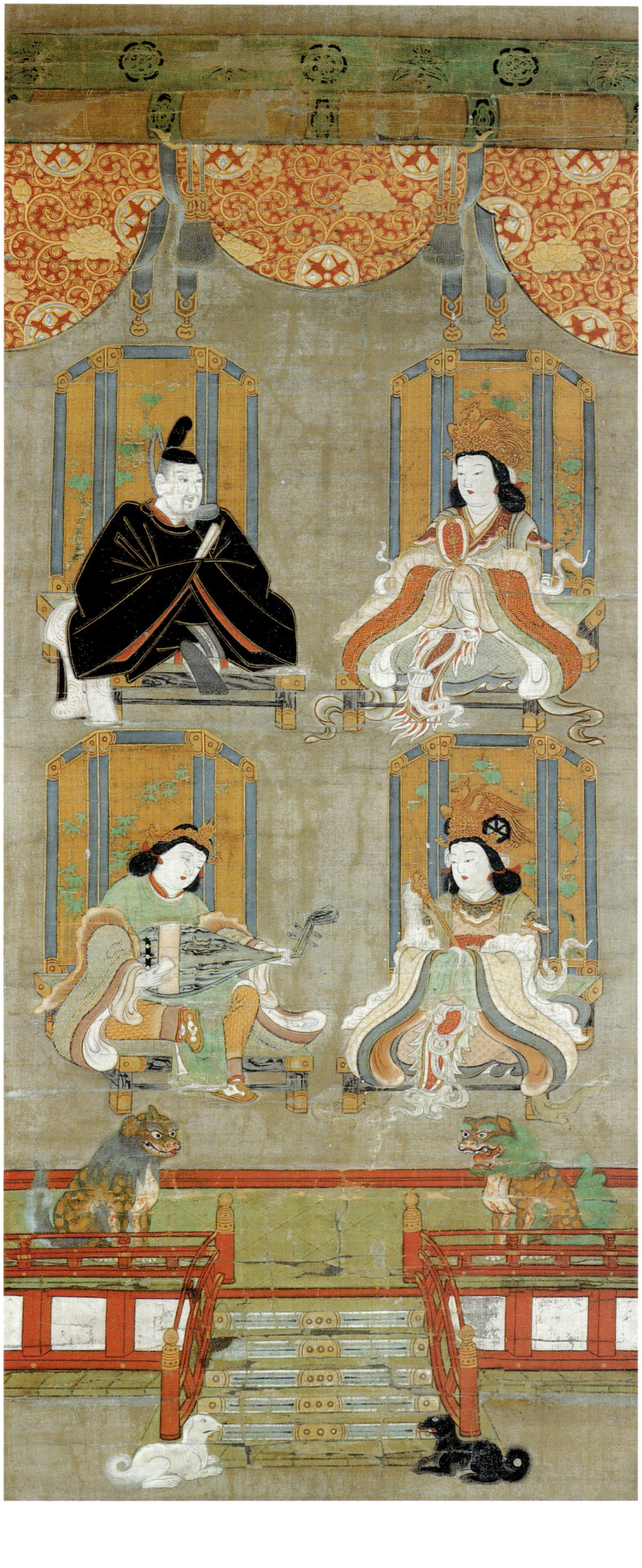

32

Die dreißig shintôistischen Wächtergottheiten (*Sanjû-banshin-zô*)

Hängerolle, Farben auf Seide, 84 x 41 cm
Muromachi-Zeit, 16. Jahrhundert
J 145

Die Bezeichnung *Sanjû-banshin* bezieht sich allgemein auf die dreißig Shintô-Gottheiten (*kami*), die nacheinander zum Schutze des Lotus-Sûtra aufgestellt wurden und den Frieden des Landes an den dreißig Tagen des Mondmonats wahren sollen. Ab der mittleren Heian-Zeit war *Sanjû-banshin* jedoch die Bezeichnung für die Schutzgottheit der Nyohôdô-Halle der buddhistischen Tendai-Schule auf dem Berg Hiei gewesen. Während der Kamakura-Zeit wurde die Verehrung *Sanjû-banshins* allerdings von der Nichiren-Schule, die sich ausschließlich der Verehrung des Lotus-Sûtra zugewandt hatte, in ihr Glaubenssystem aufgenommen.

Unterhalb eines gehobenen Vorhangs sind die dreißig Gottheiten in fünf Spalten und sechs Reihen vor neutralem Hintergrund angeordnet. Die kanonische Ordnung der dreißig Shintô-Heiligen erfolgt in einer Zickzack-Linie von unten nach oben. Die Schutzgottheit des ersten Tages im Mondmonat, Atsuta Myô-jin, ist rechts unten dargestellt, während die Verantwortlichen für die folgenden Tage neben ihr von rechts nach links angeordnet sind. In der zweiten Reihe darüber beginnt die Abfolge auf der linken Seite und setzt sich nach rechts fort. Dieses Schema wird in den darüberliegenden Reihen wiederholt. Allerdings bestehen in diesem System einige Unregelmäßigkeiten, da Kibitsu Daimyô-jin, der Schutzgott des letzten Tages im Mondkalender, über Atsuta Myô-jin plaziert ist und auch drei weitere Götter, die Schutzheiligen des zehnten, elften und zwölften Tages (*Kamo Daimyô-jin*, *Hachiman Dai-bosatsu* und *Taishô Kôtai Jingu*), beginnend von der Mitte der oberen Reihe nach rechts zu sehen sind. In seiner ikonographischen Anordnung ist die Darstellung des *Sanjû-banjin-zô* in der Sammlung Langen mit einem Gemälde im Danzan-Schrein in Nara vergleichbar.

Aufgrund des etwas groben Pinselduktus und der einfachen Seide kann die Hängerolle in die späte Muromachi-Zeit datiert werden.

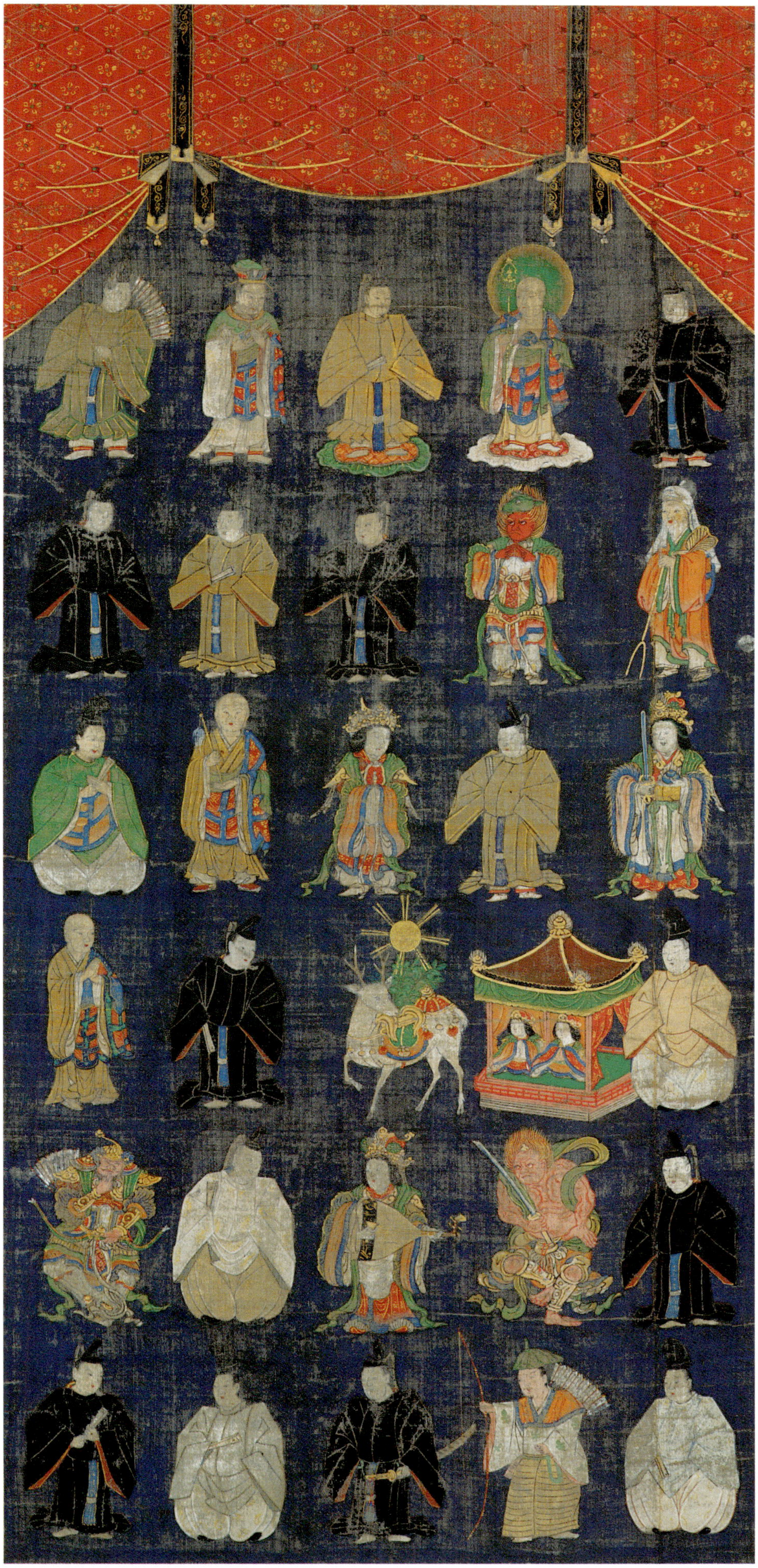

33

Sitzender Mönch

Holz, *yosegi*-Technik, geschnitzte Augen und polychrome Fassung,
Höhe 66,5 cm
Heian-Zeit, 11.–12. Jahrhundert
J 288

Die Identifizierung dieser Skulptur eines Mönches wird durch das Fehlen der Hände erschwert, da sich so weder Attribute noch *mudrâs* erhalten haben. Möglicherweise handelt es sich um eine frühe Darstellung des Bodhisattva Jizô (sanskr. *Kśhitigarbha*), die ihn in einem einfachen Mönchsgewand zeigt. Seine rechte Hand hätte dann den Gestus der Wunscherfüllung (*segan-in*) gezeigt, während er in seiner linken Hand ein Wunschjuwel (sanskr. *cintâmani*) gehalten hätte.

Möglicherweise handelt es sich aber auch um die Darstellung des *Hachiman*, einer shintôistischen Gottheit, die in Gestalt eines buddhistischen Mönches erscheint und einen Stab mit sechs Ringen in der rechten Hand und in der linken einen Rosenkranz trägt.

Obwohl die Skulptur wenig Volumen aufweist, verrät die Schnitztechnik handwerkliches Können, was vor allem in der sorgfältigen Bearbeitung des Gesichtes deutlich wird. Auffällig ist die Gestaltung der dünnen, langen Ohrläppchen, die kreisförmig gearbeitet sind. Das Gewand, scheinbar lose um den Körper der Figur gelegt, weist eine eher flache und an manchen Stellen grobe Schnitztechnik auf, weswegen sich die Skulptur in die frühe Heian-Zeit datieren läßt.

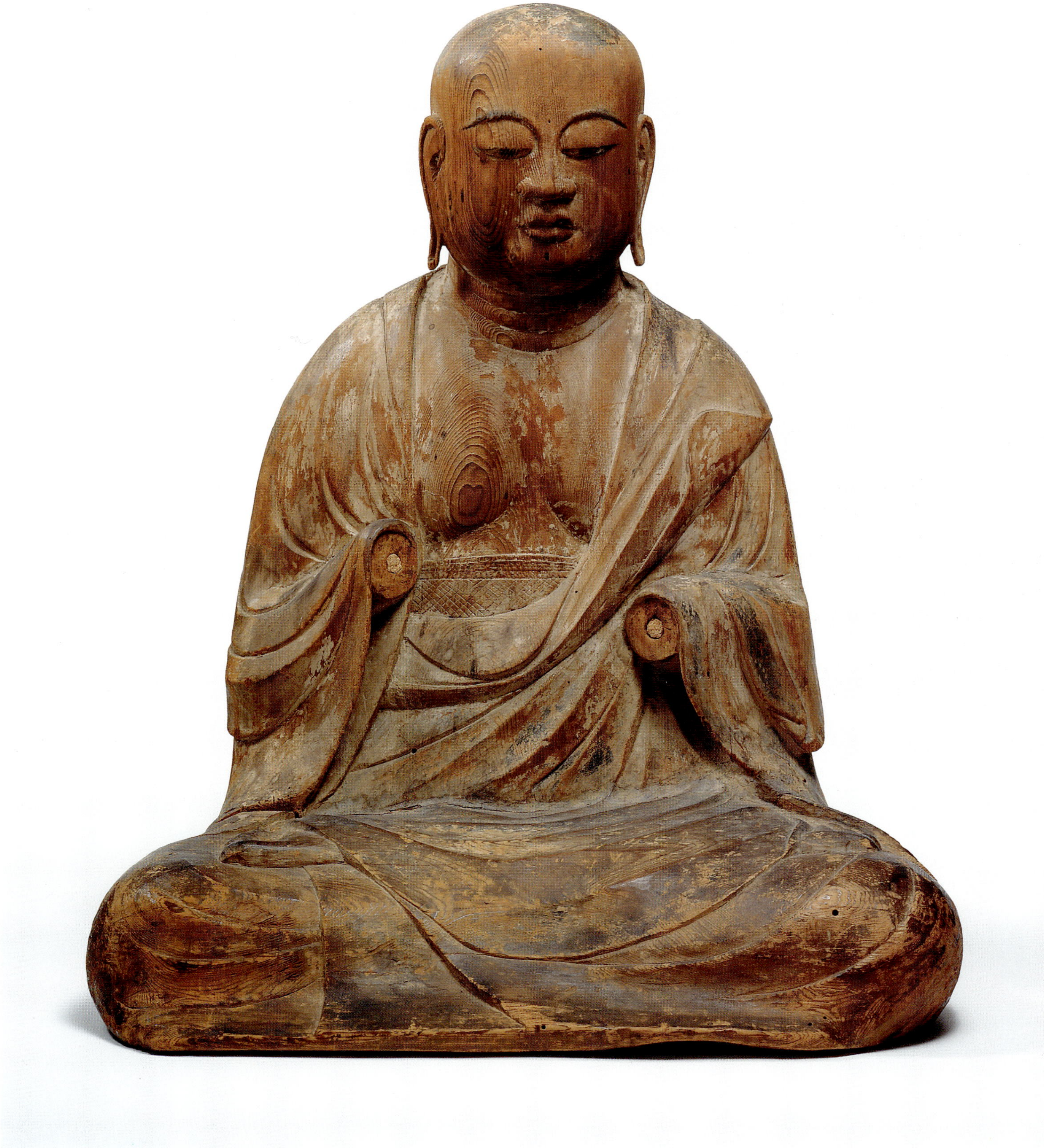

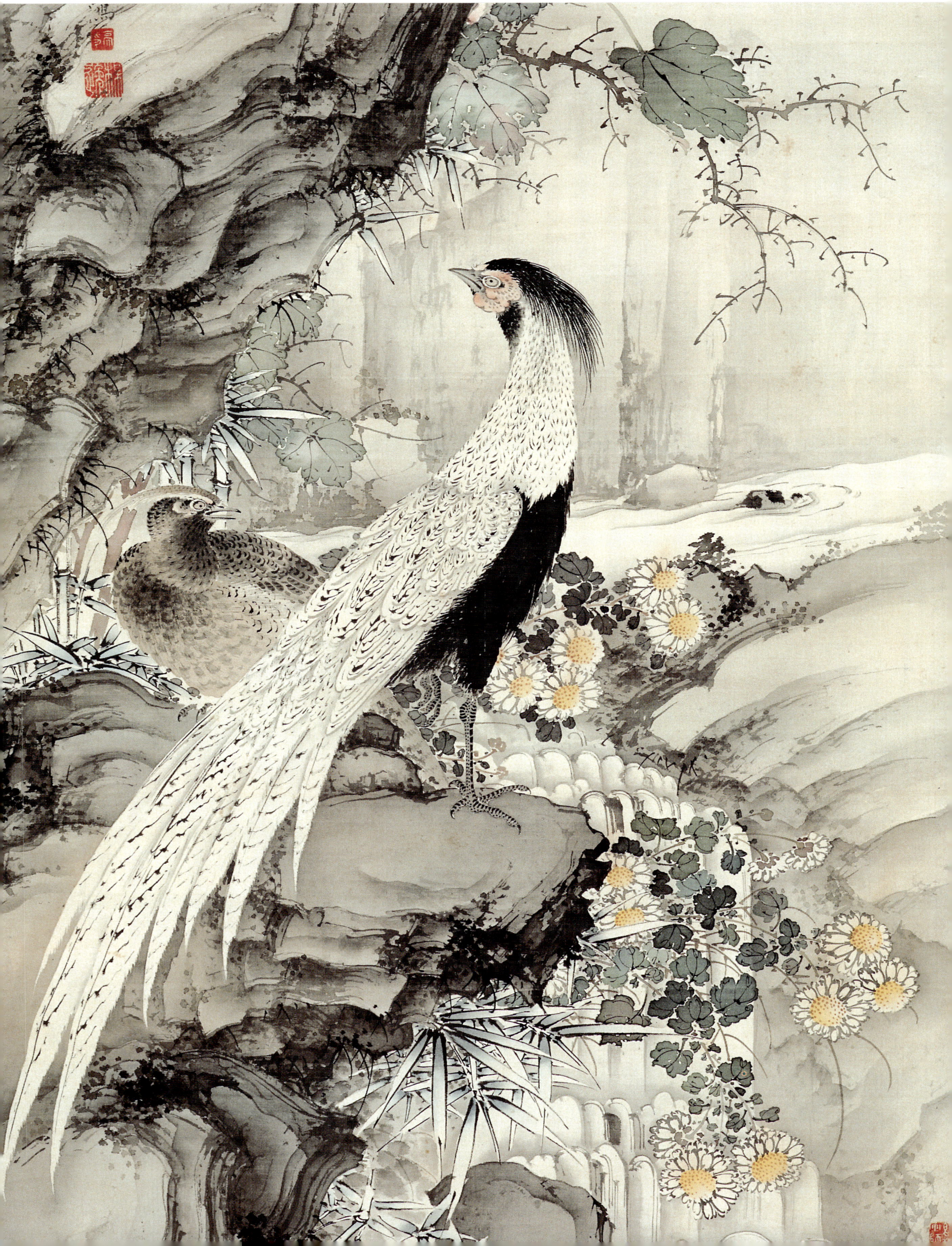

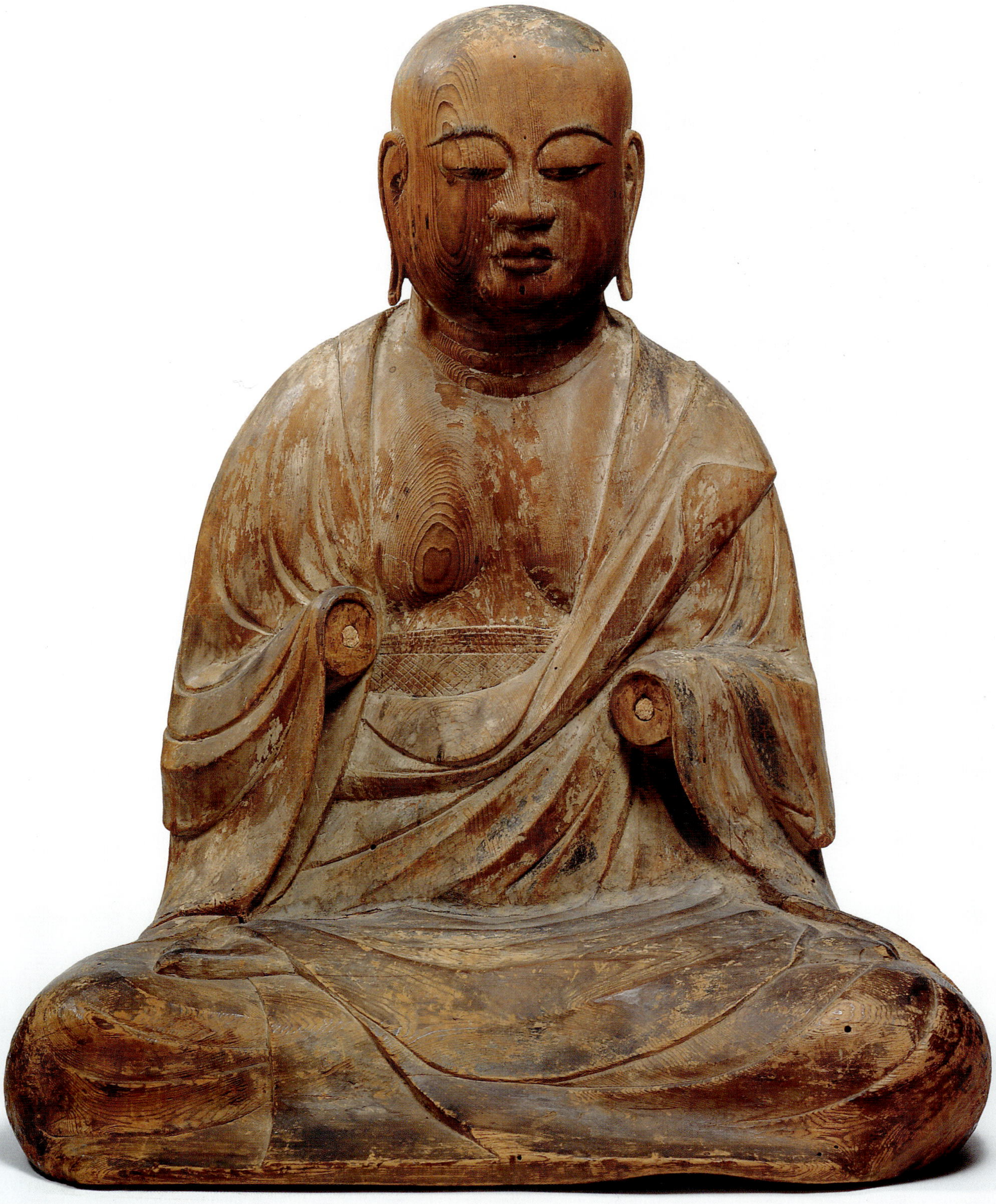

34

Kakebotoke mit Bishamon-ten (sanskr. *Vaiśravana*)

Bronze, vergoldet, Ø 61,5 cm
Muromachi-Zeit, 16. Jahrhundert
J 314

In der Heian-Zeit entwickelte sich das Konzept der *honji-suijaku*, demzufolge die einheimischen Gottheiten Japans zur Erlösung aller Wesen zeitliche Manifestationen von Buddhas oder Bodhisattvas sind. Die Buddhas und Bodhisattvas werden als *honji-butsu* bezeichnet, die shintôistischen Gottheiten *suijaku*.

Gleichzeitig begann man Bronzespiegel, von denen man glaubte, daß diese von Shintô-Göttern bewohnt würden, mit Darstellungen von *honji-butsu* oder *suijaku* zu versehen. Solche Figuren waren dann entweder Flachreliefs oder Applikationen als halb- bzw. vollplastische Skulpturen auf der Spiegelfläche. Diese Spiegel wurden in neuerer Zeit entweder als ›Spiegelfiguren‹ (*kyôzô*) oder ›hängende Buddhas‹ (*kakebotoke*) bezeichnet. Während die mit esoterischen Darstellungen geschmückte Spiegeloberfläche der *kyôzô* als Meditationshilfe dient, wurde den *kakebotoke* – wie hier – häufiger eine dreidimensionale Figur, meist ein *honji-butsu*, angefügt.

Der Rand des Spiegels wird von abwechselnden Mustern aus Buckeln und dreizackigen *vajras* dekoriert. Die beiden Klammern, an welche die Metallösen angebracht sind, dienten zur Aufhängung des *kakebotoke* und sind hier ungewöhnlicherweise in Form eines Löwen, der den Spiegel im Maul hält, gearbeitet. Auf der Oberfläche des Spiegels wurden Kupferplatten angebracht, welche die Figur des Bishamon-ten tragen. Diese hebt sich im Relief ungefähr sechs Zentimeter von der Spiegeloberfläche ab. Bishamon-ten (sanskr. *Vaiśravana*) ist einer der vier Himmelskönige. Gemäß der Ikonographie wird er hier auf einem Dämonensockel, in der linken Hand eine Pagode haltend, dargestellt. Die erhobene Position seiner rechten Hand zeigt, daß er ursprünglich einen Dreizack gehalten hat. Die Statue ist mit haarfeinen Gravuren (*kebori*) und mit einem Fischrogen-Muster (*nanako-uchi*) versehen. Stilistisch und vom Dekor her läßt sich das Stück in die späte Muromachi-Zeit datieren.

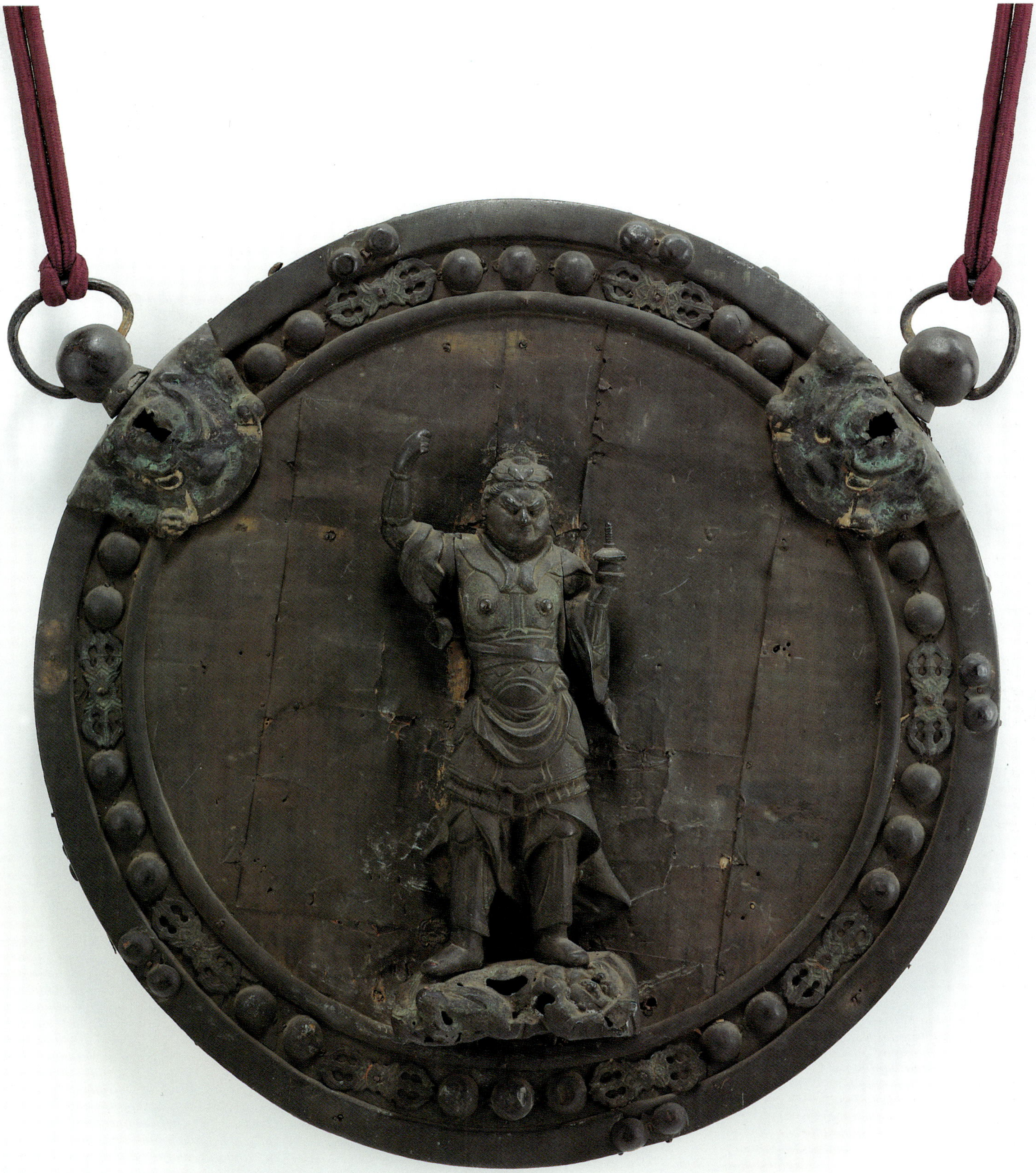

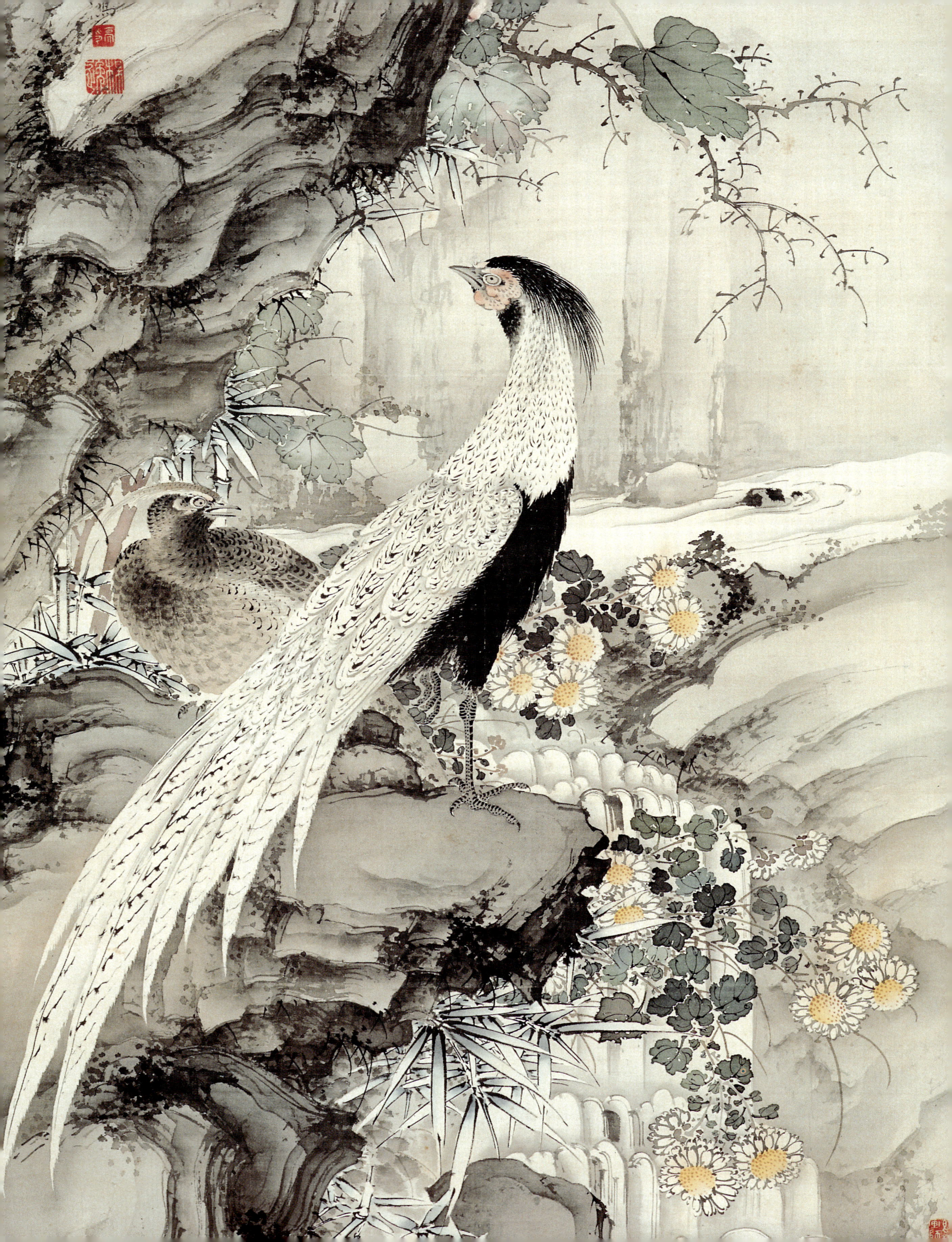

2. Die Kunst des Tuschpinsels

Dieses Kapitel behandelt vor allem die Werke der monochromen Tuschmalerei. Obwohl viele der hier vorgestellten Gemälde auch Farbe aufweisen, stehen die Künstler in der Tradition der monochromen Tuschmalerei. Dieses Genre wurde im 14. Jahrhundert im Zuge der Übernahme des Zen-Buddhismus in Japan eingeführt. Die monochrome Tuschmalerei wurde zur neuen Strömung in der Malerei der Muromachi-Periode (1333–1573) und dominierte die Nanga-Schule während der Edo-Zeit (1615–1868).

In Japan bezeichnet man diese Art der Malerei mit *suiboku-ga* – Bilder aus Wasser (*sui*) und Tusche (*boku*). Die monochrome Tuschmalerei war Ausdruck der Maxime des Zen-Buddhismus: maximale Wirkung mit minimalem Einsatz der Mittel. In dieser dem Laien schwer zugänglichen Kunstgattung stellen die Künstler nur das Wesentliche, den ersten und den letzten Pinselstrich eines Prozesses, auf Papier oder Seide dar. Dabei verwenden sie ausschließlich schwarze Tusche und einen Pinsel mit dünner Spitze. Auch wenn häufig leichte Farblavierungen hinzukommen, sind die Gemälde hauptsächlich in monochromer Tusche gehalten. Trotz dieser Beschränkung ist jedes bildnerische Element präsent: Form, Modellierung, Tonalität und Perspektive. In einem langsamen additiven Prozeß treten Details hinzu, sobald aber der Pinsel die Tusche auf dem Papier hinterlassen hat, läßt sich das Gemalte nicht mehr verändern.

Im späten 14. und 15. Jahrhundert, der wichtigsten Phase in der Entwicklung der Tuschmalerei in Japan, waren Zen-Mönche die Schöpfer der *suiboku-ga*. Die meisten von ihnen waren von den Zen-Tempeln aufgrund ihrer besonderen Fähigkeiten als Mönchsmaler aufgenommen worden. Andere wiederum malten nur zum eigenen Genuß oder für gleichgesinnte Freunde zum ästhetischen Vergnügen.

Werke, die von den Zen-Mönchen für die Zen-Tempel geschaffen wurden, waren keine religiösen Ikonen im traditionellen Sinne. Zumindest vom Grundverständnis her diente die Malerei der Meditation oder galt als Ausdruck des Künstlers von Wahrheit. Der Prozeß des Malens selbst wurde als Disziplin und als ein Vorgang angesehen, der dem Maler zur Erleuchtung verhalf.

Historisch verbürgte und legendenhafte Berichte über das Leben der Zen-Patriarchen bilden einen reichen Themenvorrat der Tuschmalerei. Szenen mit Daruma auf zwei dünnen Schilfrohrblättern auf dem Yangze-Fluß segelnd (siehe Tafel 35) oder Kanzan und Jittoku, ein populäres Paar exzentrischer Charaktere (siehe Tafel 43), wurden zu Lieblingsthemen in den Zirkeln der zen-buddhistischen Mönchsmaler. Diese Bildwerke, allein mit Tusche gemalt, bilden einen starken

Vögel und Blumen,
Ausschnitt aus Tafel 70

Kontrast zur traditionellen buddhistischen Malerei, die leuchtende Farben zelebriert und großzügig Gold verwendet. Dennoch wurden im frühen 14. Jahrhundert einige Tuschmaler auch weiterhin in diesem traditionellen Stil ausgebildet. Diese Künstler schwenkten entweder in späteren Jahren zur reinen monochromen Tuschmalerei über oder, und dies ist wahrscheinlicher, sie arbeiteten alternierend im mehrfarbigen und monochromen Malstil.

Eine kleine Gruppe von Gelehrtenmönchen, die eine gute Ausbildung in chinesischer Literatur wie auch in der Zen-Tradition genossen hatte, malte zum Zeitvertreib oder pflegte die Malerei als Hilfe zur Meditation. In Anlehnung an die gelehrten Staatsmänner und Mönche in China verfaßten sie Gedichte im chinesischen Stil. Diese dienten als Aufschriften für ihre Bilder, die häufig im Genre der Blumen- und Vogel-Malerei gehalten waren. Diese Gemälde zeigen verschiedenste Vogelarten, häufig von Pflaumenblüten, wilden Orchideen mit Bambus oder anderen floralen Motiven begleitet, die alle symbolträchtig sind.

Die studierten Gelehrtenmönche des frühen 15. Jahrhunderts lehnten sich mehr und mehr an die Vorbilder an, die ihnen die säkularen Staatsmänner Chinas vorgaben. Viele von ihnen waren bedeutende Äbte in großen Zen-Tempeln, die auch ihre religiösen und administrativen Verpflichtungen wahrnahmen. Wie die chinesischen Literaten schon Jahrhunderte vor ihnen suchten auch sie der alltäglichen Arbeitswelt zu entfliehen, in ein ungestörtes Leben der Meditation, in eine ruhige, friedvolle, paradiesische Umgebung, die nach ihren Vorstellungen zwischen Bäumen und Flüssen lag. Daher beauftragten sie Künstler, den perfekten Geisteszustand und die perfekte Umgebung – fernab von den weltlichen Pflichten und geschäftigen Städten gelegen – in Bildern festzuhalten und zu interpretieren. Damit war die Kunst der Landschaftsmalerei in der monochromen Tuschmalerei geboren, die sich durch die Geschichte hindurch im Themenrepertoire der Tuschmaler größter Bedeutung und Popularität erfreute.

Zu den drei führenden Tuschmalern der Muromachi-Periode gehören Josetsu (tätig um 1415), Shûbun (tätig um 1414–1463) und Sesshû (1420–1506), die alle dem Shôkokuji, dem führenden Zen-Tempel in Kyôto, angehörten. Josetsu und Shûbun standen beide als offizielle Maler im Dienst des Ashikaga-Shôguns. Der letzte offizielle Maler, der von den Ashikaga-Shôgunen protegiert wurde, war Kanô Masanobu (1434–1530). Masanobu war Begründer der Kanô-Schule, die einen in der Geschichte der japanischen Malerei beispiellosen und langanhaltenden Erfolg verzeichnen konnte. Sie florierte ohne Unterbrechung vierhundert Jahre lang. Masanobu selbst erlernte zunächst die traditionelle buddhistische Malerei im prächtigen, mehrfarbigen Stil. Aufgrund seines Talents, seiner Vielseitigkeit und Wendigkeit legte er den Grundstein für den zukünftigen Erfolg der Kanô-Schule (siehe Tafel 73). Sein Sohn Motonobu, ähnlich begabt und scharfsinnig, erbte sowohl die Anpassungsfähigkeit seines Vaters an wechselnde politische Wetterlagen als auch das künstlerische Geschick, zwischen chinesischen und japanischen Themen sowie monochromer und mehrfarbiger Malerei zu wechseln. Motonobu sicherte sich und nachfolgenden Generationen von Kanô-Künstlern die Protektion der Shôgune und Kriegsherren, der Hofadligen und Zen-Klöster sowie Aufträge einflußreicher Kaufleute, die zu jener Zeit zu einer neuen sozialen Klasse aufstiegen. Sein größter Beitrag zum Erfolg der Kanô-Familie war die Umwandlung zen-inspirierter Tuschmalerei in einen dekorativen Stil, der sofort den Geschmack nicht-klerikaler Kreise traf. Keine einzige Künstlerfamilie, weder im Osten noch im Westen, konnte einen ähnlich großen Erfolg wie die Kanô-Familie verbuchen. Motonobus Nachfolger stützten sich weiterhin auf ihre Stellung als Hofkünstler der Shôgune, den letzten Vertretern der Ära des Feudalismus in Japan, die 1867 endete (siehe Tafel 61–64).

Eine politisch unruhige Zeit, die von der Mitte des 16. Jahrhunderts bis 1615 dauerte, wird als Momoyama-Periode (1573–1615) bezeichnet. Sie war von unaufhörlichen Kämpfen rivalisierender Kriegsherren geprägt. Trotz der Ungewißheit über ihr politisches Schicksal – oder vielleicht gerade deswegen – verpraßten die Kriegsherren ihren Reichtum verschwenderisch, um ihre neuerworbene Macht zur Schau zu stellen.

Viele großformatige Bilder für Schiebetüren und Stellschirme, großzügig mit Gold versehen, wurden in Auftrag gegeben, um das Innere der Schlösser auszuschmücken. Burgen und Schlösser entstanden in großer Zahl und dienten nicht nur als militärische Wehrburgen, sondern auch als repräsentative Paläste und Wohnsitze. Der Kunststil, den die Kanô-Meister und andere Maler jener Zeit pflegten, war von seinem Charakter her kraftvoll, opulent und dynamisch. Dies wurde vor allem durch den verschwenderischen Gebrauch von Gold unterstrichen, in Architektur und Innenarchitektur ebenso wie in Malerei und Mode. Der Stil schmeichelte den Herren der Waffen: Die etwas aufdringlichen Werke waren mit ihren heroischen Motiven kompositorisch eingängig und leicht verständlich. Sie hatten großes Format, waren in strahlenden Farben und klaren Tuschkonturlinien gehalten. Dieser Formenschatz war bis in die Mitte des 17. Jahrhunderts sehr populär.

Während der relativ friedlichen Edo-Zeit (1615 bis 1868), der letzten Epoche des Feudalismus in Japan, gediehen viele Malschulen. Die Kanô-Künstler, die nun in der neuen Hauptstadt Edo, dem heutigen Tôkyô, ansässig wurden, erfreuten sich auch weiterhin der offiziellen Gönnerschaft der Shôgune. Jedoch fanden die wahren künstlerischen Innovationen jener Zeit in der alten Hauptstadt Kyôto statt, die nach und nach ihre politische und wirtschaftliche Bedeutung verlor.

Nanga (Malerei der südlichen Schule), auch *bunjinga* (Malerei der Literaten) genannt, war eine der neuen Kunstbewegungen, die in Kyôto entstand (siehe Tafel 65–70). Sie näherte sich den künstlerischen Ideen der Literaten und der Kunst der Philosophen Chinas an. Die Richtung wurde von geschulten Künstlern gegründet, die aus den oberen Schichten der japanischen Gesellschaft stammten. Diese Künstler veröffentlichten ihre stark von der chinesischen Philosophie beeinflußten ästhetischen Überzeugungen und zählten zu den letzten Malern, die chinesischen Vorbildern nacheiferten, bevor sich Japan in der zweiten Hälfte des 19. Jahrhunderts dem Westen zuwandte. Wie schon ihre Vorgänger auf dem Festland flüchteten die *Nanga*-Künstler vor dem Alltag, indem sie Landschaften malten, häufig in der Technik der monochromen Tuschmalerei, um ihre Schwermut zu lindern.

Das Konzept der *Nanga* läßt sich nicht leicht definieren, und auch *bunjinga*, ein synonymer Begriff, ist kaum in wenigen Worten zu erklären. Die Theorie der *bunjinga* hat ihren Ursprung in China, wo sie zur nationalen Lebensphilosophie und Ästhetik gehört: Seit alters glaubten die Chinesen, daß ein wahrhaft gut situierter, gebildeter Edelmann seine geistvollen Gedanken und Weltsicht durch schöpferische Hingabe an die Musik, Dichtung, Kalligraphie und Malerei auszudrücken imstande sei. Die Geheimnisse des Universums sollten ihm offenbar werden, jedoch nicht einfachen Handwerkern und Künstlern, deren Talent lediglich darin bestand, die äußere Erscheinung der Natur zu erfassen. Da die Literaten, zumindest in der Theorie, ihren Lebensunterhalt nicht mit Malerei verdienen mußten, waren sie dem offiziellen Diktat des Geschmacks nicht unterworfen. Sie konnten daher spontaner und individueller arbeiten als jene Künstler, die durch das Mäzenatentum bestimmter Kreise an malerische Konventionen gebunden waren. Das Ergebnis ihres Schaffens reflektierte ihren ungebundenen Nonkonformismus. Streng genommen steht der Begriff *bunjinga* nicht für einen bestimmten Malstil, sondern eher für das Lebensgefühl eines aristokratischen Malers, dessen Herkunft, soziale Stellung, Erziehung und sogar Geisteshaltung. Daher kann der Begriff *bunjinga* nicht eng gefaßt werden.

Das Konzept der *Nanga* geht auf eine Theorie aus dem späten 16. Jahrhundert der chinesischen Ming-Dynastie zurück. Sie sieht eine Unterteilung der chinesischen Malerei in eine nördliche und eine südliche Schule vor, eine Klassifizierung, die künstlich erscheinen mag. Dem Kunstkenner erlaubte diese Charakterisierung, alle chinesischen Maler diesen beiden Schulen zuzuordnen. Die Unterteilung hat nichts mit einer geographischen Unterteilung des Landes zu tun, sondern sie folgte der Spaltung der chan-buddhistischen Sekte in China. Bilder, die als besonders detailliert, konservativ und schwerfällig galten, zählten zum nördlichen Zweig der Chan-Buddhisten. Sie folgten der Auffassung eines allmählichen, mühevollen und schrittweisen Weges zur Erleuchtung. Die südliche Gruppe des Chan-Buddhismus hingegen glaubte an ein sofortiges, intuitives Erfassen der Wahrheit. Daher wurden die Bilder, die als spontan in ihrer Ausführung und von den vitalen Werten des Lebens inspiriert galten, als Werke der südlichen Schule bezeichnet. Chinesische Legenden sowie Szenen aus der Geschichte und Literatur Chinas dienten den japanischen *Nanga*-Künstlern als ikonographische Quellen. Landschaften – ›Berge und Flüsse‹, wie es in chinesischen Schriftzeichen heißt – nahmen bei den Chinesen und daher auch bei japanischen *Nanga*-Malern den höchsten Rang ein. Berge und Flüsse auf Papier oder Seide darzustellen, bedeutete die ewigen Gesetze des Universums und deren Beziehung zum Menschen zu erschließen und neu zu erschaffen.

Der chinesischen Überzeugung folgend, daß der Mensch nur einen unendlich kleinen Platz im weiten Kosmos einnimmt, gaben sie menschlichen Figuren in ihren Landschaften eine so geringe Größe, daß sie in der Weite der Natur verloren wirken, oder sie wurden von der Darstellung ganz ausgeschlossen (Tafel 69).

Im Zuge ihrer Begeisterung für die chinesische Philosophie und Ästhetik suchten die *Nanga*-Künstler den kontinentalen Meistern der chinesischen Landschaftsmalerei nachzueifern. Da aber keiner dieser japanischen Künstler jemals das Festland betrat, waren ihre Bilder rein fiktiv, oder sie benutzten Kopien chinesischer Gemälde und Holzschnitt-Illustrationen, die sie in Mallehrbüchern fanden, als Vorbilder.

M. M.

35

Bodhidharma, den Yangtse auf einem Schilfrohrblatt überquerend

KAWAMURA JAKUSHI (1630–1707)
AUFSCHRIFT VON MOKUAN SHÔTÔ
(CHIN. MU-AN HSING-TAO, 1611–1684)

Hängerolle, Tusche und Farben auf Seide, 103,5 x 38,7 cm
Edo-Zeit, 17. Jahrhundert
Signiert: Jakushi
Künstlersiegel: Shaku-in Rankei, Jakushi-shi
J 161

Bodhidharma, der in Japan unter dem Namen Daruma sehr populär wurde, ist eine halb-mythische Gestalt. Bodhidharma soll um das 6. Jahrhundert indische Meditationstechniken nach China gebracht haben. Die Darstellung seiner Yangtse-Überquerung basiert auf einer Legende. Die Episode handelt von dem Zusammentreffen zwischen Bodhidharma und dem Liang-Kaiser Wu (464–549, regierte 502–549), einem namhaften Förderer des Buddhismus am Hofe von Nanking, der Bodhidharma zu sich kommen ließ. Als Bodhidharma jedoch erkannte, daß der Kaiser seine neuen Ideen des *chan* (jap. *zen*) nicht verstand, verließ er den kaiserlichen Hof. Er überquerte den Yangtse – angeblich nur auf einem einzigen Schilfrohrblatt – und begab sich in ein Shaolin-Kloster auf dem Berg Sung, wo er jahrelang meditierte.

In diesem Bild wird Daruma auf dem Schilfrohrblatt stehend dargestellt. In seiner rechten Hand hält er einen Priesterstab, an dem eine aufgerollte Schriftrolle und ein geflochtener Bambushut befestigt sind. Sein rotes Gewand flattert, während er über die Wellen treibt, im Wind.

Die Hängerolle trägt zwei Siegel: ›Shaku-in Rankei‹ und ›Jakushi-shi‹ und die Signatur von Kawamura Jakushi (1630–1707).

Jakushi war Mitglied des Ryuzôji-Clans in Saga. Er ging später nach Nagasaki und wurde im Kôfukuji, einem Zen-Tempel der Ôbaku-Sekte, Schüler des chinesischen Priesters I-jan Hsin-jung (1601–1668), der 1644 nach Japan gekommen war. I-jan gilt als der Begründer der ›chinesischen Malerei‹ (*kara-e*) in Japan, die auf den chinesischen Malpraktiken der Ming- (1368–1644) und Ch'ing- (1644–1911) Dynastie beruht. Jakushi und ein weiterer Künstler namens Watanabe Shûseki (1639–1707), ebenfalls ein Schüler I-jans, gelten als die Gründer der sogenannten Nagasaki-Schule.

Den Großteil von Jakushis Werken bilden Darstellungen buddhistischer Figuren wie Daruma, Hotei und Lohan. Jedoch malte er neben Landschaften auch Blumen- und Vogelthemen. Jakushis stilistische Merkmale sind in diesem Bild präsent: markant gesteigerte Gesichtszüge, detaillierte Pinselarbeit und kräftiger strahlender Farbauftrag – hier besonders in den Rot- und Blautönen des Gewandes und der Schärpe, was durch rote Farbpigmente in den Schattierungen verstärkt wird. Diese Merkmale strahlen eine gewisse Exzentrik aus, die unbefangen wirkt, aber beabsichtigt ist. Unterstrichen wird sie durch die Tatsache, daß Jakushi einige seiner Werke mit *Fûkyôshi*, was ›Exzentriker‹ bedeutet, signierte.

Über Daruma ist eine Aufschrift zu erkennen, die von dem chinesischen Mönch Mu-an Hsing-tao (Mokuan Shôtô, 1611–1684) stammt. Dieser wurde nach seiner Übersiedlung nach Japan zweiter Abt des Mampukuji in Kyôto, dem Hauptkloster der Ôbaku-Sekte des Zen. Das Kloster wurde 1661 von dem chinesischen Priester Ingen (chin. *Yin-yuan Lung-chii*), dem ersten Abt des Mampukuji, gegründet.

Im Präfekturmuseum in Nagasaki befindet sich ein weiteres Bildnis des Daruma auf einem Schilfrohrblatt, auf dem sich ebenfalls eine Aufschrift von Yin-yuan befindet, die auf das Jahr 1672 datiert ist.

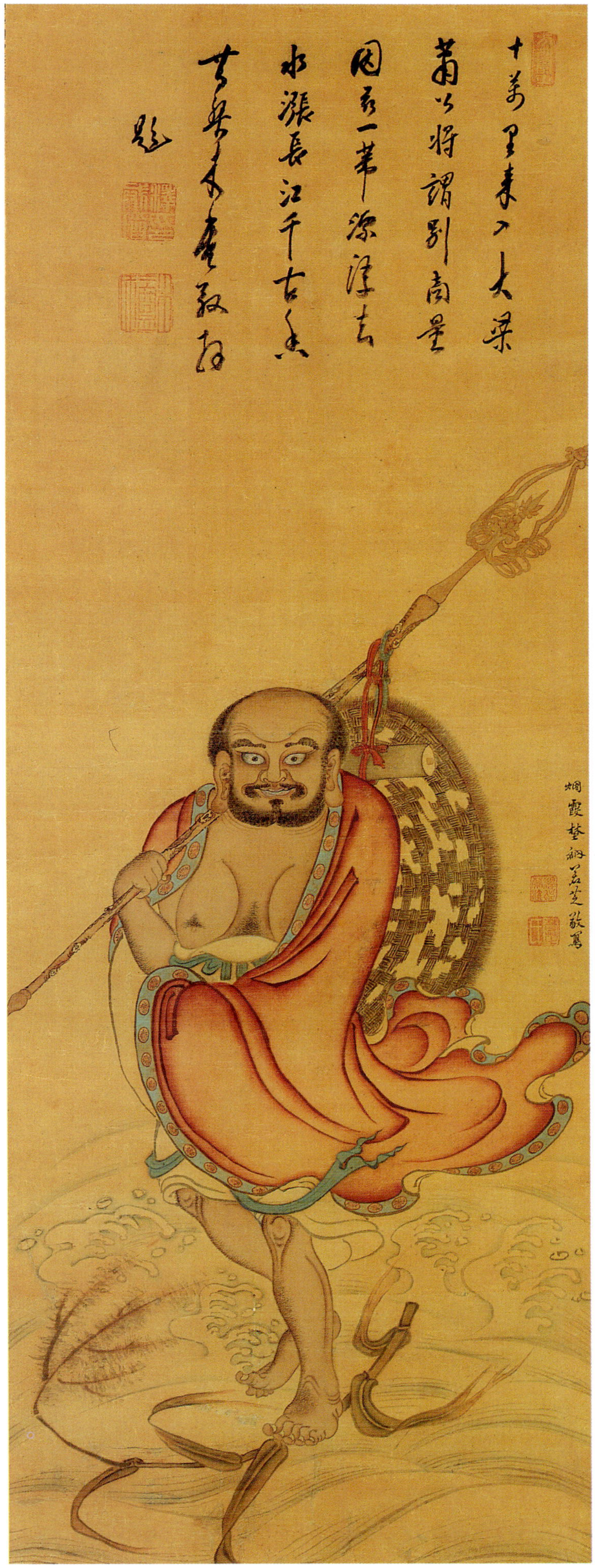

36

Porträt des Zen-Meisters Gyokushitsu Sôhaku (1572–1641)

AUFSCHRIFT VON GYOKUSHITSU SÔHAKU

Hängerolle, Tusche und Farben auf Seide, 110 x 50,2 cm
Edo-Zeit, Februar 1629
J 120

Das Bild ist Beispiel für ein zu seinen Lebzeiten gemaltes Porträt eines Zen-Meisters (*chinzô*). Porträts mit Zen-Meistern wurden im Zen-Buddhismus einerseits wegen der besonderen Bedeutung der persönlichen Begegnung zwischen dem erleuchteten Meister und seinem Schüler geschätzt, andererseits aufgrund der Betonung der Suche nach absoluter Transzendenz. Dabei war die Unabhängigkeit von heiligen Schriften, Kultbildern und scholastischer Pedanterie selbstverständlich. Bildnisse von Zen-Patriarchen hatten die symbolische Funktion eines ›Siegels der Befähigung‹ (*inka*), eines Zertifikates, das dem Schüler das Beherrschen der Zen-Lehre bestätigte. Stellte der Meister die erfolgreiche Vermittlung der Lehre an seinem Schüler fest, beauftragte der Schüler daraufhin einen Maler, ein Porträt des Meisters anzufertigen. Auf diesem hinterließ der Meister dann eine Aufschrift. Ein *chinzô* ist daher für den Priester gleichzeitig ein greifbares Zeugnis für die zuverlässige Nachfolge. Das Bild wird von dem Schüler so sorgfältig aufbewahrt, als handle es sich um den Meister selbst. Stirbt der Meister, dann hat das Gemälde die Funktion eines Erinnerungsbildes, das während der Beerdigung und anläßlich der alljährlichen Gedenkzeremonie zu Ehren des Meisters in einen Altar gehängt wird.

Chinzô bedeutet wörtlich ›Erscheinen der Spitze (des Kopfes)‹ und bezieht sich auf die genaue Wiedergabe der Gesichtszüge des Zen-Meisters. Die realistische Wiedergabe des Meisters im Zen-Buddhismus ist eine Frage des Respekts, den der Schüler seinem Meister entgegenbrachte, sowie der geistigen Verbindungen zu seinem Lehrer. Außerdem sollte das Porträt einen Eindruck von der Persönlichkeit des Meisters vermitteln, da der Schüler Verhalten und Äußerungen seines Zen-Meisters als Ausdruck des Wirkens des Meisters verehrte.

In diesem Bild ist Gyokushitsu Sôhaku in einem sogenannten Abtstuhl (*kyokuroku*) sitzend dargestellt. Der Abtstuhl hat reichverzierte Armlehnen und Stuhlbeine sowie eine mit einem kostbaren Stoff bezogene Rückenlehne. Vor dem Abt stehen auf einem Schemel seine Schuhe. Wie meistens üblich wird der Meister im Dreiviertel-Profil gezeigt, in seiner rechten Hand einen Lackbambusstab (*shippei*) haltend. Der Stab diente dazu, seinem Schüler gut gemeinte Schläge auf die Schultern zu geben, um während der Meditation dessen Konzentration zu fördern.

Obwohl die Darstellung des Gesichts nicht frei von Schemahaftigkeit ist, verraten sein zielgerichteter Blick, die zusammengekniffenen Lippen und die in Falten gelegte Stirn die starke religiöse Überzeugung des Meisters.

Gyokushitsu Sôhaku war zu Beginn der Edo-Zeit (1615–1868) einer der berühmten Zen-Mönche des Tempels Daitokuji in Kyôto. Zusammen mit seinen Kollegen Takuan Sôhô und Kôgetsu Sôgan erbte er die Lehren des Daitokuji-Mönchs Shun'oku Sôen. Im Jahre 1607 wurde Sôhaku der 148. Abt des Daitokuji. Er gab Tokugawa Ieyasu, dem Gründer des Tokugawa-Shôgunats, Vorlesungen über Zen. Zu den von ihm inspirierten Konvertiten gehörten Fürsten wie Katagiri Sadamasa und Hofaristokraten wie Ko'noe Nobuhiro.

Sôhaku verfügte über dichterisches Talent und bereicherte viele Bilder mit poetischen Aufschriften, von denen auch einige Shôkadô Sôjô zugeschrieben werden. Auf diesem Porträt hat er selbst als Datum ›Anfang Februar 1629‹ vermerkt. Weiterhin schrieb Sôhaku, daß die Frau des Daimyô, Shungaku Shôei, eine begeisterte Anhängerin, das Porträt in Auftrag gab und ihn um eine Aufschrift bat.

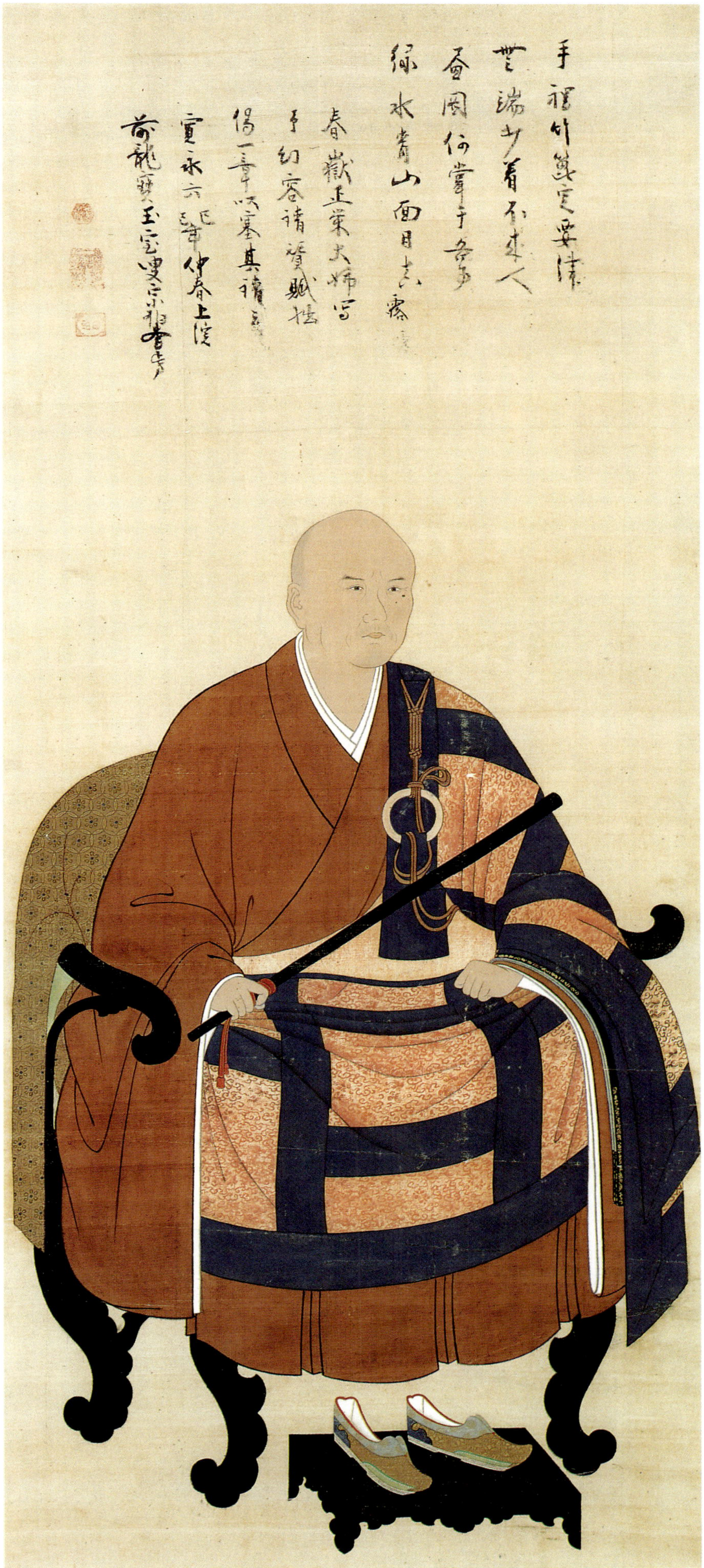

37

Byakue Kannon

VORMALS KICHIZAN MINCHÔ (1352–1431) ZUGESCHRIEBEN

Hängerolle, Tusche auf Papier, 92 x 36 cm
Muromachi-Zeit, spätes 15. Jahrhundert
J 182

Die Gottheit Kannon (sanskr. *Bodhisattva Avalokiteśvara*), Bodhisattva des Mitleids, sitzt auf einem geschützten Felsen vor einem Wasserfall. Er trägt ein weißes Gewand. Die Szene des sitzenden Kannon, im Stil der monochromen Tuschmalerei gehalten, wird schon im Haupttext der Kegon-Sekte (sanskr. *Avatamsaka*), dem *Daihôkyô Kegonkyô*, beschrieben und erläutert. Der Wasserfall hinter Kannon weist auf die heilige Stätte des Berges Potalaka hin, einer felsigen Grotte, in der Kannon gelebt haben soll.

Nach dem Lotus-Sûtra kann sich die Gottheit in 33 verschiedene Formen verwandeln, um auf die Bedürfnisse der verschiedenen Bekennenden besser einzugehen. Kannons Verwandlungsfähigkeit sprach vor allem die Zen-Priester an und wurde ein populäres Sujet der Mönchsmaler. Die 33 verschiedenen Transformationen der Kannon-Figur sind ein relativ spätes Thema der buddhistischen Kunst. Da strikte ikonographische Bestimmungen für ihre Darstellung fehlten, wurde die Phantasie der einzelnen Künstler beflügelt. In diesem Gemälde sitzt Kannon vor dem Wasserfall und blickt in die Ferne. Es könnte sich daher auch um die Darstellung einer anderen Gottheit handeln – des einen Wasserfall betrachtenden Bodhisattva der Tugend (*Takimi Kannon*). Der große, mondähnliche Nimbus spricht für Suigetsu Kannon, den mondbetrachtenden Bodhisattva.

Der weißgewandete Kannon (*Byakue Kannon*) und die anderen Varianten der Kannon-Figur entstanden zeitgleich mit der Entwicklung der Technik der monochromen Tuschmalerei, einer der Hauptausdrucksformen in der chinesischen Kunst.

Eine Besonderheit dieses Bildes liegt in der recht gelassenen Pose der Gottheit. Anstatt die Meditationspose einzunehmen, lehnt sie sich entspannt gegen den Felsen, ihre Ellbogen auf den Felsen vor sich aufgestützt. Solche Darstellungen des weißgewandeten Kannon werden normalerweise mit Mokuan Reien (gest. 1345) in Verbindung gebracht. Reien war ein japanischer Zen-Mönch, der durch China gereist war und als Künstler hohes Ansehen genoß. Er wird mit dem ›entspannten‹ Typ der Byakue Kannon in Verbindung gebracht, da fünf Werke dieses Typus für ihn gesichert sind. Ikonographisch läßt sich der Typus bis auf Darstellungen der *Fünfhundert Lohan* im Daitokuji-Tempel in Kyôto zurückverfolgen. Eines der Bilder zeigt einige Lohan, wie sie gerade eine Hängerolle mit dem weißgewandeten Kannon in gelassener Haltung betrachten. Die Lohan-Bilder des Daitokuji stammen von einem Berufsmaler aus Ning-p'o in China. Höchstwahrscheinlich geht der sogenannte Mokuan-Stil des weißgewandeten Kannon auf ein solches Gemälde aus der Provinz Chekiang zurück, das Mokuan dort gesehen hat.

Vormals wurde das Bild Kichizan Minchô zugeschrieben, einem Mönchsmaler, der in Kyôto in der Nähe des Tôfukuji-Tempels tätig war. Sein Œuvre umfaßt buddhistische Malereien in relativ großen Formaten, die er vielfarbig, mit kräftiger, monochromer Tuschmalerei für religiöse Zeremonien schuf. Dazu zählen eine Serie der *Fünfhundert Lohan*, bei der er sich an das Beispiel aus dem Daitokuji anlehnte, sowie zahlreiche *Weißgewandete Kannon* in monochromer Tusche.

Die kräftigen und relativ fließend durchgehenden Konturlinien, das Fehlen von Atmosphäre aufgrund weniger tonaler Abstufungen in der Darstellung des Nebels und des Nimbus in diesem Werk der Sammlung Langen erinnert eher an die großformatigen Werke Minchôs. Aber die stilistische Behandlung des Themas unterscheidet sich völlig von der Kannon-Figur Minchôs im Nationalmuseum in Tôkyô. Kannons Haltung und Gesichtszüge sowie die recht dekorativ gestalteten Wellen in detailliertem Pinselduktus erinnern eher an die Darstellung Byakue Kannons von Sekkyakushi (tätig im frühen 15. Jahrhundert), der wohl ein Schüler Minchôs war. Ein Beispiel Sekkyakushis befindet sich im Nezu Kunstmuseum in Tôkyô. Die Form der Felsen und die Modellierung der Klippen mit wiederkehrenden, rechteckig geformten Pinselstrichen ist in ähnlicher Weise in den Landschaften von Fusen Sôjô (auch Soga Jasoku genannt) und Shusetsu Dôjin zu beobachten, die im frühen 15. Jahrhundert im Umkreis des Priesters Ikkyû Sôjun tätig waren. Auch wenn es zur Zeit nicht möglich ist, den Künstler dieser Hängerolle zu identifizieren, da weder Signatur noch Siegel vorhanden sind, läßt es sich stilistisch in das späte 15. Jahrhundert datieren.

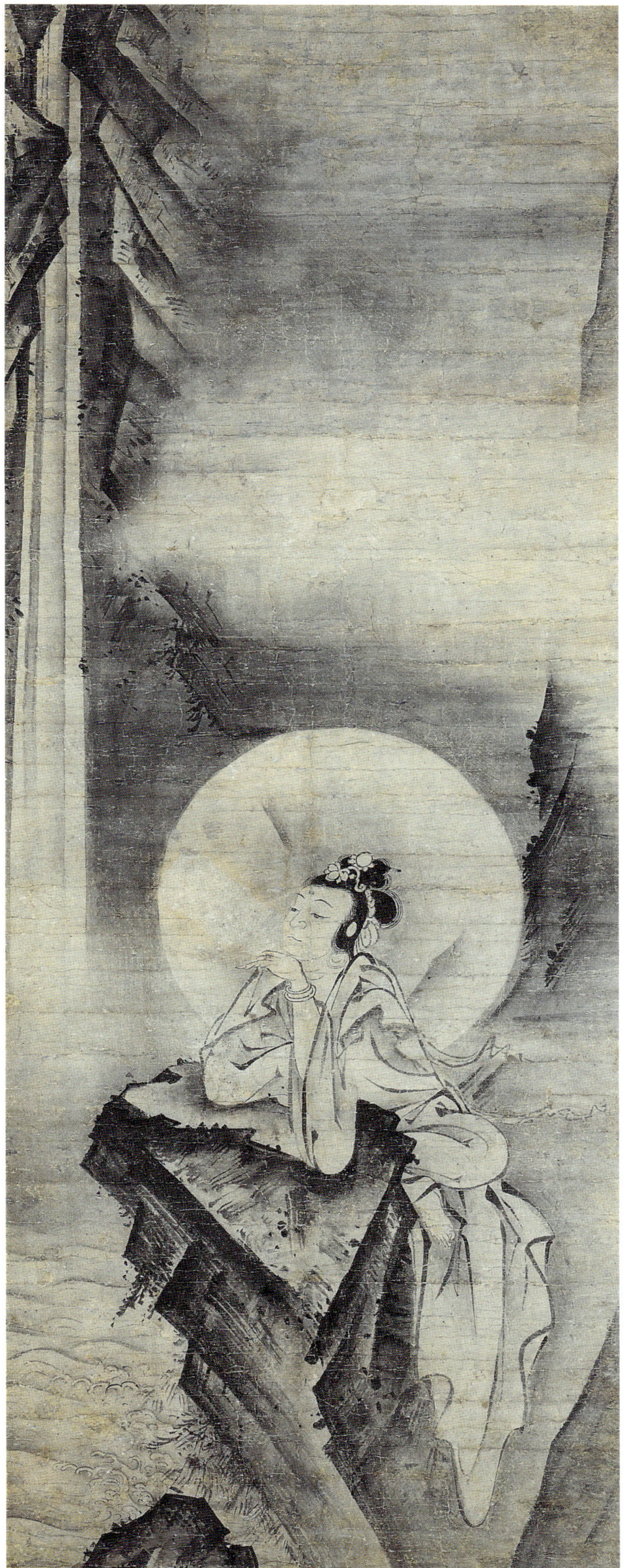

38

Suigetsu Kannon

VORMALS RYÔZEN (TÄTIG UM 1328–1352) ZUGESCHRIEBEN

Hängerolle, Tusche und Farben auf Seide, 94 x 35,4 cm
Muromachi-Zeit, Ende 14./erste Hälfte 15. Jahrhundert
J 47

Die Gottheit Kannon (sanskr. *Bodhisattva Avalokiteśvara*), Bodhisattva des Mitleids, sitzt auf einem Felsen, der ins Meer hineinragt. Ein Wasserfall im Hintergrund weist darauf hin, daß es sich bei dieser Landschaft um den heiligen Ort des Berges Potalaka handelt. Man glaubte, daß Kannon dort in einer felsigen Grotte lebte.

In diesem Bild ist der Körper Kannons in weißer Farbe gehalten. Er trägt eine Krone, die Amida (sanskr. *Amitâbha*) zeigt, dessen Haar rot ist. Kannons hochgestecktes Haar, das in einigen Locken auf seine Schultern fällt, ist blau. Kannons Gewand ist braun, in goldener Tusche mit einem Wolken- und Arabeskenmuster dekoriert. Der Brustschmuck ist rot und gold gemalt.

Nach dem Lotûs-Sûtra kann die Gottheit 33 verschiedene Gestalten annehmen, um besser auf die Bedürfnisse der Gläubigen einzugehen. Kannons Verwandlungsfähigkeit sprach die Zen-Priester an und wurde zu einem beliebten Thema der zen-buddhistischen Malerei (vgl. Text zu Tafel 37).

Sitzt Kannon neben einer Blumenvase aus blauem Glas mit einer Wicke darin, so handelt es sich um Yôryû Kannon, dem Kannon der trauernden Weide. Im vorliegenden Fall erschweren allerdings motivische Einzelheiten die genaue Bestimmung dieser Gottheit, etwa der Wasserfall, der der Gottheit Takimi Kannon zugewiesen wird. Der Dargestellte wäre damit der Bodhisattva der Tugend, der einen Wasserfall betrachtet. Die Körperhaltung der Gottheit, die auf einem Felsen am Meer sitzt und einen mondähnlichen Nimbus trägt, erinnert an Suigetsu Kannon, den mondbetrachtenden Bodhisattva.

Das Ineinander verschiedener Attribute zeugt von der Einzigartigkeit dieses Bildes. Der Gebrauch von dunkler Tusche in starkem Kontrast zu den Farben ist eine weitere Eigentümlichkeit.

Aufgrund des offenbar archaischen Charakters wurde das Bild Ryôzen zugeschrieben, einem Priestermaler, der im 14. Jahrhundert in Kyôto in der Nähe des Tôfukuji-Tempels tätig war.

Sein Œuvre umfaßt Gemälde für buddhistische Zeremonien. Sie waren farbig gehalten und wiesen einen starken monochromen Tuschauftrag auf.

Dieses Bild zeigt, besonders in den Felsformationen, einige Retuschen. Wellen und Wasserfall jedoch lassen noch immer die originale Pinselarbeit erkennen, die einige stilistische Ähnlichkeiten mit den Werken Ryôzens und Kichizan Minchôs (1352–1431) aufweist.

Gegenwärtig ist es nicht möglich, den Künstler genau zu bestimmen. Man kann jedoch davon ausgehen, daß dieses Bild gegen Ende des 14. Jahrhunderts oder in der 1. Hälfte des 15. Jahrhunderts von einem Künstler im Stil des Ryôzen geschaffen wurde.

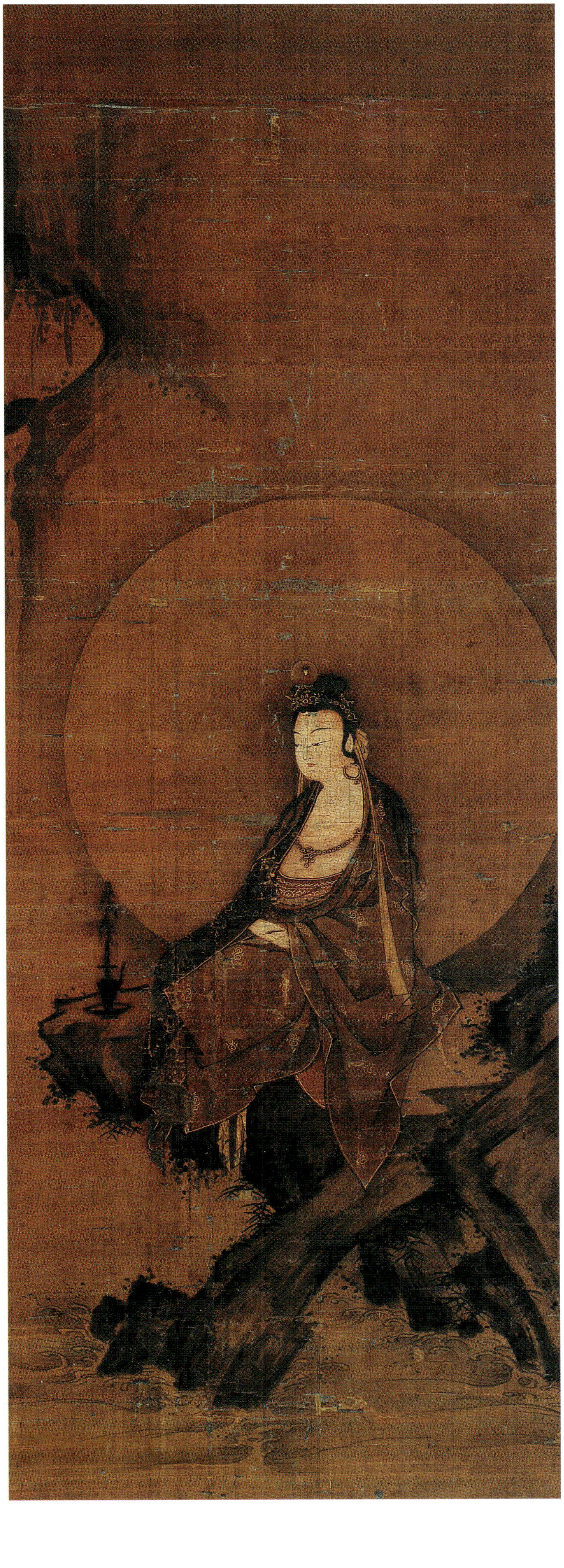

Suigetsu Kannon,
Ausschnitt aus Tafel 38

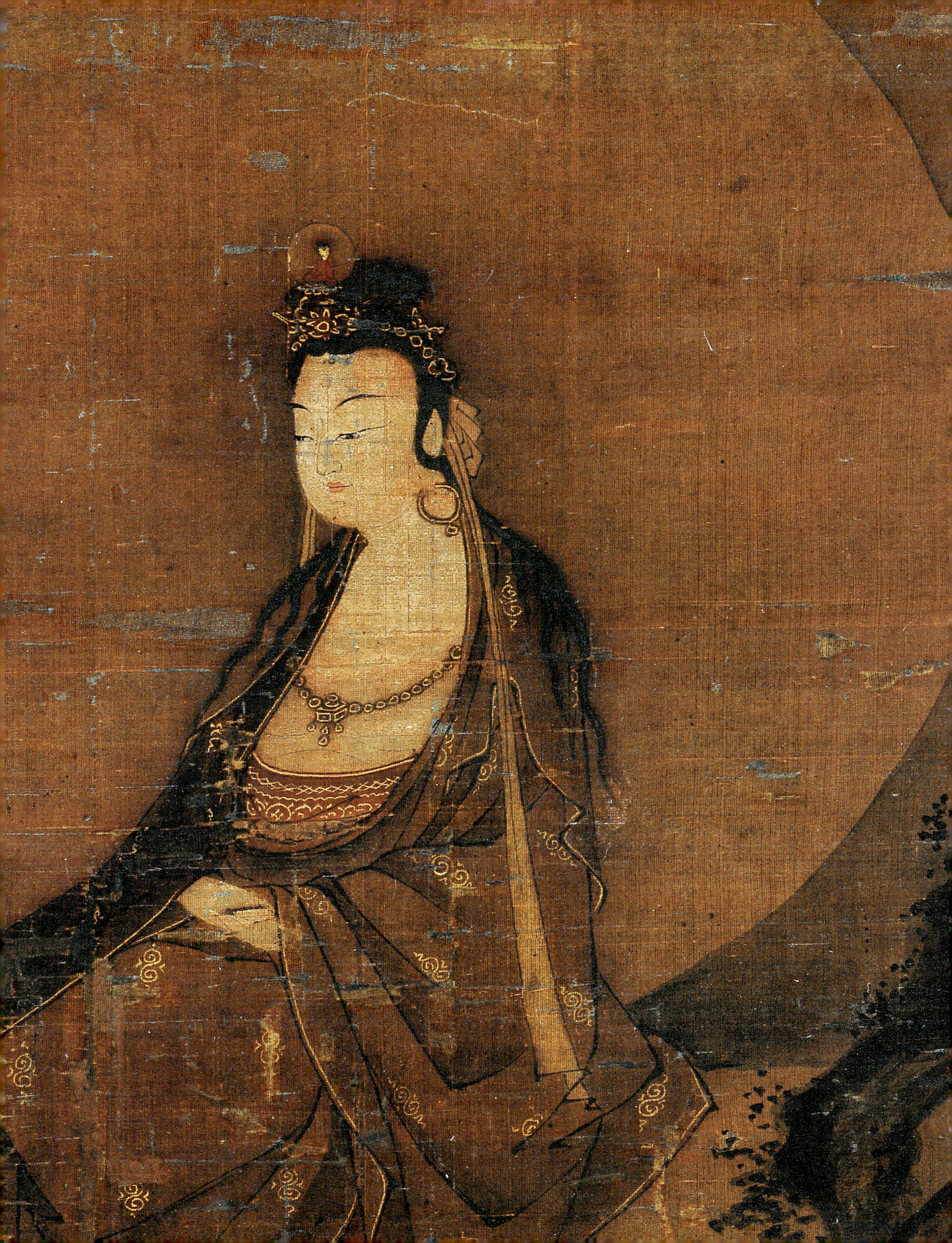

39

Monju, einen Löwen reitend

VORMALS SESSHÛ TÔYÔ (1420–1506) ZUGESCHRIEBEN

Hängerolle, Tusche auf Papier, 94 x 33 cm
Muromachi-Zeit, frühes 16. Jahrhundert
Signiert: Sesshû
Künstlersiegel: Tôyô
J 173

Ein Knabe mit Haarknoten sitzt auf dem Rücken eines Löwen. Der Knabe ist Monju Bosatsu (sanskr. *Bodhisattva Mañjuśrī*), der als Gott der reinen Weisheit verehrt wird. Der vor dem Löwen liegende Gegenstand ist ein ›Stab der Barmherzigkeit‹ (*nyo-i*), wie ihn hochrangige Priester während der Predigt halten.

Die besondere Verehrung dieser Gottheit, der Verkörperung der Weisheit, hatte bei Zen-Priestern in Japan Tradition. Denn seit der Einführung des Zen-Buddhismus in Japan waren die Zen-Priester für neue Lehren empfänglich und eiferten dabei den Literaten in China nach.

Monju ist neben dem historischen Buddha Shaka (sanskr. *Śâkyamuni*) und Kannon (sanskr. *Avalokiteśvara*) ein beliebtes Thema der zen-buddhistischen Malerei. Häufig tritt seine Darstellung zusammen mit Fugen (sanskr. *Samantabhadra*), der auf einem Elefanten sitzt, als Bildpaar auf, das ein Bildnis des Shaka einrahmt. Die Bildform des Triptychons könnte die Darstellung Monjus im Dreiviertelprofil erklären. Ein weiterer Grund für diese Kompositionsweise liegt in der Auffassung, auf diese Weise der Persönlichkeit und der Bedeutung der abgebildeten Gottheit am ehesten gerecht zu werden.

Da auf dem Bild die Signatur ›Sesshû‹ und das Siegel ›Tôyô‹ erscheinen, ist diese Hängerolle dem Tuschmeister der Muromachi-Zeit Sesshû Tôyô (1420–1506) zugeschrieben worden. Einige Gemälde mit Bildnissen des Monju stammen von ihm. Die meisten dieser Bilder verraten zwar den kalligraphischen Pinselstil, aber ihnen fehlt die detaillierte Beobachtung, die in diesem Beispiel erkennbar ist. Das Werk der Sammlung Langen ist im Vergleich zu Werken fraglicher Zuschreibung, Kopien und Fälschungen wenig problematisch. Da das Bild in seiner allgemeinen ästhetischen Qualität durchaus Stilmerkmale der Muromachi-Zeit aufweist, ist es wahrscheinlich in der frühen 1. Hälfte des 16. Jahrhunderts von einem Nachfolger Sesshûs gemalt worden.

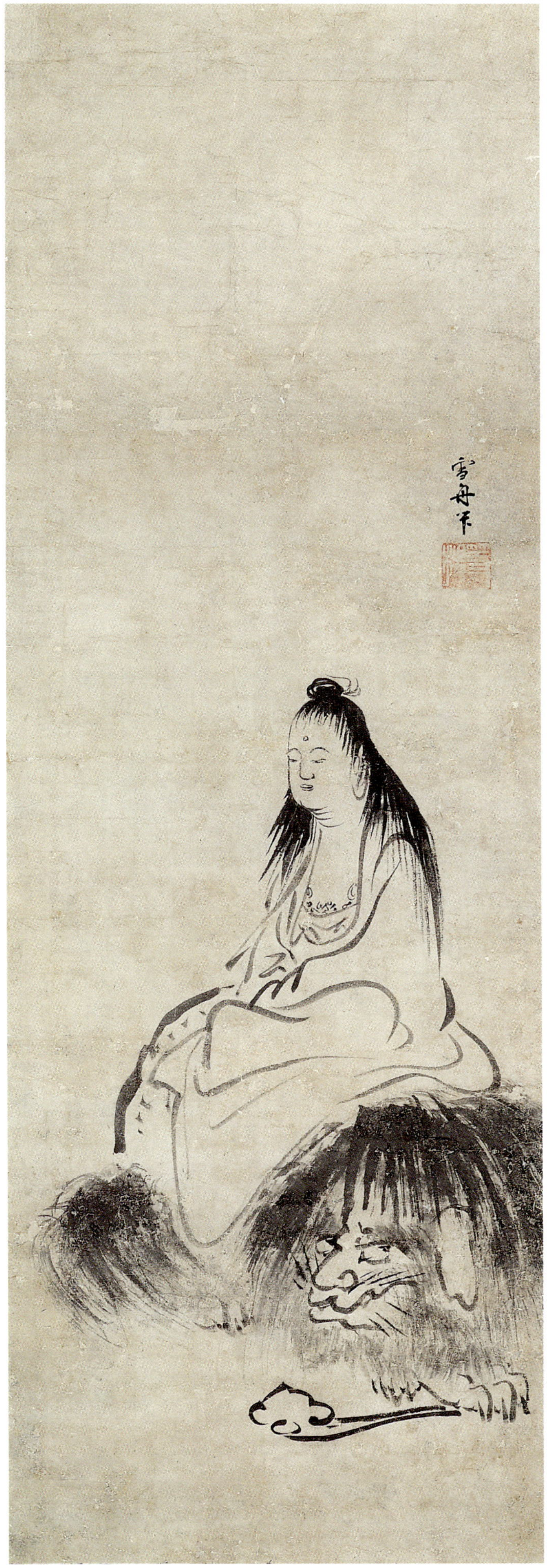
雪舟筆

40

Jôe Monju

VORMALS HSÜEH-CHIEN (TÄTIG IM 14. JAHRHUNDERT) ZUGESCHRIEBEN

Hängerolle, Farben auf Papier, 73 x 30,2 cm
Muromachi-Zeit, spätes 15. Jahrhundert
J 548

Der Junge mit langem, fließendem Haar, einem Gewand aus Schnüren oder geflochtenem Gras und nackten Füßen ist eine Darstellung des Bodhisattva Mañjuśrî als asketischer Bettler. In seinen Händen hält er ein Sûtra, einen buddhistischen Lehrtext.

Mañjuśrî, im Japanischen Monju genannt, wird als Bodhisattva der höchsten Weisheit verehrt. Da Monju auch als Ausdruck der Reinheit der Weisheit gilt, wird er oft als Junge oder junger Mann dargestellt.

Monju war so beliebt, daß verschiedene ikonographische Varianten existieren. Eine Darstellung Monjus mit einem Gewand aus Schnüren wird in Japan Jôe Monju (Monju mit dem Schnürengewand) oder Nawa Monju (Schnüre-Monju) genannt. Eine solche Monju-Darstellung ist typisch für die menschliche Interpretation der Zen-Künstler. Die Präsentation Shakas als Asket diente den Zen-Mönchen dabei als Vorbild.

Das vorliegende Gemälde wurde früher dem chinesischen Maler Hsüeh-chien zugeschrieben, einem Vertreter aus der späten Yüan- (1279–1368) und frühen Ming-Dynastie (1368–1644). In Japan existieren viele Bildnisse des Monju im Grasgewand, die von Hsüeh-chien stammen oder ihm zugeschrieben werden. Seine Gemälde gelangten schon im späten 14. Jahrhundert nach Japan und dienten den japanischen Malern für diese Bildgattung als Vorbild. Jedoch vermißt man bei diesem Bild den Realismus der chinesischen Figurenmalerei. Der Gesichtsausdruck ist ruhiger im Vergleich zu dem sonst recht intensiven Ausdruck der Augen, den man in chinesischen Bildern findet. Auch die Behandlung des Grasgewandes ist eher flächig und dekorativ gehalten im Gegensatz zur deskriptiven und dreidimensionalen Auffassung chinesischer Gemälde. Daher ist davon auszugehen, daß dieses Gemälde sehr wahrscheinlich von einem japanischen Künstler des späten 15. Jahrhunderts gemalt wurde, der sich an chinesische Vorbilder anlehnte.

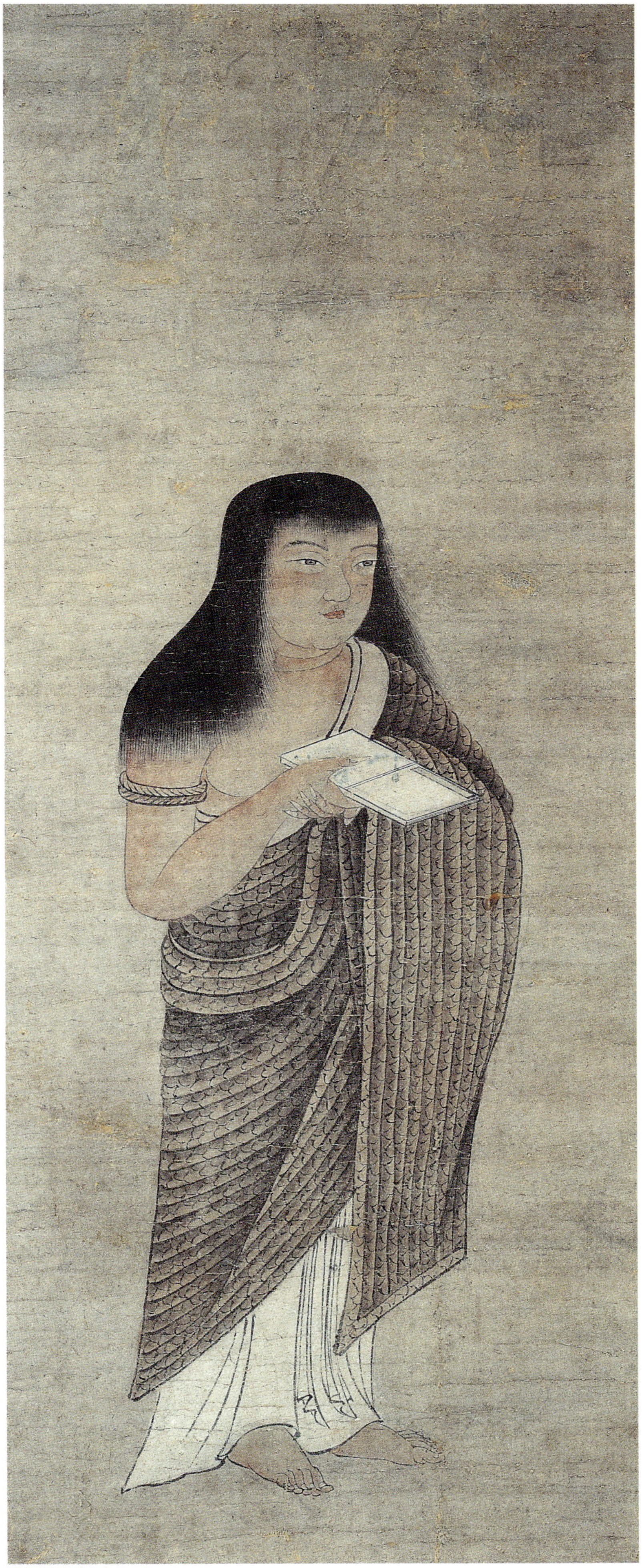

41 a/b

Fugen und Monju

HÔSETSU TÔZEN
(TÄTIG MITTE 16. JAHRHUNDERT)

Hängerollenpaar, Tusche auf Papier, je 115,5 × 47 cm
Muromachi-Zeit, Mitte 16. Jahrhundert
Signiert: Hôsetsu
Künstlersiegel: Tôzen
J 54 und 55

Auf der linken Hängerolle ist Fugen Bosatsu (sanskr. *Bodhisattva Samantabhadra*) dargestellt. Er sitzt auf einem knienden Elefanten und rollt gerade eine Handrolle auf. Fugen ist der Beschützer der Buddhalehre und Symbolgestalt von Gesetz und tätigem Mitleid. Auf der rechten Hängerolle ist das Bildnis des Monju Bosatsu (sanskr. *Bodhisattva Mañjuśrî*) zu sehen, des Bodhisattva der Weisheit.

Durch den Einfluß der zen-buddhistischen Lehre und Kunsttheorie wurden einige buddhistische Heilsfiguren aus dem Pantheon des Mahâyâna-Buddhismus entfernt, andere blieben erhalten und entwickelten sich ikonographisch weiter. Zu diesen Figuren gehören der historische Buddha Shaka (sanskr. *Śâkyamuni*) sowie Fugen und Monju.

Die paarweise Darstellung von Fugen und Monju als begleitenden Gottheiten Shakas entspricht alter buddhistischer Ikonographie. Auch Zen-Mönche gingen dazu über, sie in einem Triptychon zusammenzufassen.

Auch dieses Hängerollenpaar stammt wahrscheinlich aus einem Triptychon und wurde von einer Darstellung Shakas begleitet.

Die Gottheiten treten nicht mit aufwendigem Schmuck in göttlicher Erhabenheit auf, sondern werden als alte Priester in einfachen, zerzausten Mönchsgewändern gegeben. Eine solche Darstellung reiht sie in die lange Reihe der Patriarchen des Zen-Buddhismus ein.

Da das Hängerollenpaar mit der Signatur ›Hôsetsu‹ und dem Siegel ›Tôzen‹ versehen wurde, ist es dem Künstler Hosetsu Tôzen zuzuordnen. Tôzen soll einst Zen-Mönch des Tôfukuji-Tempels in Kyôto gewesen sein. Nach der *Biographie japanischer Maler* (*Tansei Jaku boku-shû*) aus dem Jahr 1662 und dem Buch *Geschichte der Malerei aus diesem Land* (*Honchô Gashi*) aus dem Jahr 1693 stammte Tôzen aus Matsu'ura, dem heutigen Nagasaki auf der Insel Kyûshû. Er war ein Schüler des Zen-Mönchs und Malers Sesshû Tôyô (1420–1506). Tôzen wird nicht nur als Maler erwähnt, der Sesshûs Stil erfolgreich nacheiferte, sondern auch die Techniken der chinesischen Malerei der Sung- (960–1279) und Yüan- (1279–1368) Dynastie beherrschte. Zeitweise schuf er auch Bilder ganz eigener Charakteristik. Sein Œuvre umfaßt neben Figuren des Zen Vögel, Blumen und Landschaften. Diese Gemälde zeigen Tôzens meisterliche Beherrschung des Sesshû-Stils, wie vor allem in der Behandlung der Gesichtszüge, der kühnen Pinselführung und der Tuschlavierung erkennbar, die er in den Schattierungen anwandte.

Tôzens Bild *Landschaft in haboku*-Technik mit einem Gedicht von Sakugen Shûryô (gest. 1579) in der Honolulu Academy of Art belegt, daß Tôzen hauptsächlich in der Mitte des 16. Jahrhunderts tätig war.

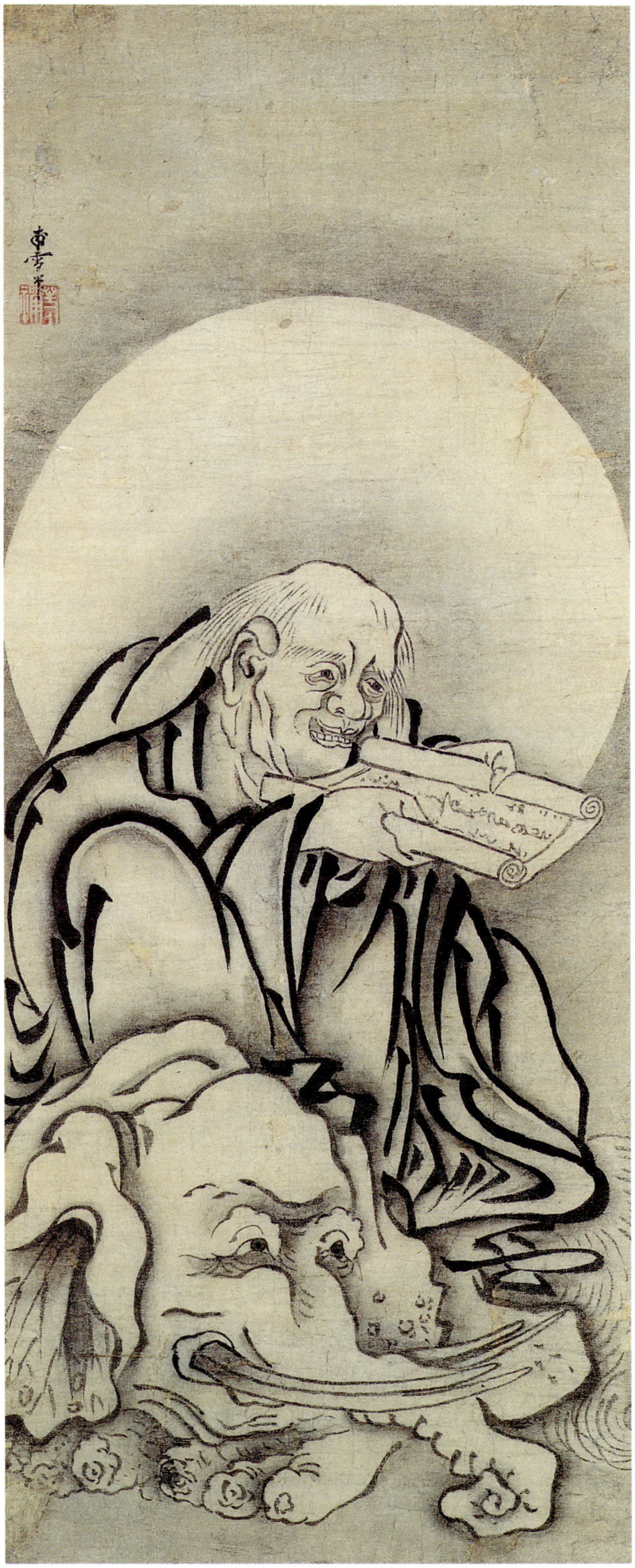

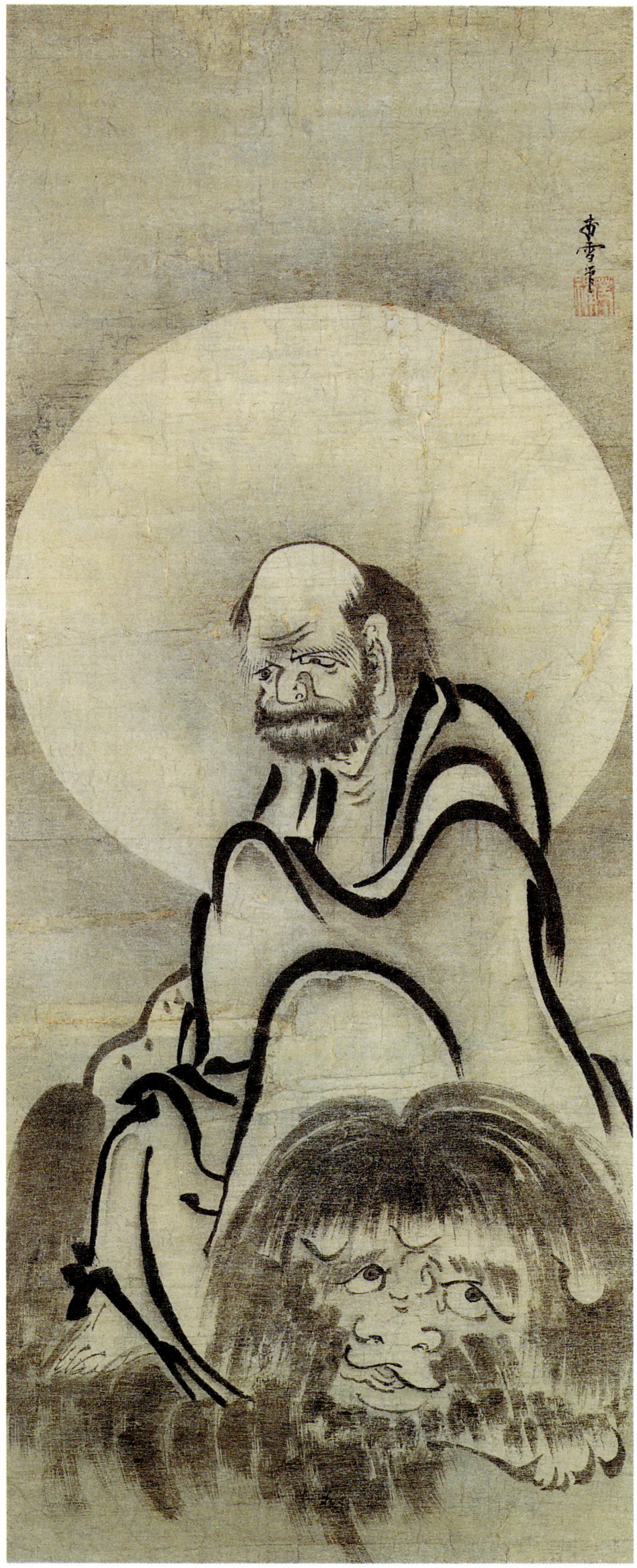

42

Jittoku

VORMALS SÔAMI (1485?–1525) ZUGESCHRIEBEN

Faltfächer auf Hängerolle montiert, Tusche und Goldfarbe
auf Papier, 18,7 x 48,7 cm
Muromachi-Zeit, 16. Jahrhundert
J 7

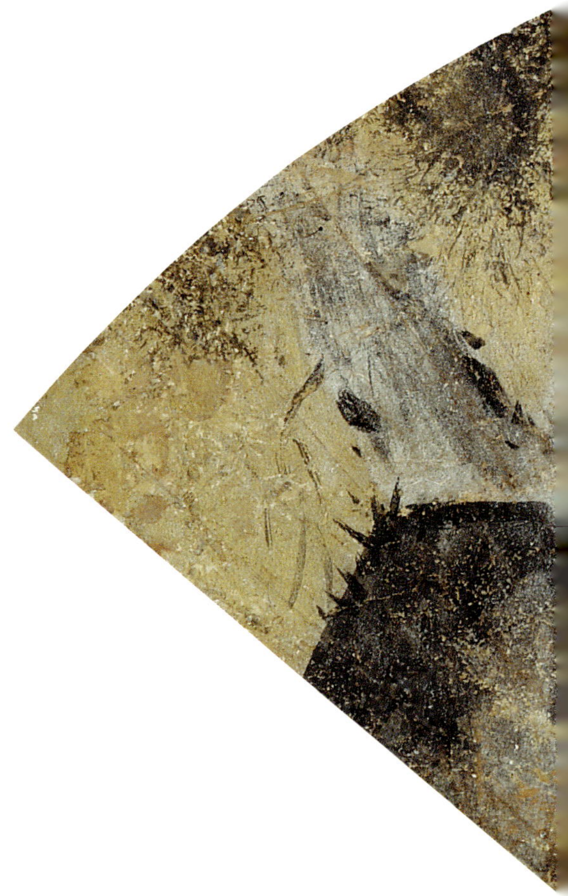

Der Knabe, der in diesem Fächerbild, an einen Felsen gelehnt, dösend auf dem Boden liegt, ist Jittoku (chin. *Shih-te*). Dafür sprechen das Attribut des Besens und der Haarknoten auf seinem Kopf. Er gehört zu den chinesischen Zen-Weisen mit halb legendenhaftem, halb-historischem Hintergrund. Es wird angenommen, daß er gegen Ende der T'ang-Dynastie (2. Hälfte 9. Jahrhundert) im Kloster Kuo-ch'ing am Berg T'ien-tai in der östlichen Region der Provinz Chekiang gelebt hat. Meistens wird Jittoku gemeinsam mit Kanzan (chin. *Han-shan*) dargestellt.

Exzentrische Zen-Priester, wie Jittoku, Kanzan, Bukan und Hotei, werden im Japanischen mit dem Begriff *sansei* (chin. *san-sheng*) umschrieben, was wörtlich übersetzt ›Zerstreute Heilige‹ bedeutet. Einige Bilder zeigen auch Jittoku und Kanzan gemeinsam mit Bukan (chin. *Feng-kan*), einem Zen-Mönch des Kuo-Ch'ing-Klosters, sowie einem Tiger. In den Darstellungen liegen sie alle zusammengekauert in tiefen Schlaf gesunken. Diese Art der Darstellung symbolisiert die Zen-Ideale: Abwesenheit von Gegensätzlichem im Geist und die Freiheit vom Zwang weltlicher Gedanken.

Die Tuschmalerei, die von den figuralen Themen des Buddhismus, Konfuzianismus und Taoismus inspiriert war, wurde von den chan-buddhistischen Zirkeln während der südlichen Sung- (1127–1279) und der Yüan- (1279–1368) Dynastie gerne als Bildvorlage aufgegriffen. Mit der Aufnahme des Zen-Buddhismus in Japan zu Beginn des 14. Jahrhunderts wurde dieser Bildtyp von den japanischen Priestermalern übernommen.

Das hier gezeigte Fächerbild gehörte wahrscheinlich zu einer Serie von insgesamt zwanzig Fächerbildern, die in einem Album zusammengefaßt waren. Kanô Osanobu (1796–1846) hat die Fächer einst Sôami (1485?–1525) zugeschrieben. Sôami diente den Ashikaga-Shôgunen als Berater und Kurator ihrer Kunstsammlungen und war für die Begutachtung importierter chinesischer Gemälde zuständig. Außerdem fielen in seinen Tätigkeitsbereich die Erstellung einer Rangliste der Künstler, die Instandhaltung von Kunstgegenständen und die Betreuung von Ausstellungen. Hatte der Shôgun einen Künstler mit der Anfertigung eines neuen Bildes beauftragt, so suchte Sôami aus der Sammlung chinesischer Gemälde des Shôgun das geeignete Modell heraus.

Sôami malte auch selbst. Die ihm zugeschriebenen Werke lassen die Vermutung zu, daß er dem Stil der chinesischen Maler Ma Yüan und Mu-Ch'i folgte. Gerade Mu-Ch'i ist für Sôamis Tuschlavierungen mit vielfachen Tonabstufungen und die rundlichen Bergformen in den Landschaftsbildern maßgebendes Vorbild.

In diesem Fächerbild läßt die relativ zarte Konturgebung auf Sôami als Urheber schließen. Pinselduktus und bestimmte formale Merkmale lassen jedoch einen Künstler des 16. Jahrhunderts vermuten, der im Stil des Sôami weitergearbeitet hat. Oder es handelt sich um einen Vertreter der frühen Kanô-Schule, der von Sôamis Stil beeinflußt worden ist.

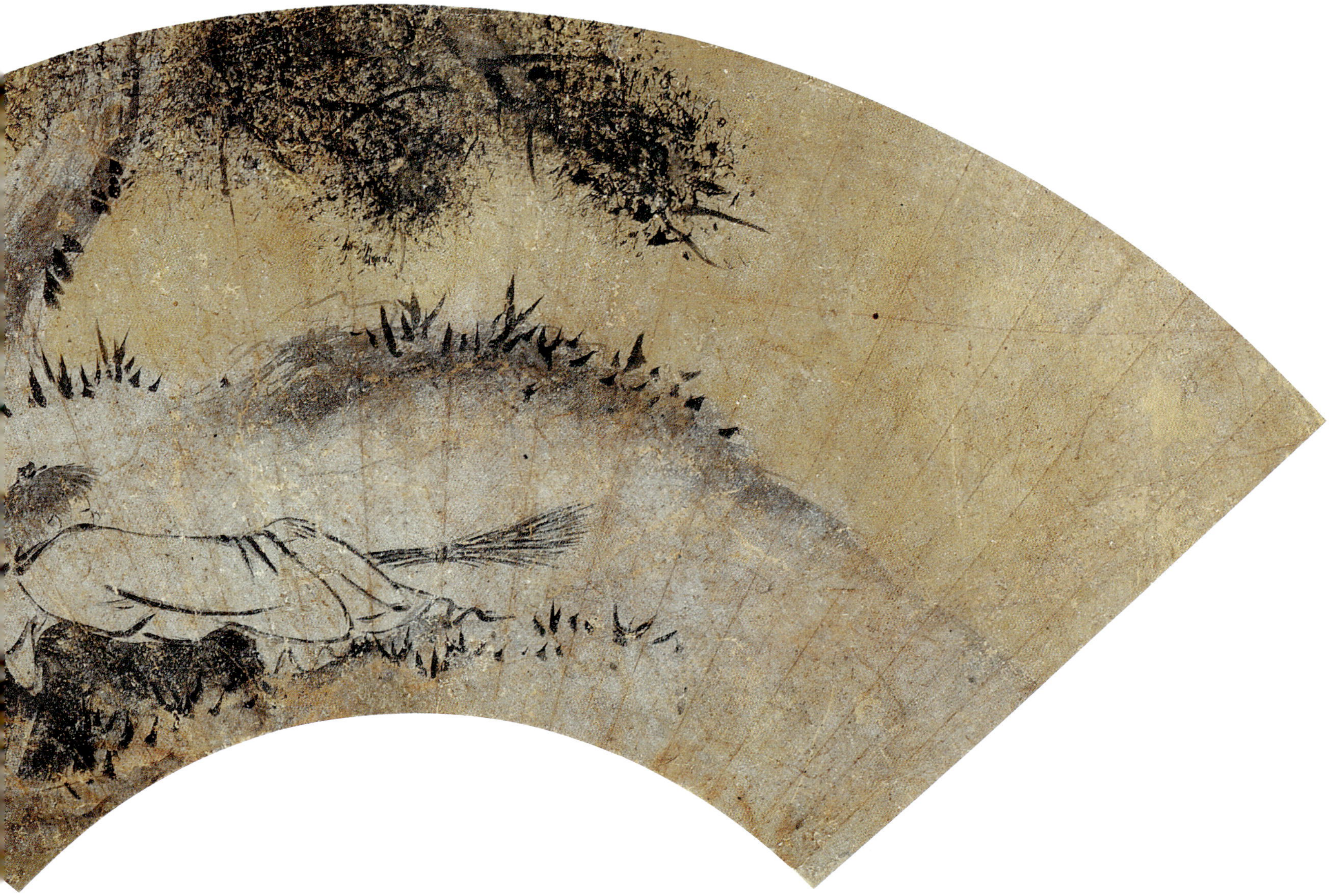

43 a / b

Kanzan und Jittoku

SUIÔ GENRO (1716–1789)

Hängerollenpaar, Tusche auf Papier, je 96 x 26 cm
Edo-Zeit, 18. Jahrhundert
Künstlersiegel: Suiô; Genro
J 37 a und b

Die rechte Hängerolle zeigt die Figur des Kanzan (chin. *Han-shan*), der in seiner Hand eine Handrolle hält und ein Gedicht rezitiert. Bei der linken Figur, die einen Besen in der Rechten hält und die linke Hand in die Luft streckt, handelt es sich um Jittoku (chin. *Shih-te*).

Sie gehören beide zu den legendenhaften, halbhistorischen chinesischen Zen-Weisen, die gegen Ende der T'ang-Dynastie (2. Hälfte 9. Jahrhundert) im Kloster Kuo-ching am Berg T'ien-tai im Osten der Provinz Chekiang gelebt haben sollen. Ihre Gewänder sind zerrissen und ihr Haar zerzaust. Die Gesichter sind zu expressiven Grimassen überzeichnet. Diese Darstellungsart steht als Metapher für die ultimative Natur der Wahrheit im Zen-Buddhismus.

Das Figurenpaar Kanzan und Jittoku wurde als Bildthema von chinesischen und japanischen Malern häufig aufgegriffen. Die ersten Darstellungen lassen sich in die nördliche Sung-Dynastie (960–1127) datieren und entwickelten sich in der südlichen Sung- (1127–1279) und der Yüan-Dynastie (1279–1368) zu einem beliebten Thema. Im Zuge der Übernahme des Zen-Buddhismus in Japan wurden sie auch dort vom 14. Jahrhundert an zu einem Hauptthema der Malerei.

In diesem Bildpaar suchte der Künstler durch die kontrastive Darstellung der Körperhaltung – die eine Figur steht aufrecht, die andere nach vorne gebeugt – eine direkte visuelle Unterscheidung von Kanzan und Jittoku zu erreichen. Andererseits erzielt er durch die gleichförmige Behandlung der Gesichtszüge – beide Figuren sind grinsend dargestellt – eine visuelle Einheit.

Die beiden Hängerollen weisen zwei quadratische Siegel mit dem weißen Schriftzug ›Genro‹ auf sowie ein Siegel mit den Schriftzeichen ›Suiô‹ in Rot. Diese Siegel benutzte der Zen-Priestermaler Suiô Genro (1716–1789). Im Alter von ungefähr 30 Jahren wurde Suiô ein Schüler von Hakuin Ekaku (1685–1768). Ekaku erneuerte die Rinzai-Sekte des Zen-Buddhismus und belebte auch die Tradition der Zen-Malerei und Zen-Kalligraphie neu. Er gilt daher auch als Urheber der Zen-Malerei (*zen-ga*), der Malerei und Kalligraphie der Zen-Mönche. Als einer der wichtigsten Schüler Hakuins folgte ihm Suiô als Hauptabt des Shôinji-Tempels in der heutigen Präfektur Shizuoka. Suiô ist bekannt für seine zahlreichen Bildnisse von Kanzan und Jittoku.

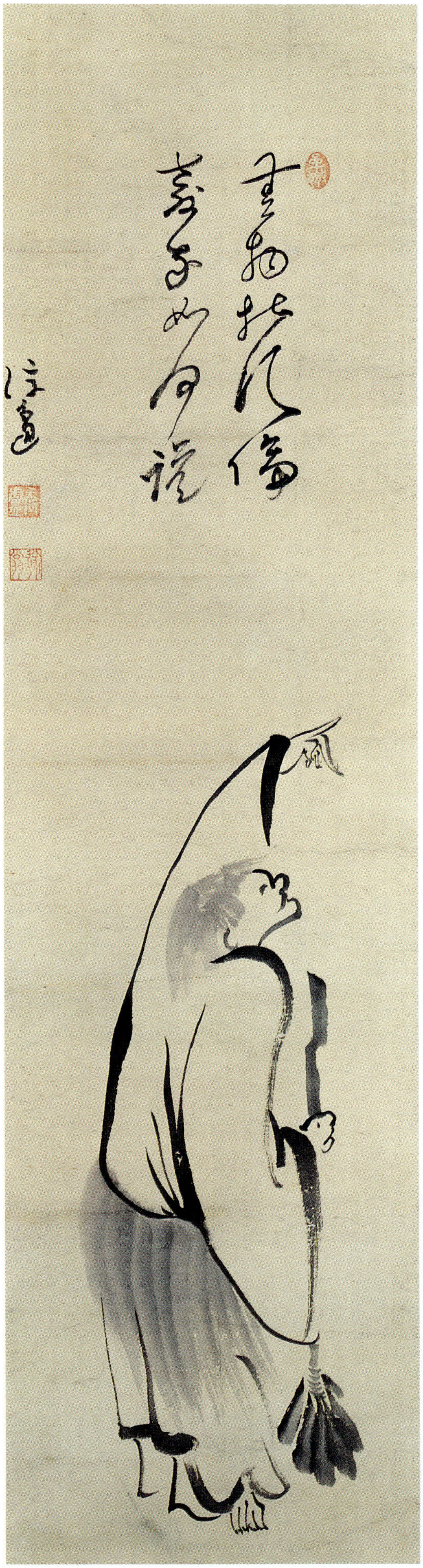

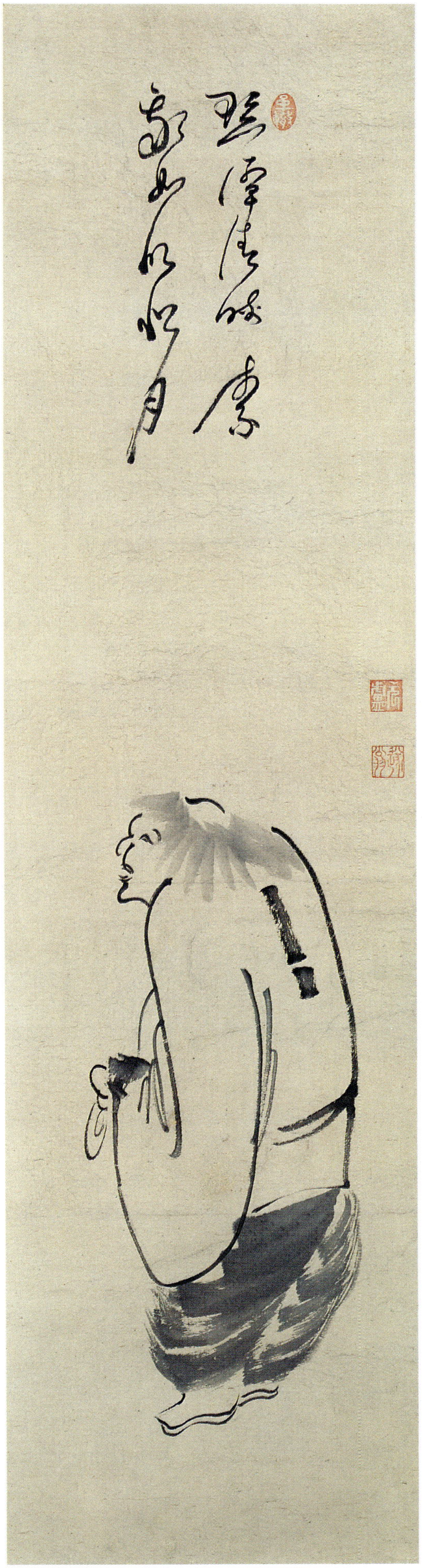

44

Kensû

UNKOKU TÔEKI (1591–1644)
AUFSCHRIFT VON KEISHÛ DÔRIN

Hängerolle, Tusche auf Papier, 116 x 48 cm
Edo-Zeit, frühes 17. Jahrhundert
Künstlersiegel: Unkoku; Tôeki
J 44

Zu sehen ist in Profilansicht ein Priester, der mit dem Rücken vor einer Schilfpflanze sitzt. Seine Arme hält er vor seinem Bauch verschränkt. Vor dem Priester ist eine Garnele abgebildet, das Attribut des Priesters Kensû: Kensû (chin. *Hsien-tzu*) bedeutet Garnele, wie es die Aufschrift über dem Bildnis andeutet. Die Aufschrift stammt von Keishû Dôrin, dem 221. Hauptabt des Tenryûji-Tempels in Kyôto.

Der Priester Kensû, der im 10. Jahrhundert gelebt haben soll, gehört zu den halb-historischen Gestalten des Zen (chin. *chan*). Es heißt, daß Kensû den ganzen Tag Garnelen und eßbare Muscheln (*shijimi*) am Flußufer gesammelt und gegessen hat. Nachts soll er in einem Schrein inmitten der Opfergelder für die Toten geschlafen haben. Kensû war ein Exzentriker und lebte nicht streng nach den buddhistischen Essensregeln, die Fleischverzicht vorsahen. Jedoch entspricht diese paradox anmutende Episode der Vorstellung des Zen, daß alle Vorgänge Illusion sind. Diese Idee beinhaltet einerseits das Festhalten an der buddhistischen Lehre, andererseits den Widerstand gegen sie. Da Kensû es geschafft hatte, Garnelen zu fangen, zählt er zu den ungebundenen Zen-Meistern.

Die Hängerolle zeigt ein Siegel in Form eines Flaschenkürbis mit dem Namen ›Unkoku‹ in weißen Schriftzeichen. Die Schriftzeichen ›Tôeki‹ des quadratischen Siegels sind in rot gehalten. Der Künstler Unkoku Tôeki (1591–1644) war der zweite Sohn von Unkoku Tôgan (1547–1618), der den Malstil von Sesshû Tôyô fortführte. Tôekis älterer Bruder starb relativ früh, so daß er sich nach Tôgans Tod ›Sesshû der Vierte‹ nannte. Er wurde Leiter der Unkoku-Malschule und diente Môri Terumoto, dem Daimyô der Region Suô Yamaguchi. Er reiste auch nach Kyôto, wo er vom Daitokuji-Tempel beauftragt wurde, Stellschirme zu malen. 1626 erhielt er vom kaiserlichen Hof den Ehrentitel *hokkyô*.

Der Figurenstil dieses Tuschbilds mit wenigen Tuschestrichen wird eigentlich mit Liang K'ai in Verbindung gebracht, einem chinesischen Maler der südlichen Sung-Dynastie (1127–1279). In Japan wurde dieser Malstil durch Sesshû populär und von Unkoku Tôgai und Tôeki fortgesetzt. Tôekis Figuren zeigen häufig einen gekrümmten Rücken, einen nach vorne gebeugten Nacken sowie ein hervortretendes Kinn. Diese Eigenheiten treffen sowohl für dieses Werk zu als auch für ein Gemälde Kensûs, das sich im Präfekturmuseum in Yamaguchi befindet und als Vorlage für dieses Bild gedient haben könnte.

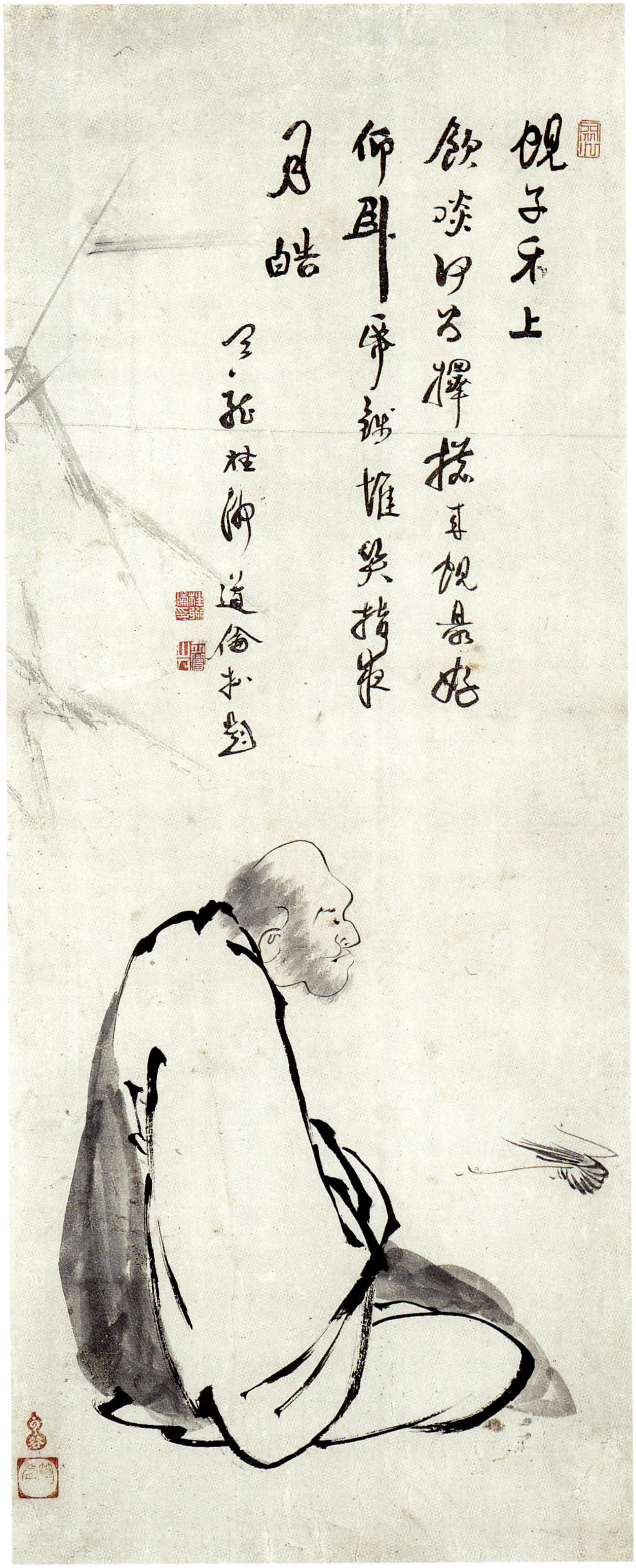

45 a / b

Die Zen-Patriarchen Tokuzan Sengan und Nanzen Fugan

KANÔ SANRAKU (1559–1635) ZUGESCHRIEBEN

Hängerollenpaar, Tusche auf Papier, je 120,6 × 46 cm
Edo-Zeit, 17. Jahrhundert
Künstlersiegel: unleserlich
J 175 und 176

Im Zen-Buddhismus kommt der persönlichen Belehrung durch den Meister eine größere Bedeutung zu als dem Studium der Schriften. Dies führte zur Verehrung berühmter Zen-Meister, ihres Verhaltens und ihrer Worte. Verhalten und gesprochenes Wort galten als Spiegel des Geistes eines Zen-Meisters. Daher waren Gemälde, die das Verhalten berühmter Zen-Patriarchen festhielten (*zenki-ga* oder *zenki-zu*), für die Zen-Priester von großem Wert.

In diesem Hängerollenpaar ist auf der linken Seite Tokuzan Sengan (chin. *Te-shan Hsüan-chien*) dargestellt, der mit einem langen Stab in seiner rechten Hand unter einem Baum steht. Die Attribute dieses chinesischen Priesters, der im 9. Jahrhundert lebte, basieren auf einer Erzählung, nach der er während der Zen-Übungen seine Schüler mit einem Stock schlug. Der zweite Priester, der seine linke Hand zu einer Faust emporstreckt und mit seiner Rechten ein Schwert hält, ist Nanzen Fugan (chin. *Nan-ch'üan P'u-yüan*). Der Berg im Hintergrund ist wahrscheinlich Nanzen, auf dem er 795 ein Kloster gründete, wo er sich dreißig Jahre lang aufgehalten haben soll.

Ein berühmtes Zen-Meditationsrätsel (*kôan*) handelt von Nanzen. Die Episode besagt, daß der Zen-Patriarch eines Tages auf einige Priester traf, die über eine Katze debattierten. Nanzen fing die Katze ein und stellte ihnen die Aufgabe, eine korrekte Beschreibung des Wesens der Katze zu geben, sonst würde er das Tier töten. Da keiner der Priester diese Aufgabe lösen konnte, tötete Nanzen die Katze. Das Bild weist eine Aufschrift von Kôgai Sôu auf, dem 162. Hauptabt des Myôshinji-Tempels in Kyôto, wo er 1641 den Untertempel Hôshôin gründete. Das Bildnis des Priesters Tokuzan zeigt die Aufschrift eines anderen Priesters des Myôshinji mit dem Namen Nanshitsu'rin.

Das Hängerollenpaar wird Kanô Sanraku zugeschrieben, Sohn eines Kriegers, der dem Asai-Clan diente, der im 16. Jahrhundert in der Omi-Region, der heutigen Präfektur Shiga, regierte. Sanraku studierte bei Kanô Eitoku (1543–1590), einem der einflußreichsten Maler der Momoyama-Periode, und wurde später sogar von seinem Lehrer adoptiert. Zu Sanrakus Werk zählen Bilder wie *Der Priester Yaoshan erlegt einen Hirsch mit einem Speer* (*Yakuzan sha shuchûshu zu*) im Zôkain-Tempel und *T'ung-feng brüllt wie ein Tiger* (*Tôhô kosei zu*), das sich in einer Privatsammlung befindet. Beide Gemälde sind dem Stil der *zenki-zu* zuzuordnen, da sie, ähnlich dem Stil dieses Hängerollenpaars, mit wenigen Pinselstrichen auskommen.

Neben Sanraku malte auch sein bekannter Zeitgenosse Kaihô Yûshô (1533–1615) in einem Malstil mit wenigen Pinselstrichen, und es wird angenommen, daß Sanraku vielleicht unter ihm studiert hat. Von einem weiteren Maler der Kanô-Schule, Kanô Naizen (1570–1616), sind gleichfalls Werke dieser Art bekannt.

Im 17. Jahrhundert wurden Bildnisse der Zen-Patriarchen von Berufsmalern anstelle von Priestermalern angefertigt, während die Aufschriften häufig Zen-Priester vornahmen. Die Bilder zeigen eine Tendenz zu einer vereinfachten visuellen Umsetzung der Themen, die mit dem Verlust der geistigen Qualität einhergeht.

Da die Siegel auf diesen Hängerollen unleserlich sind und der Pinselduktus nicht identisch mit demjenigen Sanrakus ist, bedarf es noch weiterer Forschung. Es ist jedoch davon auszugehen, daß es sich um einen Maler aus dem Umkreis Sanrakus handelt, der die Gemälde im 17. Jahrhundert schuf.

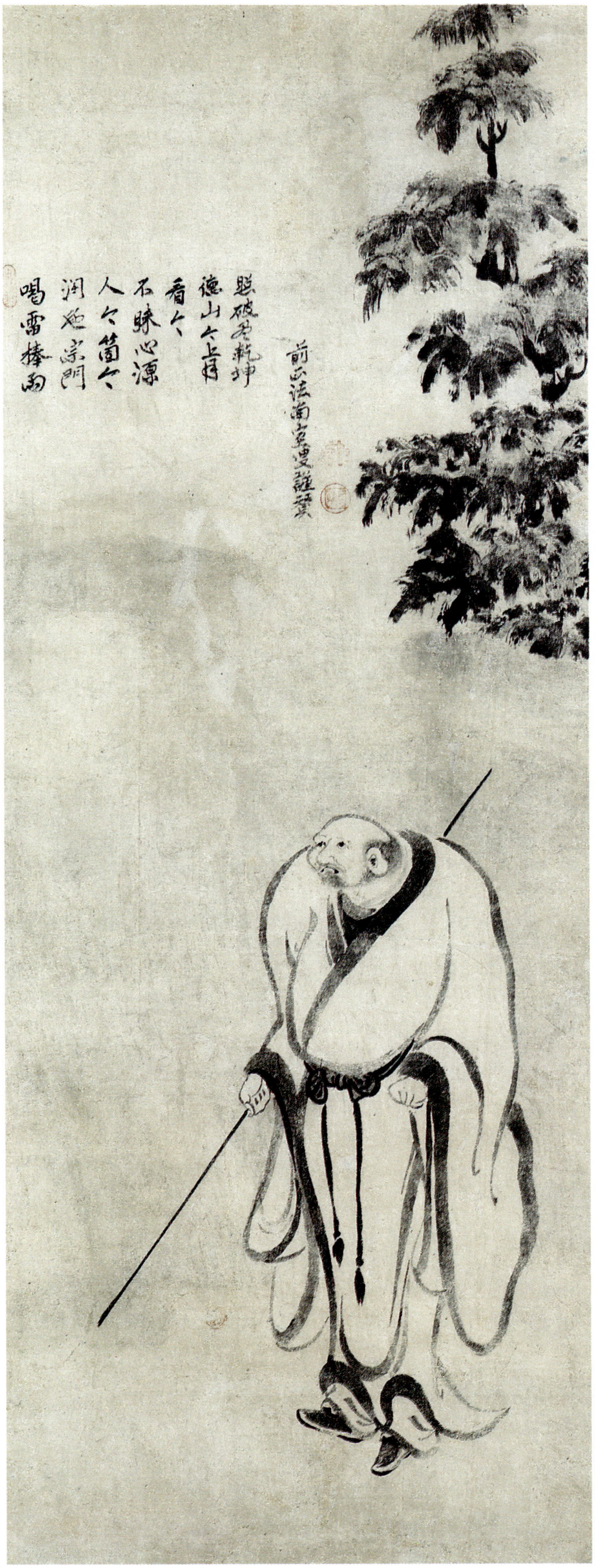

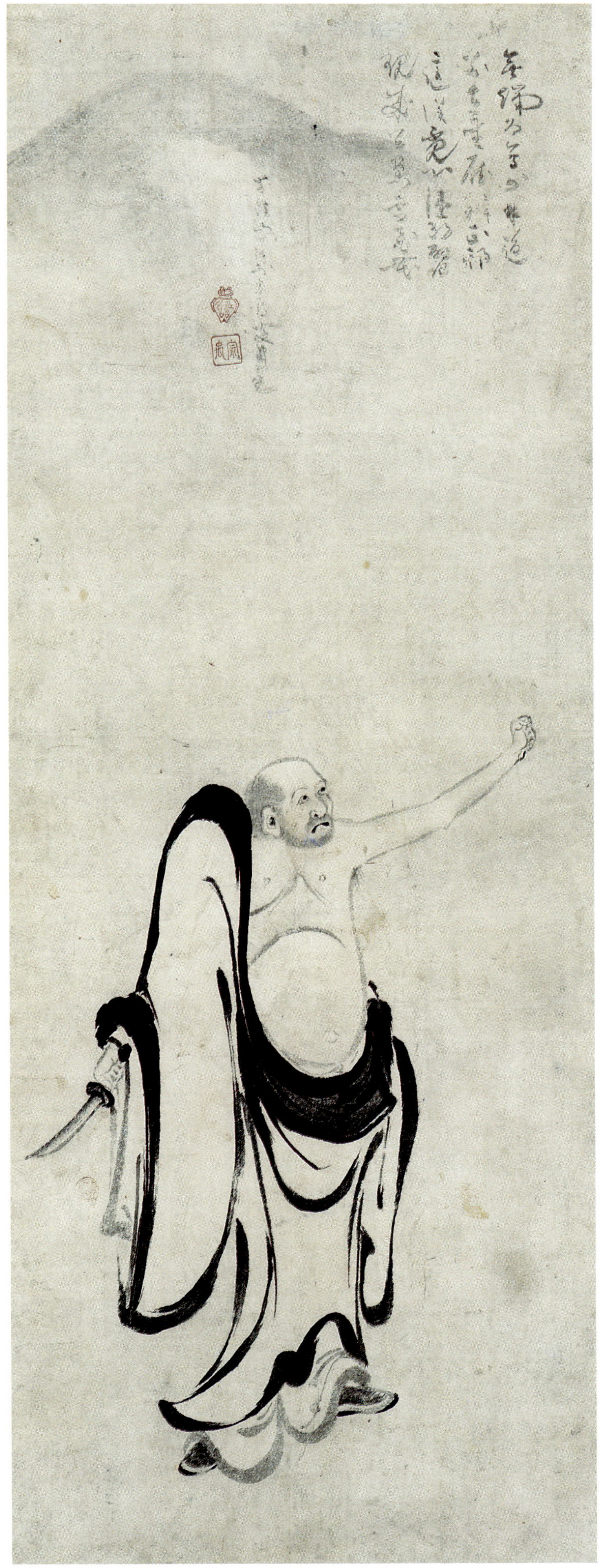

46

Chinesische Herren betrachten den Mond

JASOKU (TÄTIG IM 15. JAHRHUNDERT) ZUGESCHRIEBEN

Hängerolle, Tusche und Farben auf Papier, 83 x 30,5 cm
Muromachi-Zeit, 15.–16. Jahrhundert
J 124

Zwei chinesische Herren sitzen auf einem Felsplateau und betrachten den Mond, der in der Ferne über den Bergspitzen steht. Ein Knabe, der Diener der Herren, steht mit einem Stab hinter den beiden. Gemälde chinesischer Maler von mondbetrachtenden Edelmännern waren in Japan geschätzt, etwa von Ma Yüan (tätig um 1200), dem Maler des südlichen Sung-Hofes.

Neben mondbetrachtenden Gelehrten wurden auch Beobachter von Wasserfällen in der Malerei der Muromachi-Zeit (1333–1573) zu einem beliebten Sujet. In dieser Epoche verehrten die Militärmachthaber und Zen-Mönche die Literatur und Kunst der chinesischen Gelehrten. Eine Eigenheit dieses Bildes ist die geringe räumliche Tiefe, so daß eine leichte Unausgewogenheit der Gesamtkomposition entsteht.

Das Gefüge recht langer Pinselstriche, das zur Schattierung der Felsen dient, und die rechteckigen Formen der Felsen ähneln den Landschaftsdarstellungen auf den Schiebetürenpaneelen der Audienzhalle des Shinjuan-Tempels in Kyôto. Diese werden Fusen Sôjô (gest. 1483) zugeschrieben, einem Schüler des Daitokuji-Priesters Ikkyû Sôjun (1394–1481). Auch die Landschaftsbilder im Gumma Präfekturmuseum und in der Sammlung Fuji, die beide das Siegel ›Sekiyô‹ tragen, ähneln in ihrer Art diesem Beispiel. Die Schöpfer dieser Gemälde gehörten zur Soga-Schule, eine Gruppe von Malern, die alle ›Soga‹ als Nachnamen benutzten. So nannte sich Fusen Sôjô auch Soga Shikibu. Die Soga-Malschule sah den koreanischen Maler Ri Shûbun als Begründer ihrer Maltradition. Dieser soll zusammen mit dem Mönch und Künstler Shûbun nach Japan gekommen sein, als dieser von einem Besuch in Korea nach Japan heimkehrte.

Die Soga-Maler dienten durchgehend den Feudalherrschern des Asakura-Clans, der in der Echizen-Region, der heutigen Präfektur Fukui, regierte. Wohl aufgrund seiner stilistischen Merkmale schrieb man dieses Gemälde Jasoku zu, ein Name, den viele Künstler der Soga-Schule führten. Das Bild stammt aber sicherlich von einem im 16. Jahrhundert tätigen Maler. Das Gedicht in der rechten oberen Ecke der Hängerolle ist auf einem anderen Papierstück als die Hängerolle geschrieben. Das Gedicht schließt mit der Signatur ›Sansetsu‹, dem Namen des Zen-Priesters Tôgaku, der im Jisaiin, einem Untertempel des Tenryûji, in Kyôto lebte. Der Lebenslauf dieses Priesters ist unbekannt, betrachtet man aber den kalligraphischen Stil dieses Bildes, so scheint er nicht vor dem 16. Jahrhundert gearbeitet zu haben.

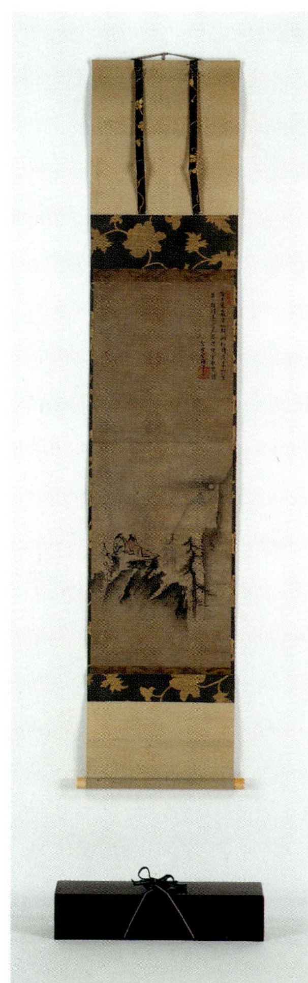

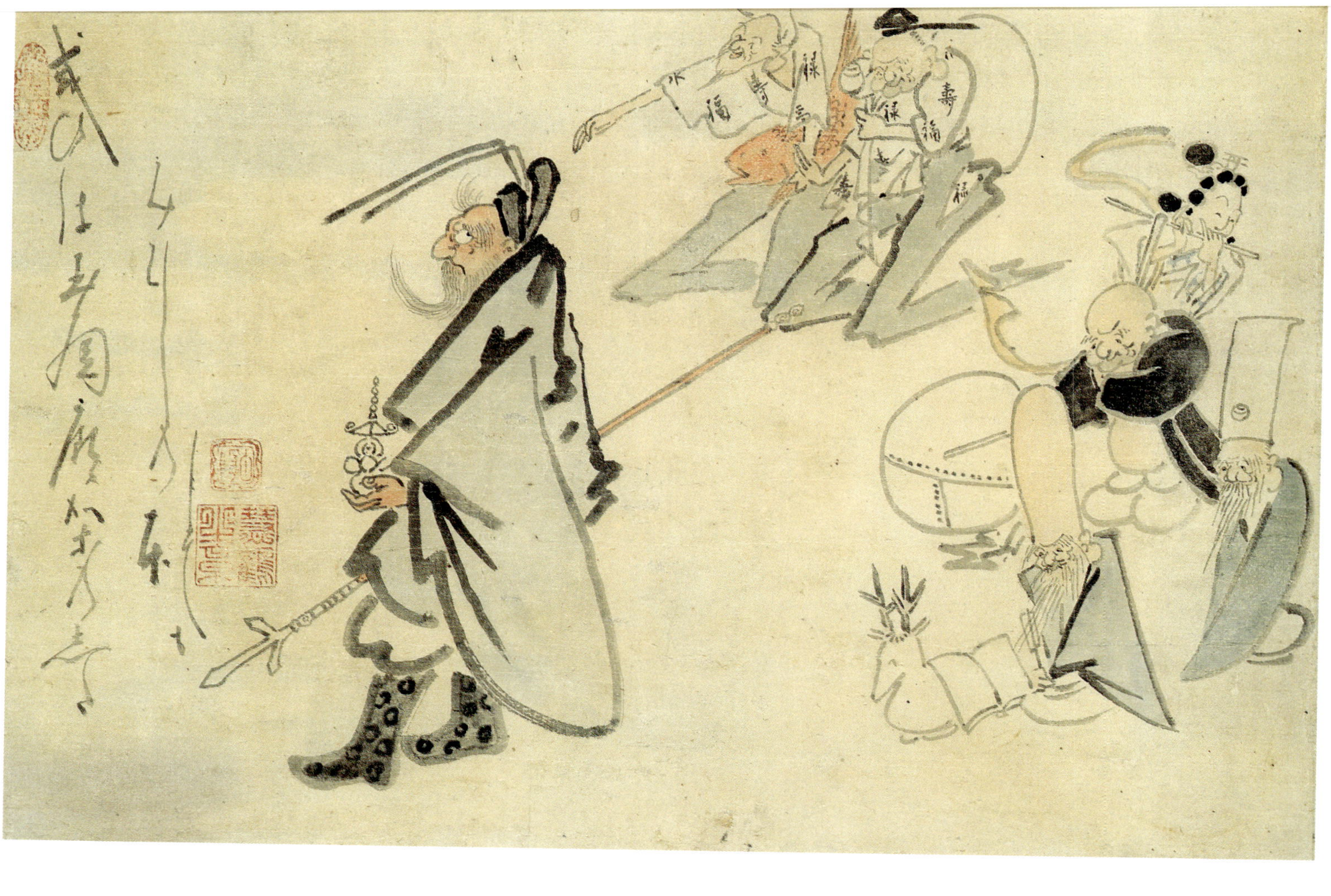

47

Die sieben Glücksgötter (*shichi fukujin*)

HAKUIN EKAKU (1685–1768)

Hängerolle, Tusche und Farben auf Papier, 40 x 56 cm
Edo-Zeit, 18. Jahrhundert
Künstlersiegel: Hakuin, Ekaku-no-shô
J 27

Die sieben Glücksgötter, denen nachgesagt wird, daß sie einem Reichtum und langes Leben bringen, sind in diesem Bild in Dreieckform angeordnet. Die Sieben sind eine Gruppe indischer, chinesischer und japanischer Götter und Weiser. Sie wurden im 16. und 17. Jahrhundert besonders unter den Kaufleuten als Gottheiten des Wohlstandes, des langen Lebens sowie als Schutzgottheiten des Hauses verehrt.

In dieser Hängerolle erscheint Bishamon-ten (sanskr. *Vaiśravana*) links im Vordergrund. In der linken Hand hält er eine kleine Stupa und in der rechten einen Dreizack. Die anderen Götter folgen ihm von links oben nach rechts unten wie folgt angeordnet: Ebisu, eine Brasse haltend, Daitoku-ten (sanskr. *Mahâkâla*) mit einem Wunschhammer und einem großen Sack, Benzai-ten (sanskr. *Sarasvatī*), die einzige Gottheit in der Gruppe, die eine Flöte spielt; dann Hotei (chin. *Pu'tai*) mit entblößtem, kugelrundem Bauch, einen großen Sack haltend, Fukurokujin (chin. *Fu-lu-shou*) mit einem hohen Hut sowie schließlich Jurôjin (chin. *Shou-lao-jen*) mit seinem langen Kopf in Begleitung eines Hirsches.

Das Bild trägt die Siegel ›Hakuin‹ und ›Ekaku-no-shô‹, die beide von Hakuin Ekaku stammen. Er gilt mit Recht als einer der einflußreichsten Zen-Meister der Edo-Zeit.

Hakuin wurde in Hara, Suruga (heute ein Stadtteil von Numazu in der Präfektur Shizuoka), geboren. Im Alter von 15 Jahren wurde er Mönch des Shôrinji-Tempels in Hara, erhielt den Priesternamen Ekaku und wurde Schüler des Mönchs Tanrei Soden. Hakuin unternahm viele Reisen, um sein Wissen zu vervollkommnen. Nachdem er die ursprüngliche Zen-Tradition der Rinzai-Sekte bei dem Zen-Meister Dôkyô Etan studiert hatte, wurde er zum anerkannten Meister dieser Schule. Er kehrte zum Shôrinji zurück und verbrachte dort den Rest seines Lebens. Mit 34 Jahren begann er

Tuschgemälde von Zen-Priestern wurden ab dem 17. Jahrhundert Zen-Bilder (*zen-ga*) genannt, um sie von den Tuschbildern der Mönchsmaler aus der Muromachi-Zeit (1333–1573) zu unterscheiden. *Zen-ga*, kühne Malereien und Kalligraphien, dienten den Mönchen als Hilfe zur Meditation und galten als reine Form in der Vermittlung der Zen-Prinzipien. Man sah in ihnen persönliche spirituelle Ausdrucksformen der Erleuchtung.

Für die sieben Glücksgötter und ein weiteres Zen-Thema, die Darstellung des Daruma, hatte Hakuin eine besondere Vorliebe. Für seine Manier sind einfache und spontane Pinselstriche kennzeichnend. Mit ihnen umreißt er Figuren mit großem humoristischen Ausdruck. Verzerrungen und Übertreibungen sind seine persönliche Note.

48

Junge, einen Ochsen reitend
Genpaku (1578–1659)

Hängerolle, Tusche auf Papier, 77 x 25 cm
Edo-Zeit, erste Hälfte 17. Jahrhundert
Signiert: Genpaku
Künstlersiegel: unleserlich
J 90

Ein Junge reitet auf einem Ochsen. Beide passieren gerade einen Weidenast, der von einem Felsvorsprung herabhängt. Ochsen sind eher im Alltag der Chinesen zu finden als der Japaner. Sie sind jedoch ein wichtiges Thema in den Bildern des Zen-Buddhismus. So illustriert etwa die Bildserie *Die Zehn Ochsenbilder* (*Jûgyûzu*) in allegorischen Bildern die zehn Stationen des Weges zur Erleuchtung. Die zehn Stufen haben die folgende Reihenfolge:

1. Die Suche nach dem Ochsen
2. Die Spuren des Ochsen sehen
3. Den Ochsen erblicken
4. Den Ochsen einfangen
5. Den Ochsen zähmen
6. Heimkehren auf dem Rücken des Ochsen
7. Der Ochse ist vergessen, der Mensch bleibt
8. Leere – Mensch und Ochse sind vergessen
9. Pflaumenblüte, Bambus und Felsen symbolisieren die Rückkehr zum Fundamentalen, zum Ursprung
10. Erleuchtet und völlig gelöst kehrt man in den Alltag zurück

ten Genpaku für Sen Sôtan (1578–1659), Enkel des berühmten Teemeisters Sen no Rikyû (1522–1591), der den *wabi*-Tee zur Vollendung führte. Sôtan selbst wird die Begründung des Sen-Teeweges zugeschrieben (*senke sadô*), der von drei Zweigen der Familie Sen fortgeführt wurde. Sôtan führte die Namen Totsutotsusai und Genpaku nebeneinander her. Im *Verzeichnis der Meister japanischer Malerei* (*Fusô Meikô Ga-fu*), das Asai Fukyû im späten 18. Jahrhundert herausgab, wird Sôtan als Maler aufgeführt, der die monochrome Tuschmalerei bevorzugte und seine Gemälde in Gedichten beschrieb.

Die kaum in die Tiefe gehende Behandlung des Raumes und der flache, relativ dekorative Pinselduktus lassen vermuten, daß das Bild in der 1. Hälfte des 17. Jahrhunderts entstand. Da dies mit Sôtans Schaffensperiode übereinstimmt, kommt er als Urheber dieses monochromen Tuschbildes in Frage. Infolge des unleserlichen Siegels und des Fehlens gesicherter Vergleichsbeispiele Sôtans bedarf die Zuschreibung allerdings künftig weiterer Absicherung.

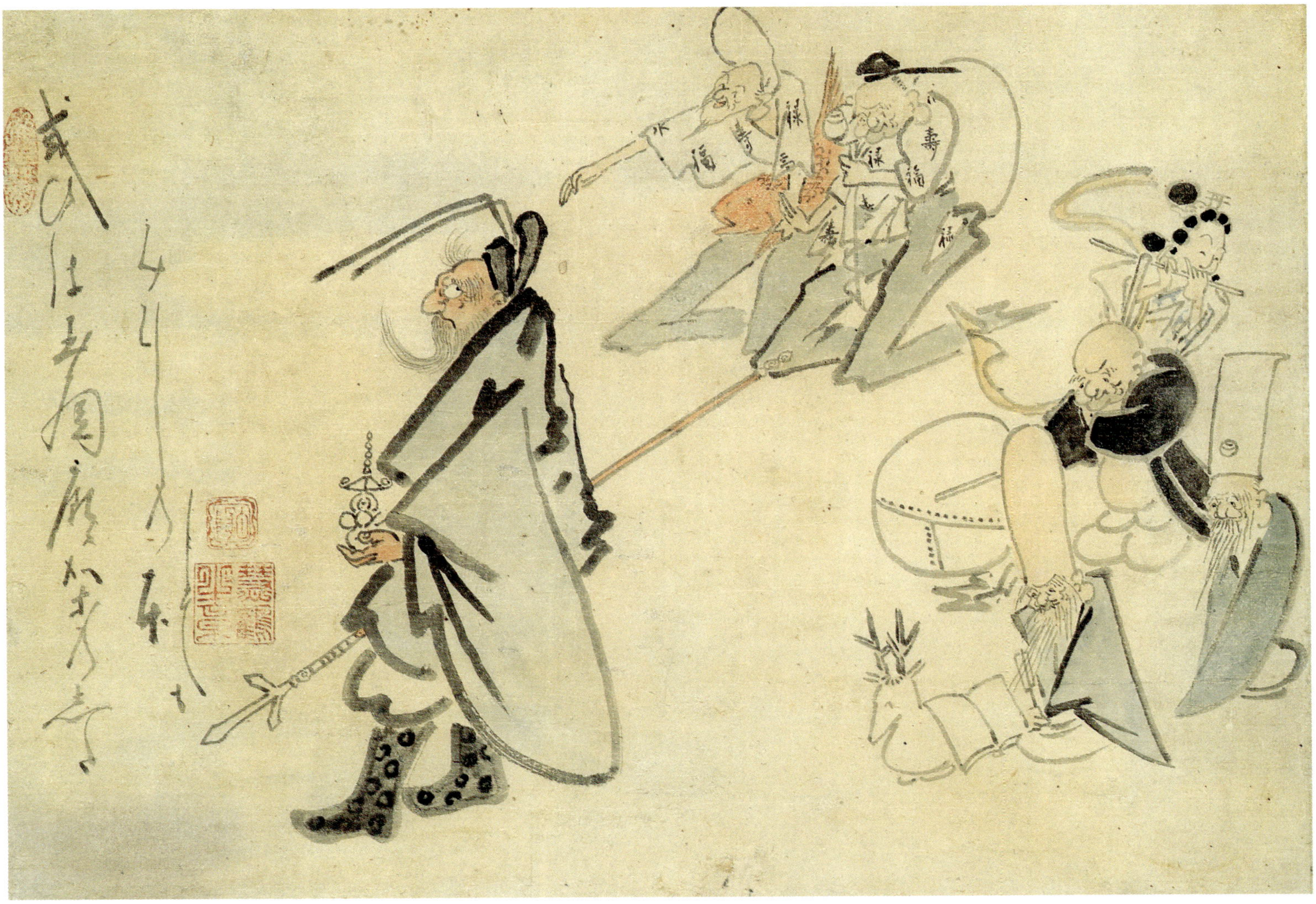

48

Junge, einen Ochsen reitend
Genpaku (1578–1659)

Hängerolle, Tusche auf Papier, 77 x 25 cm
Edo-Zeit, erste Hälfte 17. Jahrhundert
Signiert: Genpaku
Künstlersiegel: unleserlich
J 90

Ein Junge reitet auf einem Ochsen. Beide passieren gerade einen Weidenast, der von einem Felsvorsprung herabhängt. Ochsen sind eher im Alltag der Chinesen zu finden als der Japaner. Sie sind jedoch ein wichtiges Thema in den Bildern des Zen-Buddhismus. So illustriert etwa die Bildserie *Die Zehn Ochsenbilder* (*Jûgyûzu*) in allegorischen Bildern die zehn Stationen des Weges zur Erleuchtung. Die zehn Stufen haben die folgende Reihenfolge:

1. Die Suche nach dem Ochsen
2. Die Spuren des Ochsen sehen
3. Den Ochsen erblicken
4. Den Ochsen einfangen
5. Den Ochsen zähmen
6. Heimkehren auf dem Rücken des Ochsen
7. Der Ochse ist vergessen, der Mensch bleibt
8. Leere – Mensch und Ochse sind vergessen
9. Pflaumenblüte, Bambus und Felsen symbolisieren die Rückkehr zum Fundamentalen, zum Ursprung
10. Erleuchtet und völlig gelöst kehrt man in den Alltag zurück

Das Thema der Zehn Ochsenbilder ist bis auf den chinesischen Chan-Meister Kuo-an (*Kakuan*) zurückzuverfolgen, der zur Zeit der Sung-Dynastie (960–1279) um 1150 tätig war. Das vorliegende Bild ähnelt der Darstellung der sechsten Stufe und kann als Einzeldarstellung des Themas gelten.

Aber auch weniger religiös, eher an den rein künstlerischen Möglichkeiten dieses Themas orientierte Werke sind bekannt. Zu diesen gehört ein Gemälde aus dem 13. Jahrhundert mit dem Titel *Auf dem Rücken eines Ochsen heimkehrend unter einem Weidenbaum* (Museum of Fine Arts, Boston). Das Bild nimmt das gleiche Motiv auf wie das Beispiel aus der Sammlung Langen und ähnelt diesem sehr. Ochsenbilder scheinen über einen recht langen Zeitraum hinweg in China und Japan ein sehr beliebtes Thema gewesen zu sein.

Dieses Bild trägt die Signatur ›Genpaku‹ sowie ein nicht zu entzifferndes Siegel. Einige Wissenschaftler halten Genpaku für Sen Sôtan (1578–1659), Enkel des berühmten Teemeisters Sen no Rikyû (1522–1591), der den *wabi*-Tee zur Vollendung führte. Sôtan selbst wird die Begründung des Sen-Teeweges zugeschrieben (*senke sadô*), der von drei Zweigen der Familie Sen fortgeführt wurde. Sôtan führte die Namen Totsutotsusai und Genpaku nebeneinander her. Im *Verzeichnis der Meister japanischer Malerei* (*Fusô Meikô Ga-fu*), das Asai Fukyû im späten 18. Jahrhundert herausgab, wird Sôtan als Maler aufgeführt, der die monochrome Tuschmalerei bevorzugte und seine Gemälde in Gedichten beschrieb.

Die kaum in die Tiefe gehende Behandlung des Raumes und der flache, relativ dekorative Pinselduktus lassen vermuten, daß das Bild in der 1. Hälfte des 17. Jahrhunderts entstand. Da dies mit Sôtans Schaffensperiode übereinstimmt, kommt er als Urheber dieses monochromen Tuschbildes in Frage. Infolge des unleserlichen Siegels und des Fehlens gesicherter Vergleichsbeispiele Sôtans bedarf die Zuschreibung allerdings künftig weiterer Absicherung.

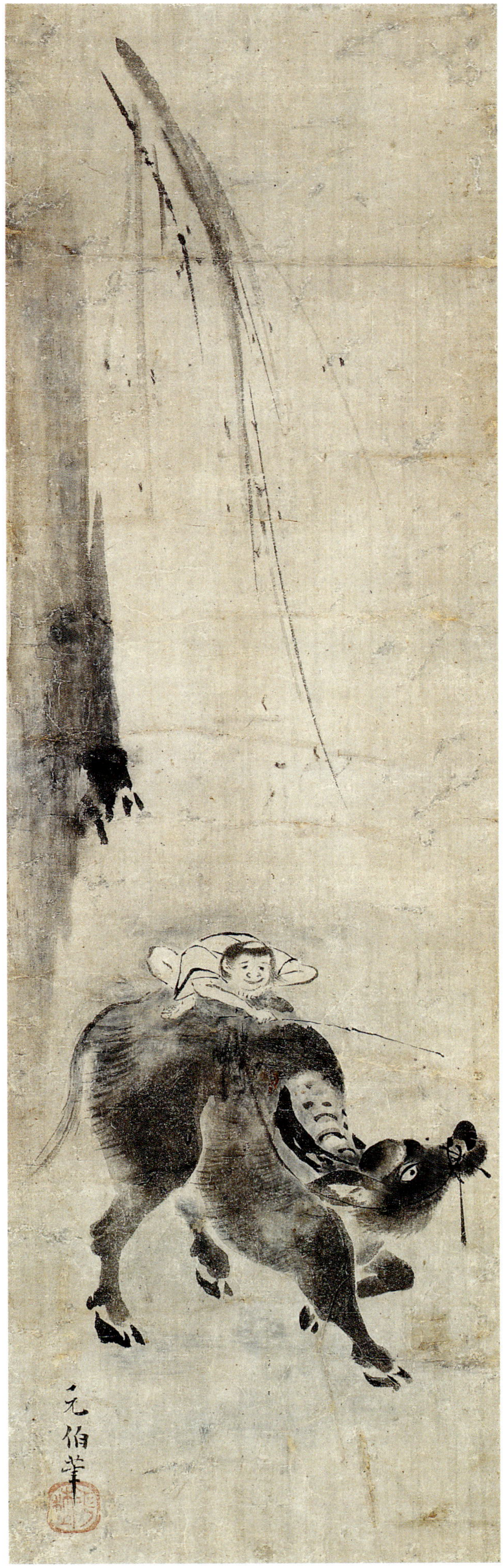
元伯筆

49

Landschaft in *haboku*-Technik

SESSHÛ TÔYÔ (1420–1506)
ZUGESCHRIEBEN

Hängerolle, Tusche auf Papier, 22 x 28 cm
Muromachi-Zeit, 16. Jahrhundert
Künstlersiegel: Tôyô
J 85

Großzügige Tuschlavierungen mit einigen willkürlich gesetzten Tuschstrichen erzeugen eine Landschaft ohne genau definierte Konturlinien. Diese Technik, Kursivstil in lavierender Tusche, wird im Japanischen *haboku* (oder *hatsuboku*, chin. *p'o-mo*) genannt. Die Einführung dieser Technik wird Wang Hsia zugeschrieben, einem chinesischen Künstler der T'ang-Dynastie (618–907). Japanischen Malern dienten jedoch die *Acht Ansichten von Hsiao und Hsiang* von Yü-chien (tätig ca. 1. Hälfte 13. Jahrhundert) als direktes Vorbild.

Sesshûs *haboku*-Technik, die er in seiner *haboku*-Landschaft im Nationalmuseum in Tôkyô angewandt hat, geht in seiner Art, der Aufschrift des Zen-Priesters Tenin Ryutaku folgend, eindeutig auf den Stil Yü-chiens zurück.

Die genannte *hatsuboku*-Landschaft von 1495 überreichte Sesshû seinem Schüler Sôen (tätig um 1500) als Diplom. Andere Schüler Sesshûs wie Shûgetsu und Unkei malten gleichfalls *hatsuboku*-Landschaften, ein Indiz dafür, daß die *hatsuboku*-Malerei ein wichtiger Bestandteil ihrer Identität als Nachfolger der Sesshû-Tradition war.

In diesem Bild vermitteln die wenigen flüchtigen Tuschstriche in dunkler Tusche und die großzügigen Tuschlavierungen in unterschiedlichen Nuancen einen Eindruck von Stabilität und Frische. Die Komposition zeigt Ähnlichkeiten mit den gesicherten Werken Sesshûs.

Ein Boot mit zwei sitzenden Figuren, die sich anschauen, eine Hütte, die durch Fahnen davor als Schenke zu erkennen ist, sind Motive, die häufig in Sesshûs Bildern auftauchen. Das rechteckige Siegel mit den roten Schriftzeichen ›Tôyô‹ ähnelt dem Siegel auf Sesshûs Bild *Daruma* im Idemitsu Museum in Tôkyô, das als frühes Werk Sesshûs gilt.

Das Bild aus der Sammlung Langen zeigt im Vergleich zu anderen *hatsuboku*-Landschaften Sesshûs in seinem Pinselduktus weniger Spontaneität. Die Pinselstriche wirken nicht schwungvoll, sondern haben eine eher beschreibende Funktion. Daher kann eine Zuschreibung an Sesshû nicht mit Sicherheit erfolgen.

Die Sammlung Langen verfügt noch über weitere Landschaften, die das Siegel ›Tôyô‹ tragen. Die Pinselarbeit in diesen Werken ähnelt dem Stil Shûkôs, eines Malers, der Sesshû auf einer China-Reise begleitet haben soll. Shûkôs Malstil läßt auf jeden Fall die Annahme zu, daß er etwas später als Sesshû tätig war.

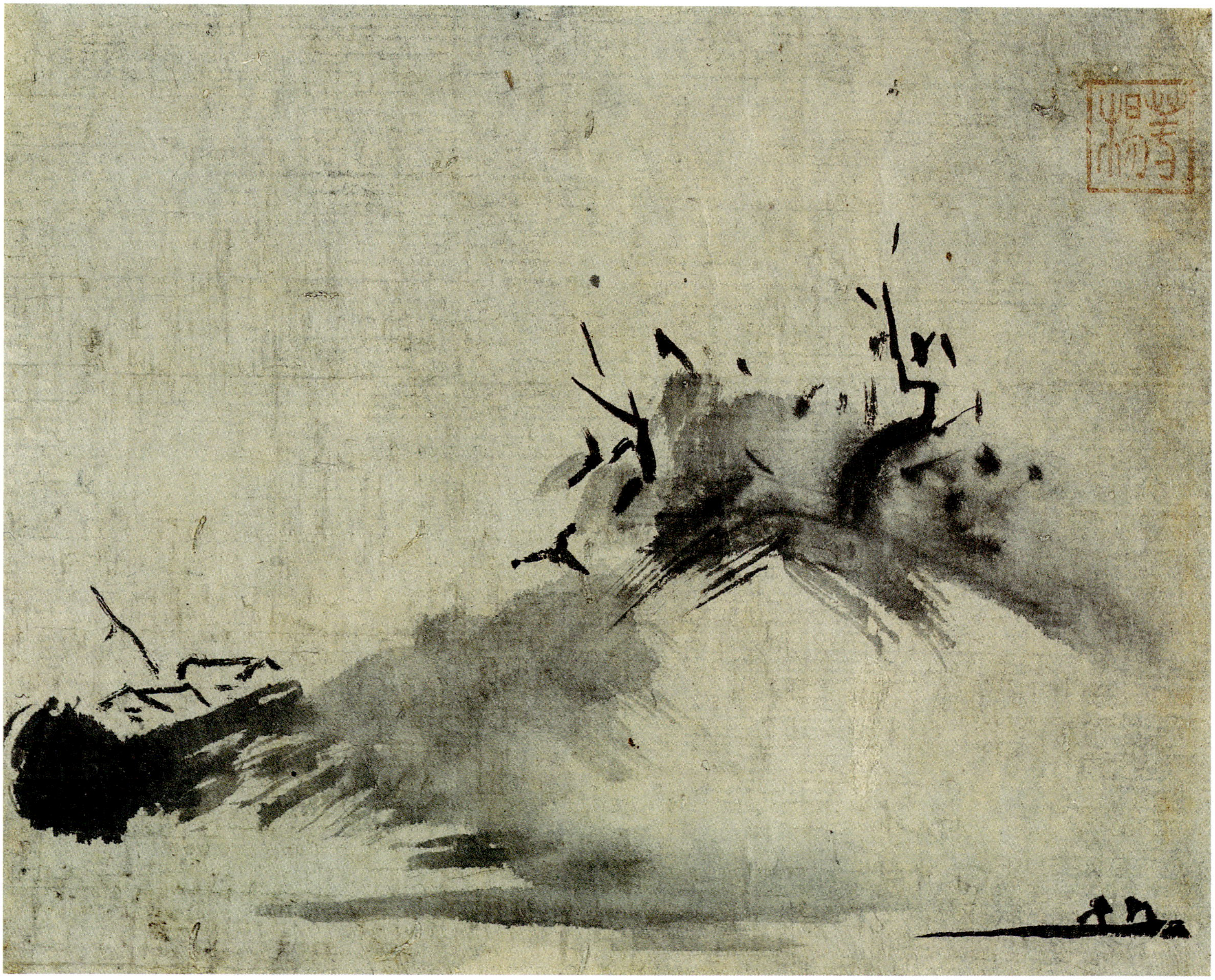

50

Gibbonaffen

VORMALS OGURI SÔTAN (1413–1481) ZUGESCHRIEBEN

Hängerolle, Tusche und Farben auf Papier, 93 x 48 cm
Muromachi-Zeit, spätes 16. / frühes 17. Jahrhundert
J 9

Ein dunkelhaariger Gibbon sitzt zusammen mit einem weißen Artgenossen auf einer Eiche. Der dunkle beugt sich nach vorne und streckt seinen langen Arm nach unten aus, um etwas zu greifen. Dem Betrachter wird durch die humoristischen Gesichtszüge, die Posen der Affen und die feucht wirkende, aber weder dunkle noch glänzende Tuschlavierung sowie durch die fließenden und kraftvollen Pinselstriche der Eindruck von Bewegung vermittelt.

Das Gemälde wurde ursprünglich Oguri Sôtan zugeschrieben, der nach dem Tod des Zen-Mönchs Shûbun (tätig 1414–1463) im Jahr 1473 zum offiziellen Maler der Ashikaga-Shôgune ernannt wurde. Anläßlich dieser Ernennung wurde Sôtan Zen-Priester und erhielt den Weihenamen (*dôgô*) Kannô. Später erhielt Sôtan von Kikei Shinzui, dem Hauptabt des Inryôken, einem Subtempel des Shôkokuji in Kyôto, den Ateliernamen (*angô*) Jiboku. Das Schriftzeichen für ›Boku‹ in Jiboku sollte eine Anlehnung an das Schriftzeichen ›Mu‹ sein, das Mu-Ch'i, ein chinesischer Chan-Meister und Mönchsmaler des späten 13. Jahrhunderts, in seinem Namen führte. Da Sôtan wie Mu-Ch'i ein Mönchsmaler war, wählte man das gleiche Schriftzeichen aus.

Sôtan malte Landschaften, Blumen- und Vogelbilder auf Stellschirme und Schiebetürenpaneele für Residenzen und Tempel. Der Großteil der heute bekannten Werke Sôtans wurde ihm von Kunstkennern der Edo-Zeit zugeschrieben. Aus diesem Grund ist es heute umso schwieriger, ein gesichertes Werk Sôtans zu finden, das man mit diesem Beispiel vergleichen könnte. Stellt man dieses Werk Gemälden, die das Siegel ›Geiai‹ tragen, gegenüber, wie zum Beispiel *Stellschirm mit Vögeln und Blumen* im Masaki Museum in Ôsaka, so ist die Behandlung des Raumes in dem Bild der Sammlung Langen flacher und in der Wahrnehmung weniger subtil. Geiai war ein Nachfolger Sôtans, und viele gehen davon aus, daß er sein Sohn war. Aufgrund des ästhetischen Eindrucks und der stilistischen Merkmale dürfte es sich hier um ein zeitlich nach der Oguri-Schule entstandenes Bild handeln. Höchstwahrscheinlich stammt es von einem Künstler, der im späten 16. bzw. frühen 17. Jahrhundert tätig war.

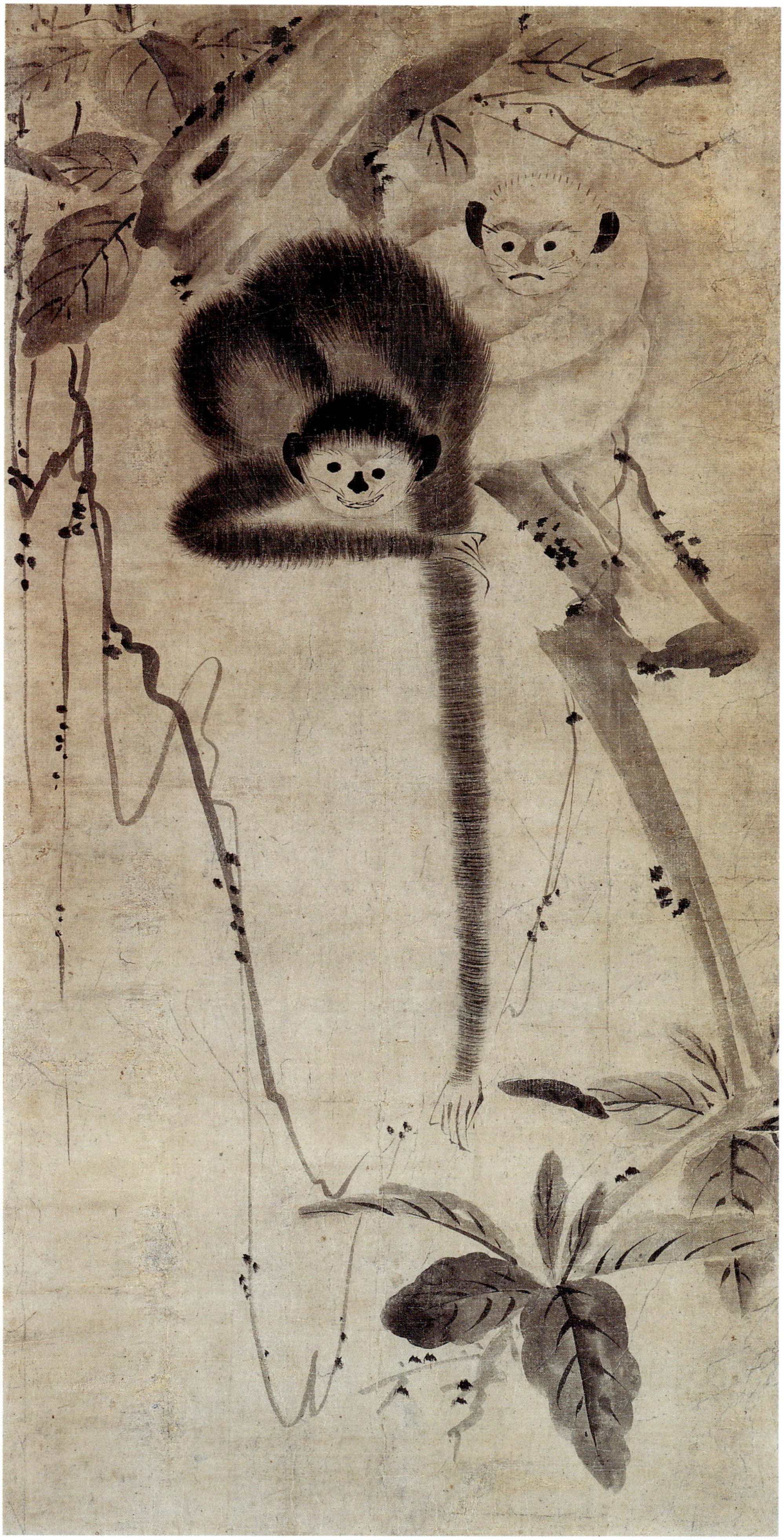

51 a/b

Drache und Tiger

VORMALS KAÔ SÔ'NEN (gest. 1345)
ZUGESCHRIEBEN

Hängerollenpaar, Tusche auf Seide, je 90,5 x 37,5 cm
Muromachi-Zeit, zweite Hälfte 15. Jahrhundert
J 156 und 157

Paarweise Darstellungen von Drache und Wolken, Tiger und Wind haben ihren Ursprung in China. Wie aus dem *Großen Kommentar* des Klassikers *Buch der Wandlungen* (*I-ching*) hervorgeht, werden Drache und Tiger seit der frühen Han-Dynastie (2. Jh. v. Chr. – 2. Jh. n. Chr.) paarweise gemalt. Die paarweise Anordnung von Drache und Tiger korrespondiert in China mit den kosmologischen Symbolen von Yin und Yang. Der Drache wird mit dem Himmel, dem Wasser und dem Osten assoziiert, während der Tiger für die Erde, den Erdboden und den Westen steht. Beide ergänzen sich gegenseitig und geben den kosmischen Gewalten Gleichgewicht, um in der Natur Ordnung aufrechtzuerhalten.

Komposition und Pinselduktus in diesem Hängerollenpaar verraten das Vorbild der Darstellungen von Drache und Tiger des südlichen Sung-Meisters Mu-Ch'i (Mitte 13. Jahrhundert), die sich heute im Daitokuji-Tempel in Kyôto befinden.

Gemälde von Mu-Ch'i übten seit dem 14. Jahrhundert großen Einfluß auf die monochrome Tuschmalerei in Japan aus. Vermutlich wurde das Genre von Drache und Tiger in der monochromen Tuschmalerei sogar durch ihn in Japan eingeführt.

Die Zuschreibung dieser Bilder an Kaô Sô'nen geht auf Kanô Yasunobu (1613–1685) zurück. Kaô (gest. 1345) war ein Zen-Mönch, der zur Zeit der Yüan-Dynastie (1279–1368) im Jahr 1317 nach China reiste. Nach zehn Jahren Aufenthalt kehrte er nach Japan zurück und wurde Hauptabt des Nanzenji-Tempels in Kyôto. Kaô war berühmt für seine monochromen Tuschmalereien und wird in edozeitlichen Dokumenten, wie der *Geschichte der Malerei in diesem Land* (*Honchô Gashi*) von 1693, für sein Bemühen, den Stil Mu-Ch'is zu assimilieren, gelobt: »Kaôs Tuschbilder, die nicht sein Siegel trugen, wurden für Bilder von Mu-Ch'i gehalten.« Das erklärt, warum dieses Hängerollenpaar, das so eindeutige Elemente Mu-Ch'is enthält, Kaô zugeschrieben worden ist. Der Vergleich mit anderen seiner Werke stützt diese Zuschreibung allerdings nicht. Da Komposition und Pinselduktus eine relativ enge Anlehnung an den Malstil Mu-Ch'is zeigen, führt dies zu der Vermutung, daß die Hängerollen von einem Berufsmaler in der 2. Hälfte des 15. Jahrhunderts geschaffen wurden.

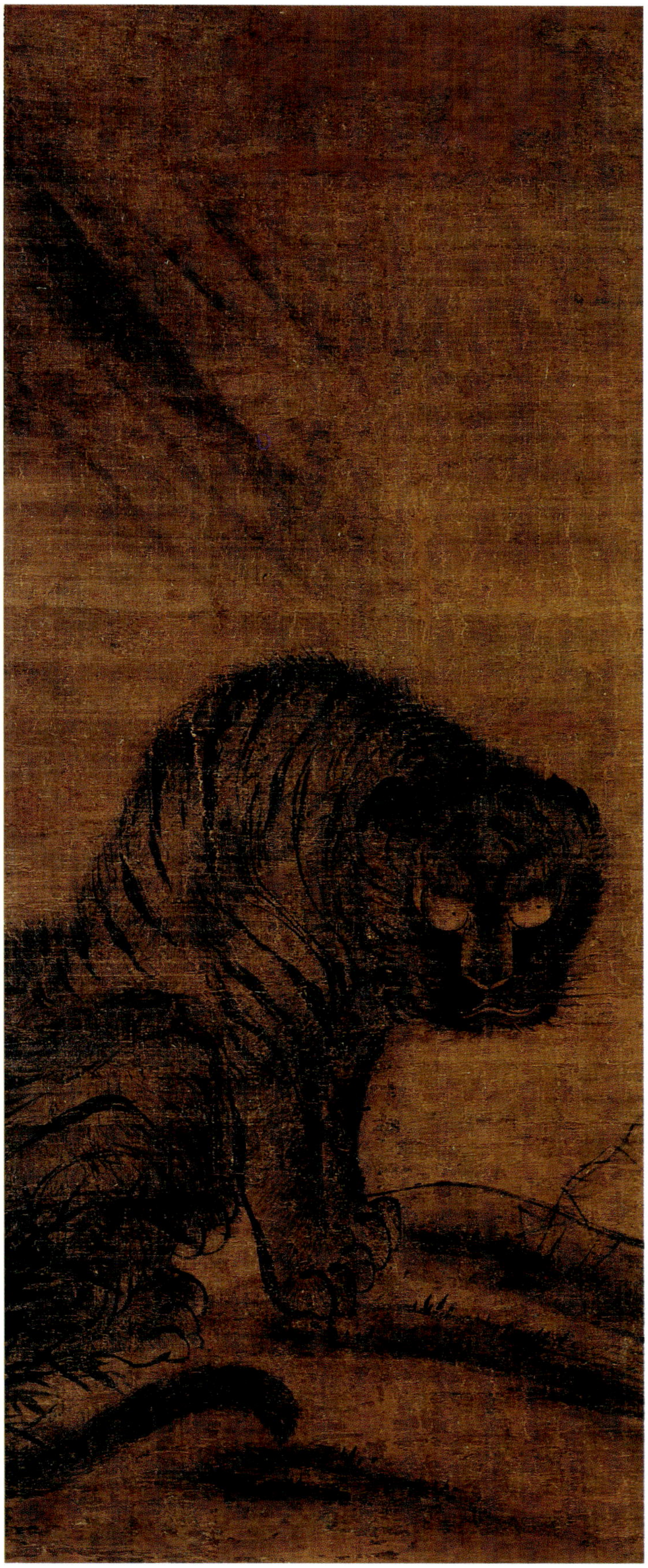
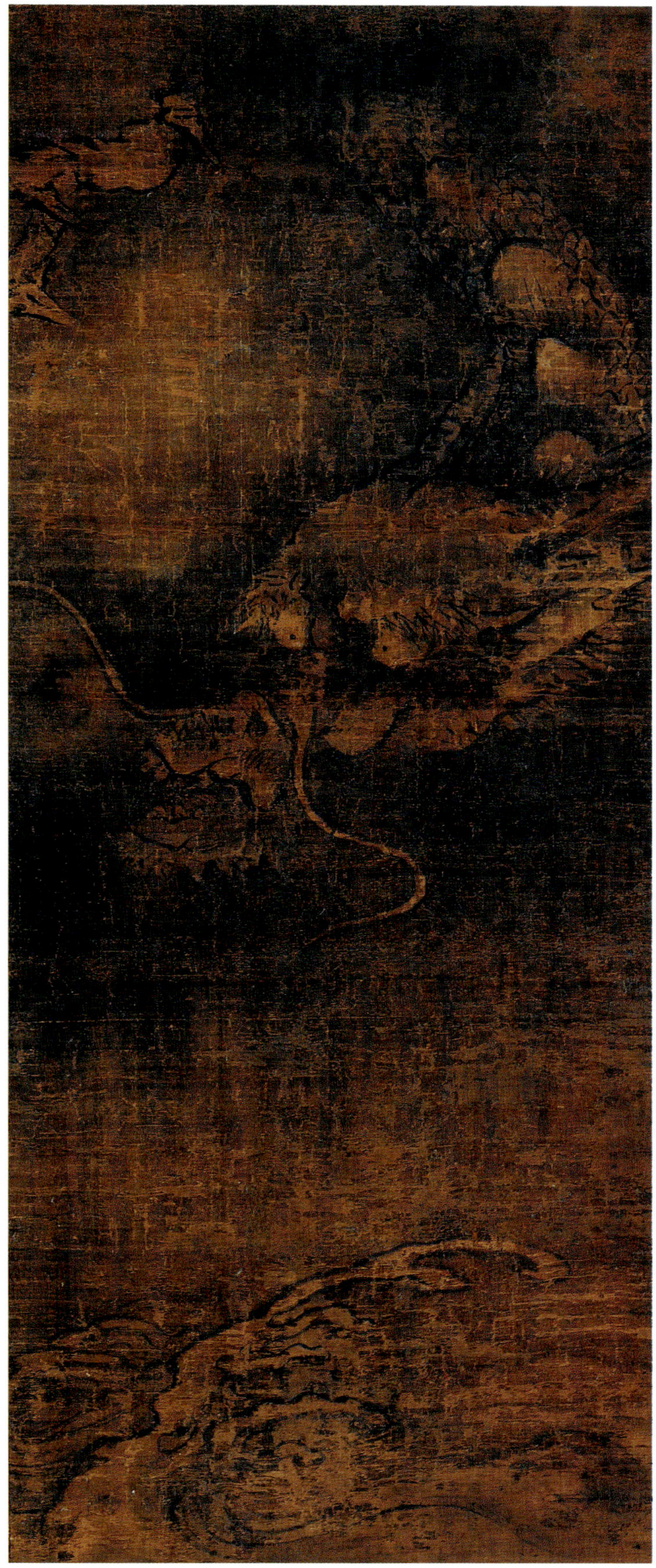

52

Katze

VORMALS MAO YI (TÄTIG 1165–1173) ZUGESCHRIEBEN

Hängerolle, Tusche auf Seide, 22 x 20 cm
Korea, frühes 16. Jahrhundert
J 105

Ehemals wurde dieses Bild dem chinesischen Maler Mao Yi zugeschrieben. Er nahm eine der höchsten Positionen in der kaiserlichen Malakademie der südlichen Song unter Kaiser Hsiao-tzung während der Ch'ien-tao-Periode (1165–1173) ein. Mao Yi war bekannt für die Anwendung von Farbe, vor allem in der Blumen- und Vogel-Malerei und besonders in Bildnissen von Katzen und Hunden.

Die beiden Gemälde *Katze mit vier Kätzchen in einem Garten mit Stockrosen* und *Hund mit vier Welpen an einem Steingarten mit Lilien* (beide im Yamato Bunkakan, Nara) gehören zu den zwei bekanntesten Bildern, die Mao Yi relativ zuverlässig zugeschrieben werden.

In diesem Bild hockt eine Katze zwischen Steinen und Gräsern. Da die Katze einen bestimmten Punkt fixiert und sich ihr Fell sträubt, scheint sie sich von irgend etwas bedroht zu fühlen. Im Gegensatz zu dem erwähnten Werk *Katze mit vier Kätzchen*, das – ganz im höfischen Malstil – deskriptive, detaillierte Pinselstriche erkennen läßt und Farbe einsetzt, zeigt dieses Bild in monochromer Tusche einen großzügigeren und expressiveren Pinselduktus.

Der Gebrauch starker, fester Strukturstriche, etwa zur Darstellung des Felsens, und kontrastierende Tuschnuancen rücken das Werk in die Nähe chinesischer Malereien der Yüan-Dynastie (1279–1368).

Genauere Detailbetrachtungen führten zu dem Ergebnis, daß das Bild der Sammlung Langen Ähnlichkeiten mit koreanischen Werken der Yi-Dynastie des frühen 16. Jahrhunderts aufweist. Die Gemälde jener Zeit lehnten sich jedoch stilistisch an die Kunst der Yüan-Dynastie an. Komposition, formale Umsetzung sowie die Struktur dieses Bildes zeigen eine für Japan fast untypische Sensibilität und Eindringlichkeit.

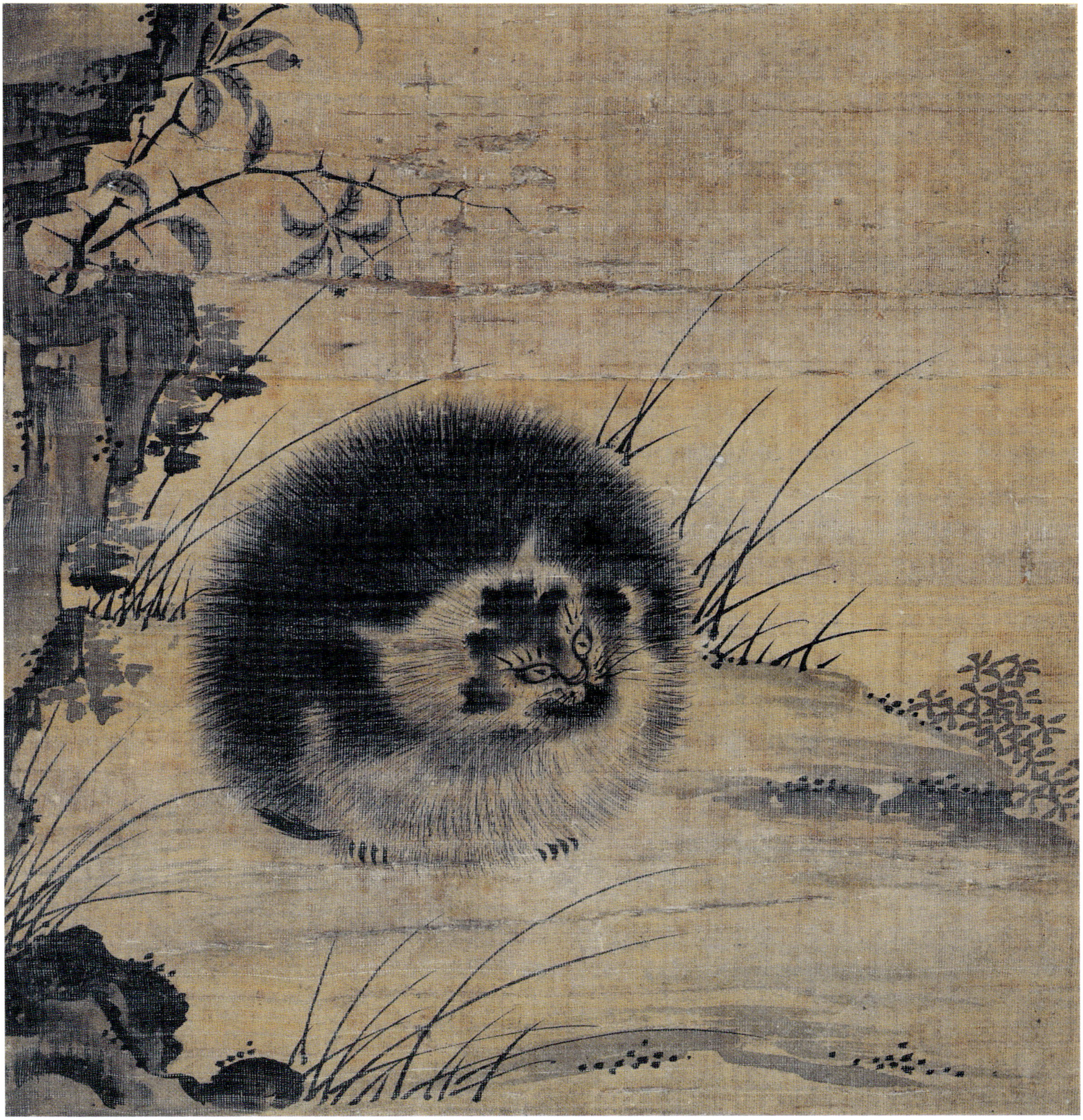

53

Welpen

VORMALS MAO YI (TÄTIG 1165–1173) ZUGESCHRIEBEN

Hängerolle, Tusche auf Seide, 29 x 40 cm
Korea, Mitte 16. Jahrhundert
Künstlersiegel: Kôrin / Môrin
J 106

Sechs Welpen liegen, dicht zusammengekauert, schlafend im Halbkreis und vermitteln dem Betrachter ein ruhiges und friedvolles Gefühl. Die Welpen sind in der ›knochenlosen‹ Maltechnik (*mokkotsu*, chin. *mo-ku*) dargestellt. Dabei werden Tuschlavierungen überwiegend frei angewandt und genau definierte Konturlinien vermieden. Das Bild wurde wie auch die vorhergehende *Katze* (Tafel 52) Mao Yi zugeschrieben, einem Chinesen, der für seine Gemälde von Katzen und Hunden berühmt war.

Stilistisch ähnelt dieses Werk allerdings eher Bildern des koreanischen Malers Yi Am, der in der frühen Yi-Dynastie tätig war. Zu seinen Werken zählen *Mutter und Welpen* (Nationalzentralmuseum, Seoul) und *Vögel, Blumen und Welpen* (Privatsammlung).

Yi Am war Mitglied der königlichen Familie, benutzte verschiedene Namen wie He-jung (*Seichû*) und Won San (*Kanzan*) und war in der 1. Hälfte des 16. Jahrhunderts tätig. Seine Bilder wurden recht früh nach Japan importiert. Kunstgeschichtliche Darstellungen wie das schon erwähnte *Honcho Gashi* 1693 (vgl. Tafel 41, 51) führen ihn als japanischen Künstler der Muromachi-Zeit (1333–1573). Er wird dort für seine Hundebilder gelobt und als Maler erwähnt, der am besten den Stil Mao Yis umsetzte.

Das Gemälde der Sammlung Langen zeigt ein quadratisches Siegel mit roten Schriftzeichen, die man ›Kôrin‹ oder ›Môrin‹ lesen kann. Handelt es sich um Môrin, dann wurde das Siegel wahrscheinlich später in Japan hinzugefügt, um das Bild dem chinesischen Maler Mao Lin zuzuordnen, der in der Yüan-Dynastie gelebt hat und dessen Name im Japanischen ›Môrin‹ ausgesprochen wird.

Aufgrund der stilistischen Nähe zu Yi Am ist es jedoch wahrscheinlich, daß es sich bei diesem Werk um eine koreanische Arbeit des 16. Jahrhunderts handelt.

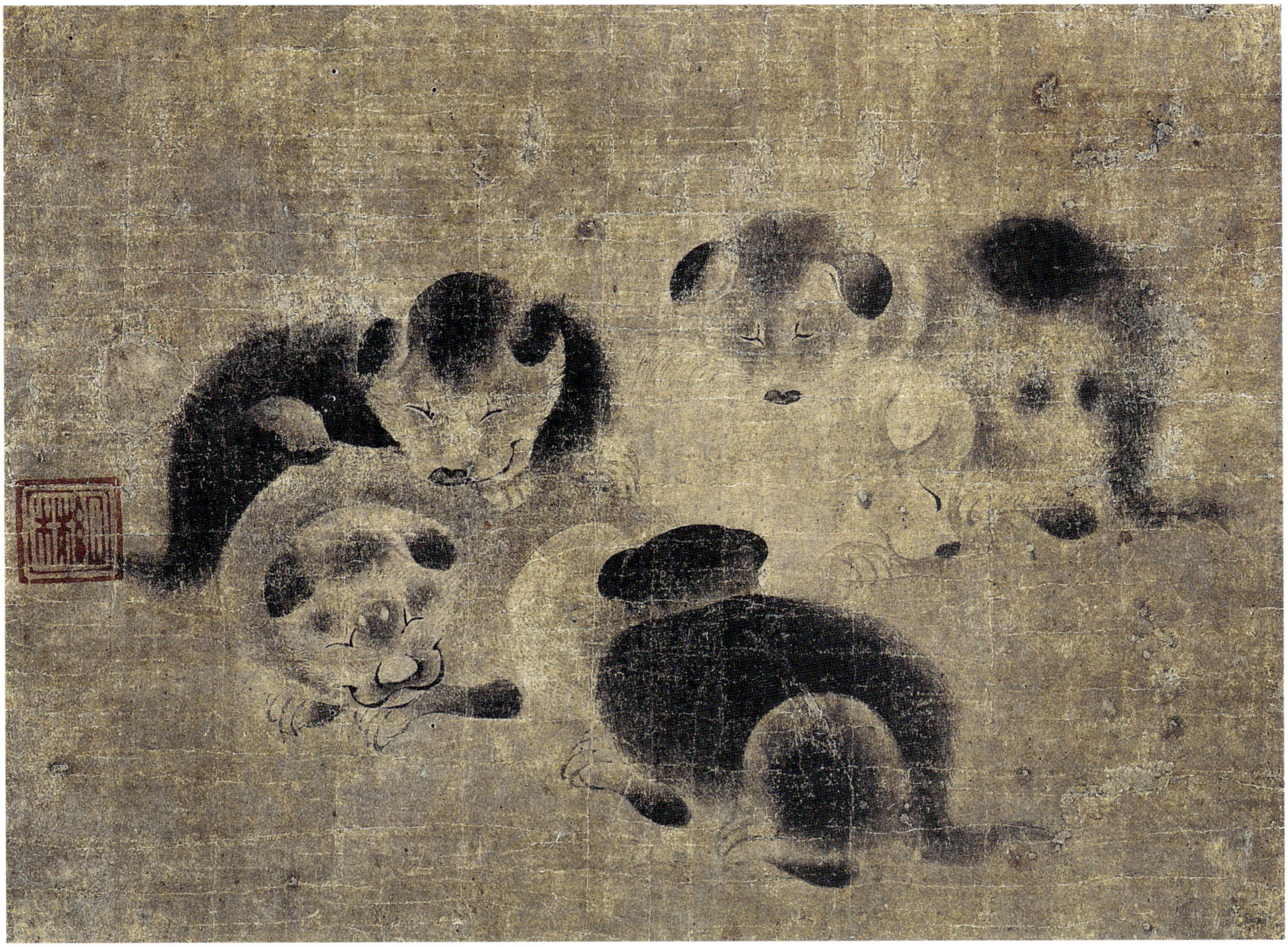

54

Ochsen

VORMALS GYOKURAKU (TÄTIG 1550–1590) ZUGESCHRIEBEN

Fächerförmiges Blatt auf Hängerolle montiert,
Tusche auf Papier, 30 x 44 cm
Edo-Zeit, spätes 16. / frühes 17. Jahrhundert
J 103

Das Thema des Ochsen kann in der chinesischen Malerei bis in das späte 4. Jahrhundert zurückverfolgt werden. Bis in das 8. Jahrhundert gab es Maler, die besonders für ihre Darstellungen von Bullen bekannt waren. Zu ihnen gehört der tangzeitliche Maler Tai Sung, dessen 38 Bullenbilder in den *Katalog der Sammlung des Song Kaisers Hui-tzung* (chin. *Hsuan-he Hua-pu*) aufgenommen wurden, darunter auch die Bilder *Bullen in einer Frühlingslandschaft*, *Heimkehrende Bullen* und *Bullen einen Fluß überquerend*. Keine dieser Bullendarstellungen von Tai Sung ist erhalten, aber es gibt in japanischen Sammlungen einige Gemälde mit Bullen, die man in die Zeit der südlichen Sung-Dynastie datieren kann. Im Yamato Bunkakan, Nara befindet sich das Li Ti zugeschriebene Bild *Einen Bullen im Schnee reiten* und in der Sammlung des Sumitomo Hakkokan *Grasende Bullen in einer Herbstlandschaft* von Yen Ts'u-p'ing. Ein weiteres Gemälde mit Ochsen stammt von Chih Jung (1114–1193), einem chinesischen Zen-Mönch und Maler (Privatsammlung). Er gilt als Begründer des monochromen Tuschstils in der Figurenmalerei: Einen zarten Tuschauftrag wußte er mit wenigen dunklen Tuschstrichen zu akzentuieren. In Japan heißt dieser Malstil *môryô-ga* (chin. *wang liang hua*).

In Japan wurden besonders jene Ochsen bewundert, die die Wagen des Kaisers und der Aristokratie, von der Heian-Zeit an bis ins 13. Jahrhundert, zogen. Im 13. Jahrhundert, als die Porträtmalerei in Japan entstand, wurden von Künstlern auch preisgekrönte Ochsen porträtiert.

In diesem Gemälde sind zwei rennende Bullen und ein im hohen Gras liegender Ochse in monochromer Tusche dargestellt. Das Bild hält die Bullen in freier Manier fest, wie sie durch ein Feld streifen. Es basiert nicht auf der Serie der *Zehn Ochsenbilder* des Zen (vgl. Tafel 48). Unter den Gemälden der Momoyama-Zeit (1573–1615), die Bullen grasend auf einem Feld darstellen, gehören die Werke von Kaihô Yûshô (Privatsammlung) und von Hasegawa Sakon (Museum of Fine Arts, Boston) zu den bekanntesten.

Das Bild der Sammlung Langen wird Gyokuraku zugeschrieben, der wohl der Kopf einer Malergruppe namens Odawara Kanô-Schule gewesen ist. Außerdem war er ein offizieller Maler des Go-Hôjô-Clans, der die Kantô-Region im 16. Jahrhundert von der Stadt Odawara aus regierte (heutige Präfektur Kanagawa). Bilder von Gyokuraku haben normalerweise die Siegel ›Yûto-gyoshi-no-in‹ oder ›Sôyû‹, jedoch trägt dieses Beispiel hier weder Siegel noch Signatur. Der Pinselduktus zeigt nicht die stilistischen Züge seiner übrigen Gemälde. Im Gegensatz zu den unnaturalistischen, idealisierten Ochsendarstellungen der Zen-Priester in der Muromachi-Zeit (1333–1573) herrscht hier eine große Naturnähe. Die Umsetzung detaillierter Beobachtung ist ein stilistisches Merkmal der Werke des späten 16. und frühen 17. Jahrhunderts.

Die Gräser und die Körper der Ochsen weisen Retuschen auf. Boden und Pflanzen im Hintergrund scheinen zu einem späteren Zeitpunkt hinzugefügt worden zu sein, um der Komposition Stabilität zu geben. Dies wirft natürlich Fragen nach dem Originalformat des Werkes auf. Es ist durchaus möglich, daß es Teil eines wesentlich größeren Bildes gewesen ist, das erst später auf dieses Motiv reduziert und als Hängerolle montiert wurde.

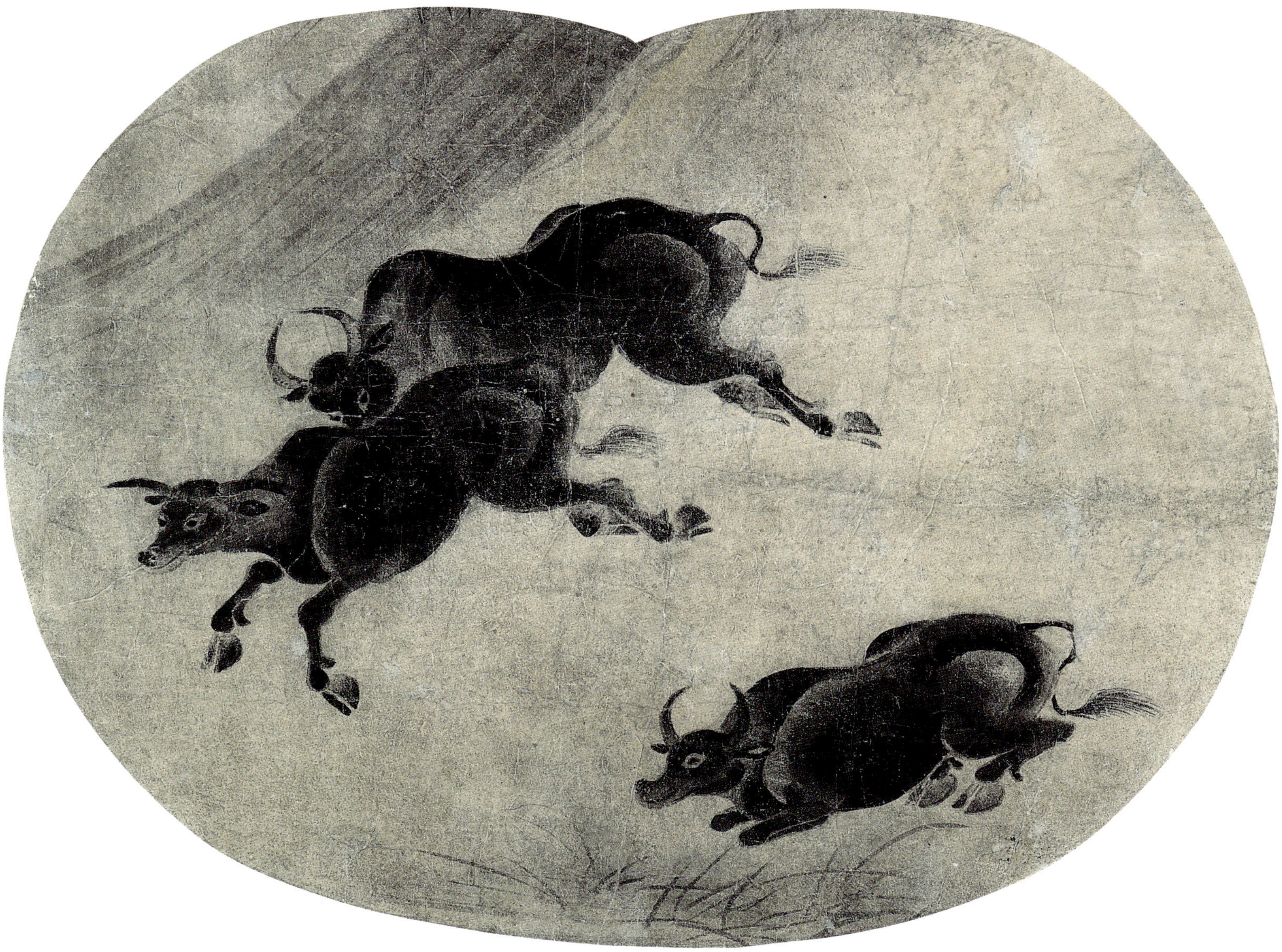

55

Album mit Affen

MORI SOSEN (1747–1821)

Album mit 12 Blättern, Tusche und Farben auf Seide, je 11 x 10 cm
Edo-Zeit, spätes 18. Jahrhundert
Künstlersiegel: So; Sen
J 76

Auf zwölf Blättern wurden japanische Affen in verschiedenen Posen festgehalten und zu einem Album zusammengefügt. Trotz des kleinen Formats sind die Affen detailliert wiedergegeben: Sie zeigen die gute Beobachtungsgabe des Künstlers und sein Gespür für Bewegungen und Haltungen der Affen. Besonders das Muttertier mit ihrem Baby wurde mit einem Ausdruck zarter Zuneigung eingefangen.

Der Künstler, der dieses Album geschaffen hat, ist Mori Sosen. Er war während der späten Edo-Zeit in Ôsaka tätig. Er begann zunächst mit der Kanô-Malerei, wurde aber bald von dem realistischen Stil Maruyama Ôkyos (1733 –1795) beeinflußt. Außerdem setzte er sich mit den Schattierungstechniken, die er in europäischen Büchern vorfand, auseinander. Diese Einflüsse verschmolz er zu einem recht realistischen, einzigartigen Malstil. Sein eigentlicher Name war Morikata, sein Pseudonym Shukuga und sein Künstlername Sosen. Letzteren änderte er im Alter von ungefähr 60 Jahren. Er wählte einen neuen Namen mit der gleichen Aussprache, aber anderen Schriftzeichen. Das Zeichen ›So‹ des späteren Namens bedeutet ›ein Affe mit langen Armen‹ und ist Ausdruck seines Selbstbewußtseins und seiner Reputation als Maler von Affen.

Dieses Album zeigt den Stil von Mori Sosen besonders in der Behandlung der Schattierungen, der tonalen Variationen der Affengesichter und in der detaillierten Pinselarbeit des Fells. Das Album führt zwei Siegel: ›So‹ und ›Sen‹. Da es sich bei ›So‹ um das Schriftzeichen seines ursprünglichen Namens handelt, stammt das Bild aus der Zeit davor. Auch die teils sehr zurückhaltende Pinselführung gibt einen Hinweis darauf, daß er dieses Bild im Alter von ungefähr 40 Jahren gemalt hat.

Neben diesem Album befinden sich in der Sammlung Langen noch zwei weitere Bilder mit Affen von Mori Sosen.

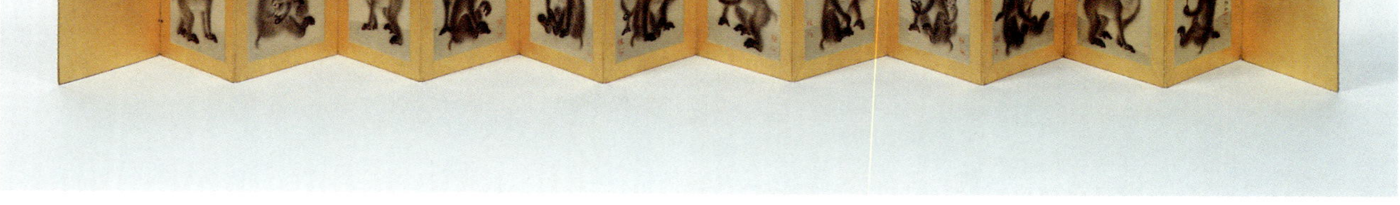

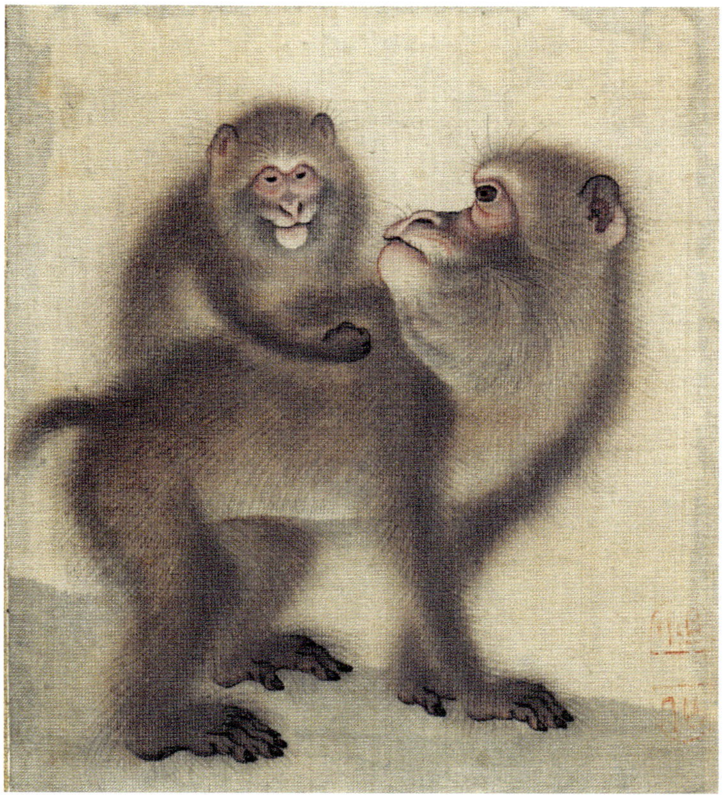

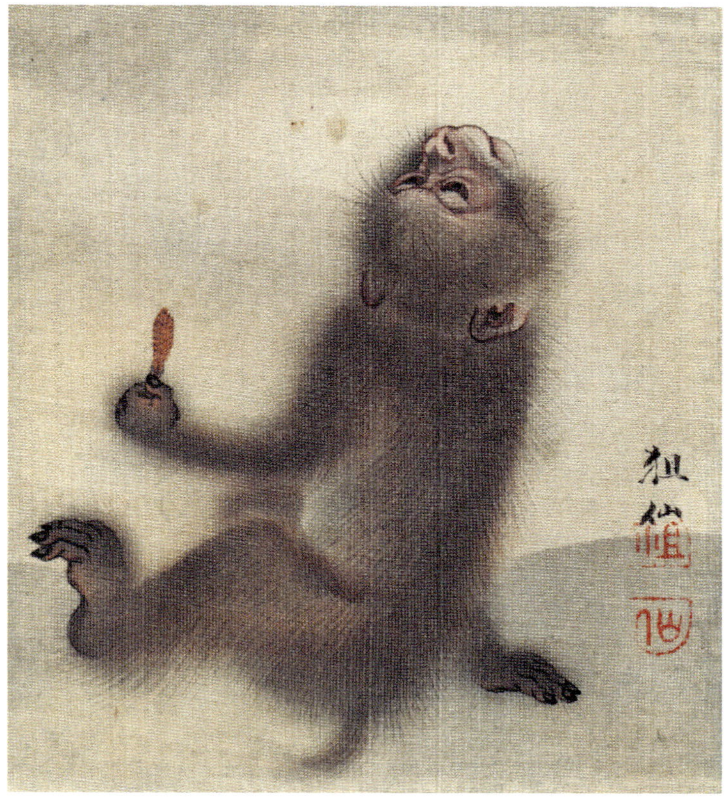
狙仙

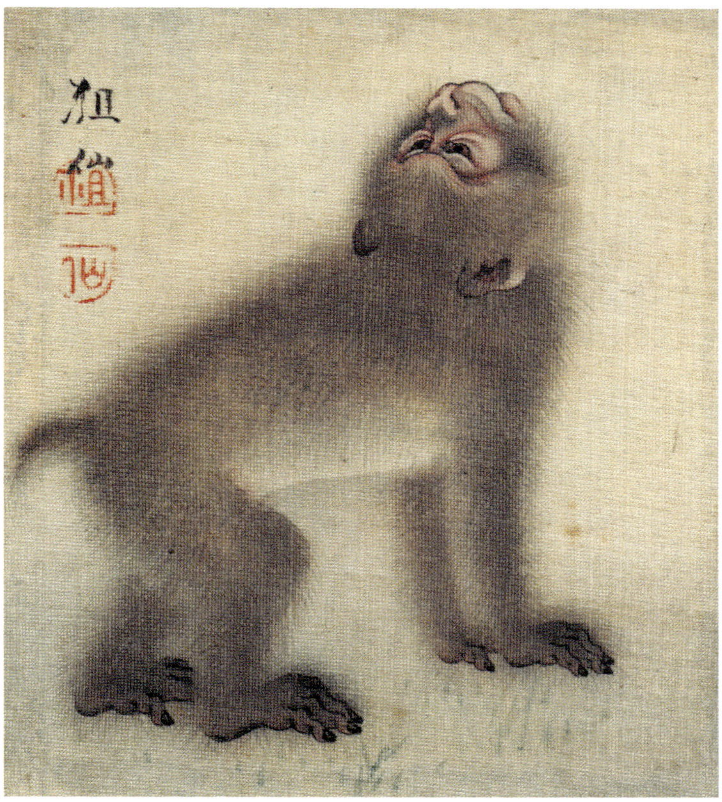
狙仙

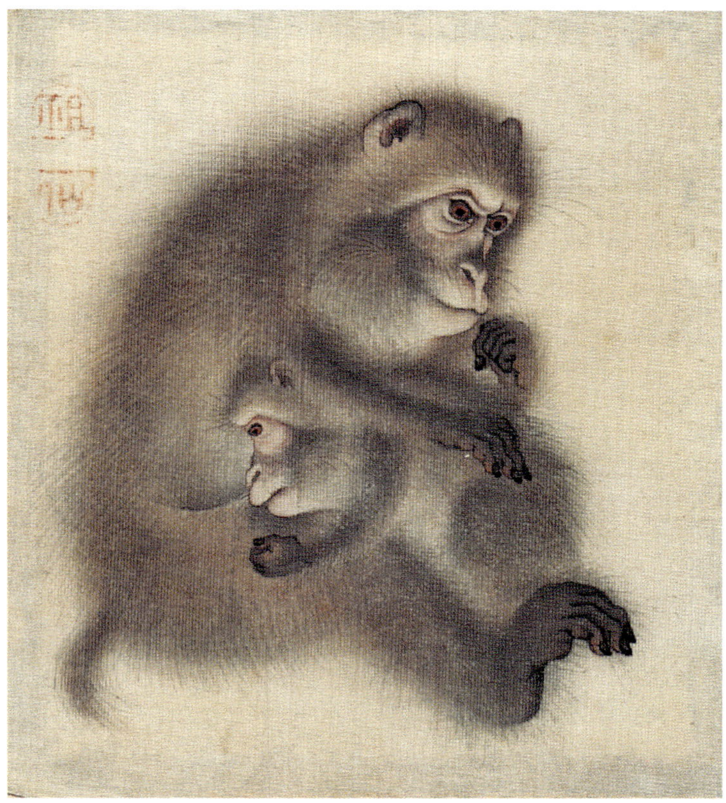

56

Hahn und Henne

ATELIER DES ITÔ JAKUCHÛ (1716–1800)

Hängerolle, Tusche auf Papier, 34 x 91 cm
Edo-Zeit, 18. Jahrhundert
Künstlersiegel: to Jokin in; Jakuchû koji
J 510

Itô Jakuchû wird oft in einem Atemzug mit seinen beiden Zeitgenossen Soga Shôhaku und Nagasawa Rosetsu genannt, die alle unter dem Begriff der ›Drei Exzentriker‹ zusammengefaßt werden. Vor allem Jakuchûs manchmal überzogene, häufig humorvolle oder bizarre Beobachtungen der Natur trugen dazu bei, daß er in diesen Zirkel aufgenommen wurde.

Jakuchû war der älteste Sohn eines Gemüsegroßhändlers am Nishikikoji-Tempel in Kyôto, einem geschäftigen Viertel der Stadt, wo auch heute noch Gemüse- und Fischmärkte existieren. Der japanischen Tradition des Erstgeborenen folgend, übernahm Jakuchû 1738 nach dem Tod seines Vaters das Familienunternehmen und führte es 15 Jahre lang fort. Während dieser Zeit wandte er sich dem Buddhismus zu und erhielt den Titel eines Laienmönchs (*koji*), den er in seine Künstlersiegel aufnahm. Sein Künstlername Jakuchû, wörtlich übersetzt ›frei‹, wurde ihm von seinem religiösen Mentor Daiten (1719–1801) verliehen. Daiten war ein Priester des Shokokuji, einer der führenden Zen-Tempel in Kyôto. Jakuchû erlernte die Malerei durch intensives Studium chinesischer Werke in den Zen-Tempeln wie dem Shokokuji. Im Jahr 1754 übergab er das Familienunternehmen seinem jüngeren Bruder Hakusai, um sich ganz der Malerei zu widmen. In den ersten Jahren als Maler wandte er sich dem Leben in seiner direkten Umgebung zu. Er malte Vögel, wilde Blumen, Gemüse, Insekten, Fische und Schalentiere, Themen, die vor ihm noch kein Künstler als der Malerei würdig empfunden hatte. Seine auf lebhaften Marktplätzen verbrachte Kindheit und Jugend hatten sein Auge für diese Alltagssujets geschult. Zur gleichen Zeit wuchs unter vielen Japanern das Interesse für die Naturwissenschaften, das durch chinesische und europäische Bücher über Botanik, Zoologie und Mineralogie ausgelöst wurde. Jakuchûs Beschäftigung mit den einfachen Aspekten der Natur ist auch Ausdruck seiner tiefen religiösen Überzeugung, vor allem im Sinne des Zen. Lehrt doch der Zen-Buddhismus, daß alle fühlenden Wesen – selbst die einfachsten und kleinsten – die Möglichkeit haben, zur Erlösung zu gelangen.

Das verheerende Feuer von 1788, das einen Großteil Kyôtos zerstörte, ließ Jakuchû mittellos zurück. Die kunsthistorische Forschung geht davon aus, daß er nach dieser Katastrophe eine Werkstatt führte, in der seine Schüler und Assistenten viele Bilder herstellten, zum Teil unter seinem Namen, um den finanziellen Verlust wieder wettzumachen.

Das hier gezeigte Bild, ein Beispiel für die vielen Beobachtungen von Hähnen und Hühnern, die Jakuchû berühmt machten, mag zu seinem Spätwerk gehören. Noch wahrscheinlicher ist es jedoch, daß die Hängerolle von einem Mitglied der Werkstatt gemalt wurde, in der man eine spezielle Maltechnik beherrschte, auf die Jakuchû sehr stolz gewesen ist. Jakuchû selbst demonstrierte diese Technik häufig vor den Augen seiner Bewunderer. Bei dieser Maltechnik trug er sehr geschickt lavierende, wäßrige Tusche auf absorbierendes Papier auf, so daß sich weiße Aussparungen – ›negative Außenlinien‹ – bildeten, die man auch in diesem Werk erkennen kann. Der lange, weit ausladende bogenförmige Schwanz des Hahns, seine Haltung sowie die Rückenansicht der Henne sind immer wiederkehrende Elemente in Jakuchûs Formenschatz. Die Flachheit der Vogelkörper und die recht leblos gestalteten Schwanzfedern des Hahns lassen aber vermuten, daß es sich hier um eine Werkstatt-Arbeit Jakuchûs handelt.

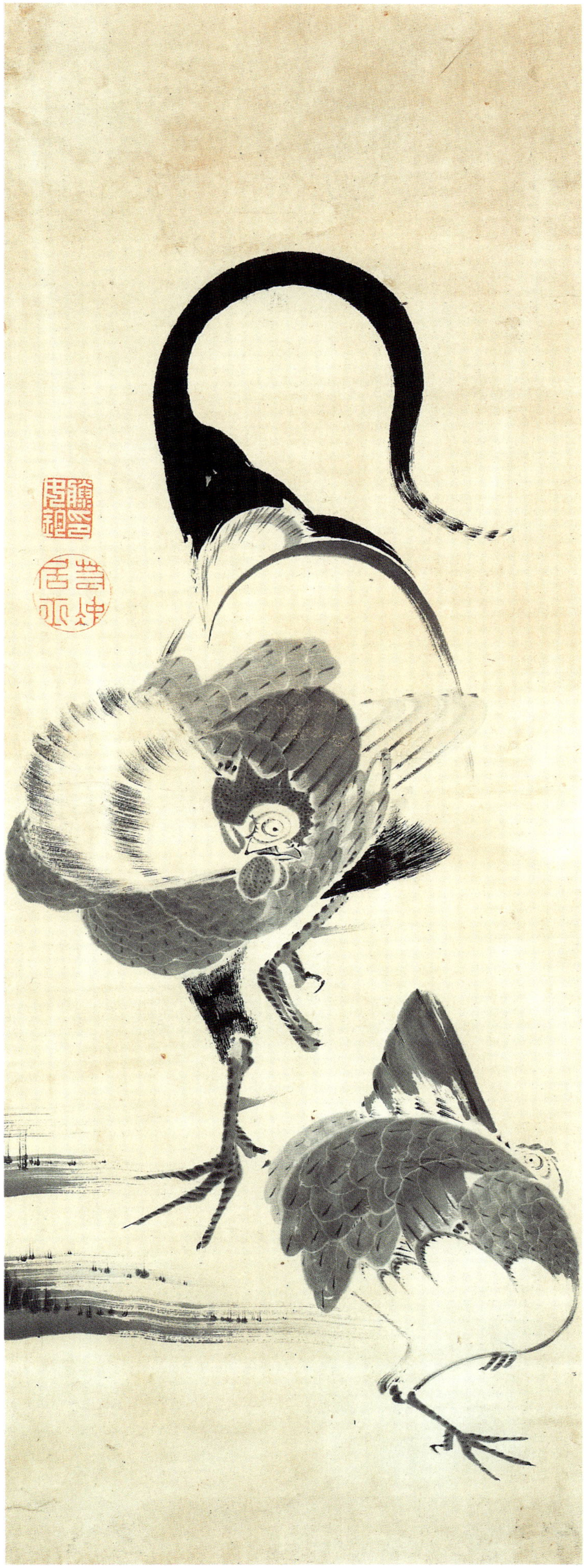

57

Karpfen

KAKIZAKI HABOKU (1797–1874)

Hängerolle, Tusche und Farben auf Seide, 41,1 x 65,9 cm
Edo-Zeit, datiert Juli 1841
Signiert: Haboku
Künstlersiegel: Haboku
J 82

Ein Karpfen schwimmt durch Wasserpflanzen hindurch stromaufwärts. Der Künstler erzeugt durch die Art der Darstellung die Illusion, den Fisch durch Wasser hindurch betrachten zu können. Zugleich läßt die detaillierte Wiedergabe der Fischschuppen darauf schließen, daß sein Studium der Malerei auf Naturskizzen basiert. Der Pinselduktus in der Darstellung der Wasserpflanzen, die Technik der Schattierung in den Schuppen und die leicht gedämpften Farben lassen auf einen Einfluß der Künstler der Nanpin-Schule, wie demjenigen von Sô Shiseki (1712–1786), schließen. Allerdings verwendet Kakizaki Haboku diese Techniken noch subtiler. Das Bild trägt die Signatur und das Siegel von ›Haboku‹ sowie eine Aufschrift, die besagt, daß das Bild im Juli 1841 im Atelier Chikurôsai entstand. Haboku war der einzige Sohn von Kakizaki Hakyô (1764–1826), der selbst der fünfte Sohn des Feudalherrn der Matsumae-Region war. Hakyô wurde von einem Mitglied der Familie Kakizaki, das einen Ministerposten im Kabinett seines Vaters innehatte, als Erbe adoptiert. Hakyô wuchs in Edo auf, studierte Malerei bei Tatebe Ryôtai (1719–1774) und Sô Shiseki und pflegte Kontakte zu Künstlern der Maruyama-Shijô-Schule. Er ist berühmt für sein Bild *Porträt eines Ainu* (Musée d'Art et d'Archéologie, Besançon). Sein Œuvre umfaßt neben vielen Beispielen der Blumen- und Vogel-Malerei im Nanpin-Stil, der auf einer genauen Wiedergabe der Textur beruht, auch figürliche Malerei, Blumen- und Vogel-Malerei in Anlehnung an den Stil der Shijô-Schule.

Sein Sohn Haboku studierte Malerei bei seinem Vater. Das Hängerollbild basiert vielleicht auf einem Bild des Vaters, das sich Haboku zum Vorbild nahm. Ein weiteres Beispiel für das Schaffen Habokus ist das Bild *Mandarinenten unter dem Mond*, das im Stil der Shijô-Schule gehalten ist. Da nur wenige Bilder von Haboku erhalten sind, ist dieses Werk der Sammlung Langen ein seltenes Zeugnis seines Schaffens.

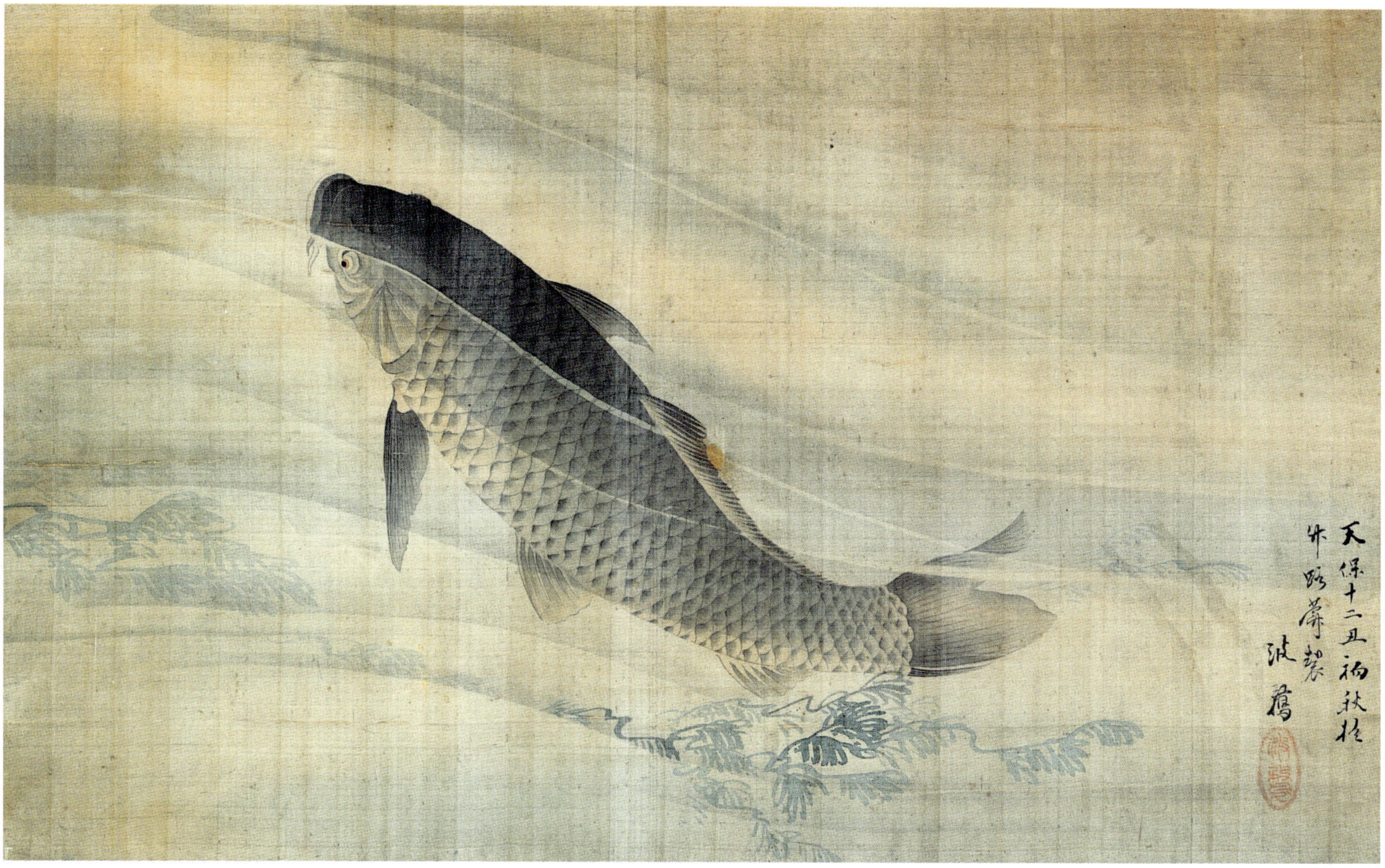

58

Melone und Aubergine

SHIKIBU TERUTADA
(TÄTIG MITTE 16. JAHRHUNDERT)

Hängerolle, Tusche und Farbe auf Papier, 27,5 × 45,1 cm
Muromachi-Zeit, spätes 16. Jahrhundert
Künstlersiegel: Terutada
J 62

Bilder mit Gemüse und Früchten, die feine Konturlinien und eine zarte Farbgebung aufweisen, waren in der chinesischen Hofmalerei der südlichen Sung-Dynastie (1127–1279) sehr beliebt. Diese Gemälde wurden nach Japan exportiert und dienten dortigen Malern als Modelle sowie zur Inspiration.

Durch die beiden Siegel auf dieser Hängerolle kann das Bild Shikibu Terutada zugeschrieben werden, der ab dem letzten Viertel des 16. Jahrhunderts in der Gegend um Kamakura, Odawara und Suruga in Ostjapan tätig war. Bis vor kurzem hat man das untere Siegel irrtümlich als ›Ryûkyô‹ gelesen und es als Siegel von Kenkô Shôkei (tätig 1478–1506), Zen-Priester und Tuschmaler des Kenchôji-Tempels in Kamakura, identifiziert. Zur weiteren Verwirrung trug außerdem die stilistische Ähnlichkeit zwischen Shikubus Bildern und den Werken Shôkeis und seiner Nachfolger bei.

Die reifen Arbeiten Shikibus tendieren stilistisch zu einer Anlehnung an die Künstler der Kanô-Schule, die um Odawara tätig waren. Die Kanô-Künstler genossen die Gönnerschaft des Go-Hôjô-Clans, der herrschenden Familie der Militärregierung, die diese Region von Odawara aus fast das ganze 16. Jahrhundert regierte. Der Grabtempel des Go-Hôjô-Clans ist im Besitz des Bildes *Daruma* von Shikibu, was darauf schließen läßt, daß auch Shikibu unter der Förderung des Go-Hôjô-Clans in Odawara malte. Dies ermöglichte es ihm, die neuen Malstile der Kanô-Schule zu erlernen.

Das Siegel ›Terutada‹ auf dem Bild *Melone und Aubergine* ist recht selten und wahrscheinlich ein Hinweis darauf, daß es sich um ein Spätwerk Shikibus handelt. In den letzten Jahren seines Schaffens absorbierte Shikibu die kulturellen Strömungen in Odawara und beherrschte die Maltechniken der Kanô-Schule. Da die Herrscher des Go-Hôjô-Clans chinesische Kunst sammelten, diente vielleicht ein chinesisches Bild der Sammlung dieser Hängerolle als Vorbild. Während der Muromachi-Zeit (1333–1573) brachte man Bildthemen wie dieses mit dem Meister der südlichen Sung-Dynastie Mu-Ch'i (tätig Mitte 13. Jahrhundert) in Zusammenhang; der Go-Hôjô-Clan besaß einst eine Landschaftsmalerei von Mu-Ch'i.

Gemälde mit Melonen, traditionellerweise Mu-Ch'i zugeschrieben, waren lange Zeit zum Schmuck bei Tee-Zeremonien aufgehängt worden. Die Melone selbst ist ein den Sommermonaten angemessenes Thema. Die relativ kleinen Ausmaße von Shikibus Bild lassen darauf schließen, daß es für eine sommerliche Tee-Zeremonie gebraucht wurde.

Publiziert bei Matsushita 1960, Nr. 97

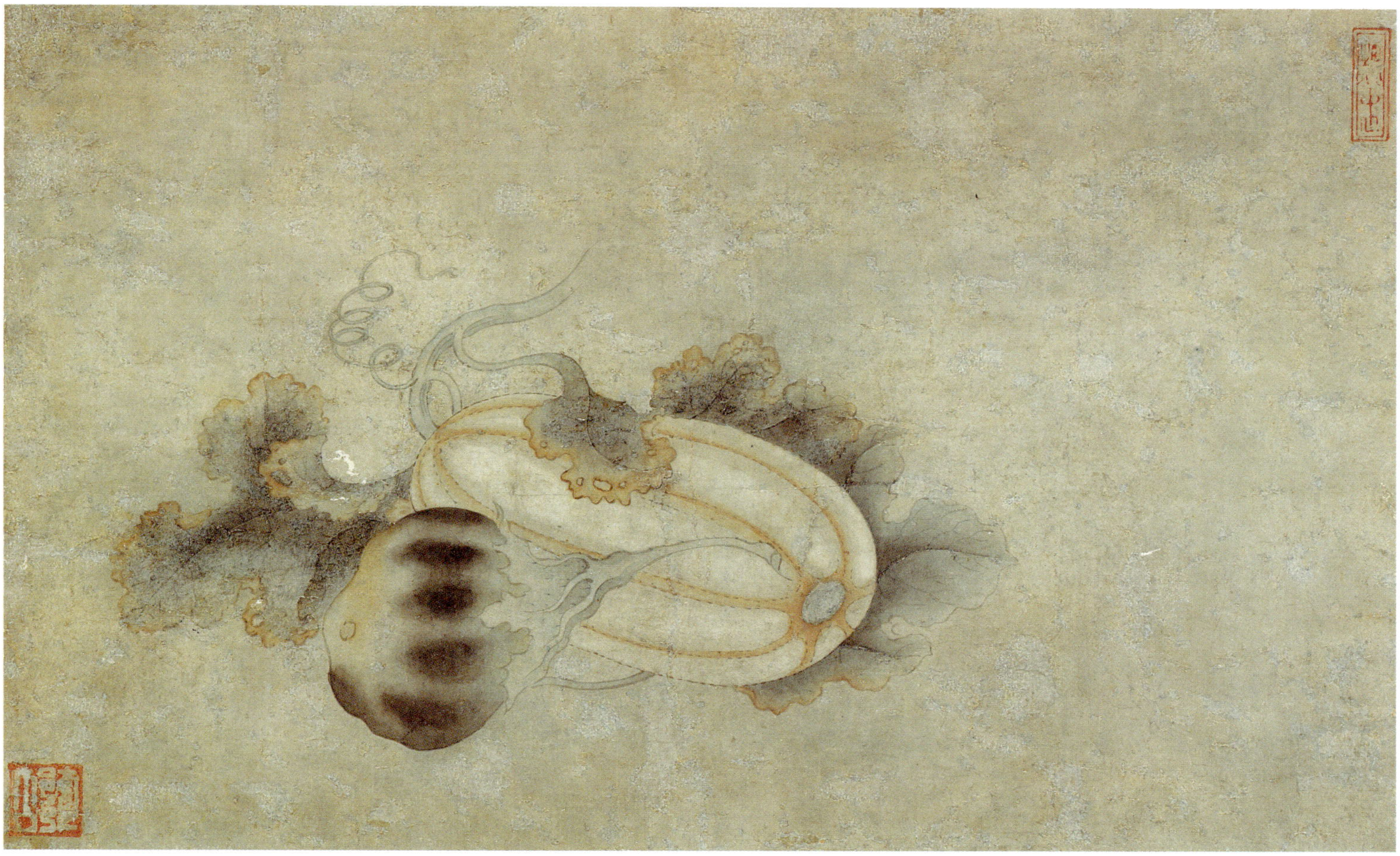

59

Zweig mit Pfirsichen

VORMALS GYOKURAKU (TÄTIG 1550–1590) ZUGESCHRIEBEN

Fächerbild auf Hängerolle montiert, Tusche und Farben auf Papier, 36 x 56 cm
Muromachi-Zeit, spätes 16. Jahrhundert
Signiert: Gyokuraku hitsu (gemalt von Gyokuraku)
Künstlersiegel: Seiboku; Tan'yû
J 31

Gemälde dieser Art, abgebrochene Zweige eines Baumes mit Früchten oder Blüten, haben ihren Ursprung in Chinas höfischer Malakademie der südlichen Sung-Dynastie (1127–1279). Als Teil des Genres der Blumen- und Vogel-Malerei wurden sie seit der Mitte des 15. Jahrhunderts in Japan immer beliebter.

Japanische Kunsthandwerker fertigten bemalte Faltfächer nicht nur als praktisches Utensil für die heißen Sommermonate, sondern auch als Geschenkobjekte. Die Maler selbst präsentierten dem Kaiserhof, dem amtierenden Shôgun sowie den lokalen Herrschern, jährlich ihre neugeschaffenen Fächer. Im 16. Jahrhundert tauschten die regionalen Kriegsherren bei diplomatischen Verhandlungen Fächerbilder aus. Auch wurden regelmäßig bemalte Fächer nach China und Korea exportiert. Häufig montierte man die Fächerbilder als Albumblätter auf Stellschirme oder Hängerollen. Da diese Fächer nicht mehr ihre eigentliche Funktion erfüllten, dienten sie allein der Betrachtung.

Das Siegel auf der linken Seite wird ›Seiboku‹ gelesen. Jedoch ist kein Künstler bekannt, der ein solches benutzte. Das Siegel auf der rechten Seite kann von Kanô Tan'yû (1602–1674), dem offiziellen Maler des Tokugawa-Shôgunats, stammen. Tan'yû diente dem Shôgunat als offizieller Kunstexperte und beurteilte in dieser Funktion viele chinesische und japanische Bilder. Die Aufschrift ›gemalt von Gyokuraku‹, die Tan'yûs Siegel begleitet, deutet darauf hin, daß Tan'yû dieses Bild dem Künstler Kanô Gyokuraku zugeschrieben hat.

In einem Dokument aus dem 17. Jahrhundert wird Kanô Gyokuraku als Neffe und Schüler Kanô Motonobus (um 1476–1559), des führenden Künstlers des Kanô-Clans, erwähnt. Gyokuraku wird darin außerdem als Kopf einer Gruppe von Malern geführt, die als Odawara-Kanô-Schule bekannt ist und sich von dem Hauptzweig der Kanô-Schule in Kyôto absonderte. Gyokuraku wird auch als Hofmaler des Go-Hôjô-Clans erwähnt, der fast das ganze 16. Jahrhundert hindurch die Kantô-Region von Odawara aus beherrschte, bis die Stadt 1590 durch Toyotomi Hideyoshi zerstört wurde.

Das Siegel auf diesem Fächerbild unterscheidet sich von denen, die man auf gesicherten Werken Gyokurakus findet. Das Siegel ›Seiboku‹ ist auch kein Zweitname Gyokurakus. Der Malstil in *Zweig mit Pfirsichen* ähnelt durch die deutlichen Konturlinien und die relativ flache Behandlung der Farbe einer Malbuchvorlage. Dieser Stil ist zwar für Gyokuraku typisch, da er aber auch für viele andere Künstler, die damals in der Kantô-Region tätig waren, zutrifft, bleibt die Zuschreibungsfrage bei diesem Fächerbild weiterhin offen.

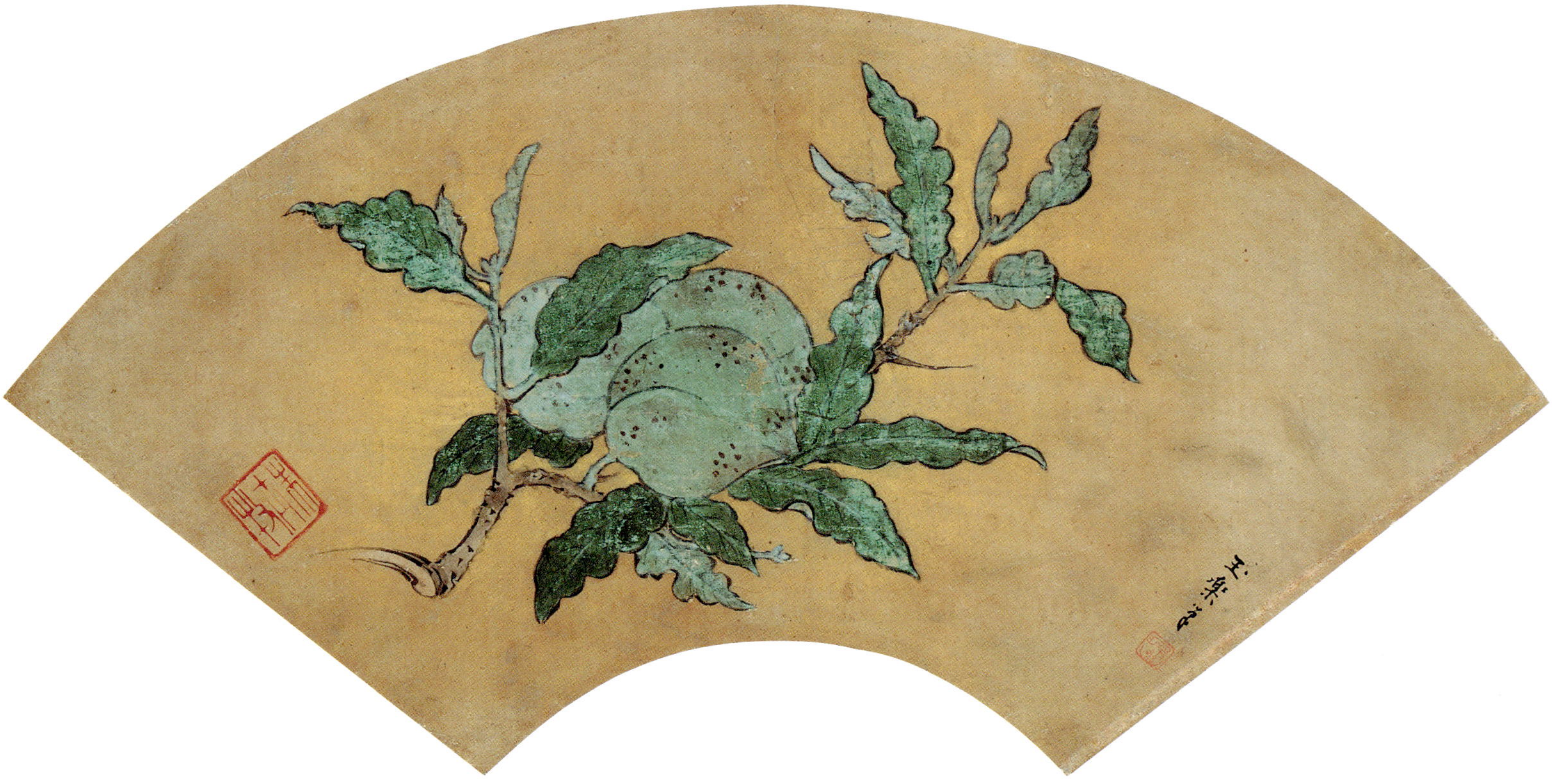

60

Auberginen

KANÔ SANSETSU (1589 – 1651)

Hängerolle, Tusche und Farben auf Seide, 28,8 x 43,6 cm
Edo-Zeit, frühes 17. Jahrhundert
Signiert: Sansetsu
Künstlersiegel: Tôgenshi; 1 Siegel unleserlich
J 115

Fünf Auberginen sind in dieser Hängerolle mit klaren Konturlinien und dichtem Farbauftrag dargestellt. Hinter ihnen ragt ein Stengel mit vielen Blättern, einer weißen Blüte sowie einer Knospe empor.

Bilder mit Darstellungen von Gemüse und Früchten waren während der südlichen Sung-Dynastie (1127–1279) in der chinesischen Hofakademie für Malerei sehr populär. Diese Malereien wurden nach Japan eingeführt, wo sie den Malern als Vorlage und zur Anregung dienten. Da dieses Bild eine recht formalistische Auffassung verrät, hat sich der Künstler wohl von einem solchen Vorbild unmittelbar leiten lassen.

Das Bild trägt die Signatur ›Sansetsu‹, das Siegel ›Tôgenshi‹ und ein unleserliches Siegel. Dies läßt die Vermutung zu, daß es sich hierbei um ein Werk Kanô Sansetsus handelt. Dieser war zunächst ein Schüler von Kanô Sanraku (1559 – 1635) und wurde später sein Schwiegersohn. Zuerst benutzte er den Künstlernamen Heishirô, wechselte später zu Nuidonosuke und trug außerdem die Namen Jasokuken und Tôgenshi. Sansetsu arbeitete in Kyôto und erbte das Atelier seines Schwiegervaters, als der Großteil der Kanô-Künstler um Kanô Tan'yû (1602 – 1674) von Kyôto nach Edo zog, um dem Tokugawa-Shôgunat als offizielle Maler zu dienen. Sansetsu blieb in Kyôto und begründete hier die Kyô-Kanô-Schule mit Malern, die unter ihm arbeiteten. Sie schufen einen Stil, der sich von der Edo-Schule des Tan'yû unterschied. Der Stil der Kyô-Kanô-Schule tendiert zu einer gewissen Exzentrik. Die ausgereiften Kompositionen zeichnen sich durch besondere dekorative Qualitäten aus.

Seinen wissenschaftlichen Neigungen und seinem Interesse für ästhetische Theorie und die Geschichte der Malerei folgend, verfaßte Sansetsu eine der ersten Schriften zur Geschichte der japanischen Malerei, das *Honchô Gashi* (*Geschichte der Malerei in diesem Land*). Diese Zusammenstellung wurde nach seinem Tod von seinem Sohn Einô 1693 herausgegeben. Der biographische Eintrag zu seinem Schwiegervater Sanraku im *Honchô Gashi* besagt, daß dieser in seinen späten Jahren besonders die Kunst der Sung- und Yüan-Dynastie verehrte. Das Interesse des Schwiegervaters an der chinesischen Klassik mag mit Sansetsus wissenschaftlichen Aktivitäten in Zusammenhang gestanden haben. Das hier gezeigte Bild ist eindeutig von chinesischen Vorbildern inspiriert und läßt Sansetsus Kenntnisse über die chinesische Malerei deutlich werden.

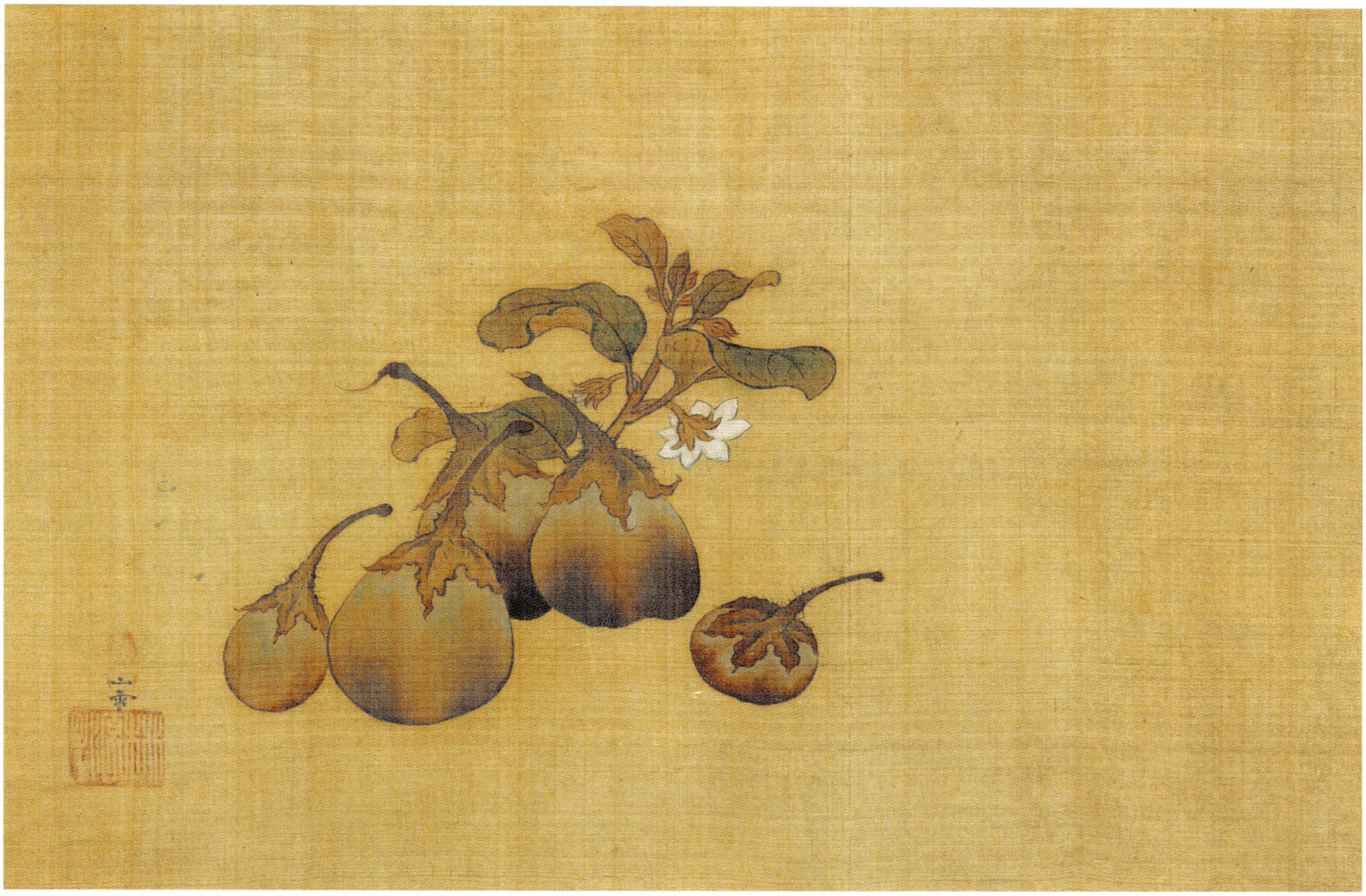

61 a/b

Vögel und Blumen

VORMALS KANÔ SANSETSU (1589–1651) ZUGESCHRIEBEN

Hängerollenpaar; Tusche und Farben auf Papier; je 127,2 × 53,6 cm
Edo-Zeit, Mitte 17. Jahrhundert
Künstlersiegel: Kanô; 1 Siegel unleserlich
J 503 und 504

Farbenfroh gemalte Vögel sind an einem am Fluß stehenden Mispelbaum sowie an einem Zierapfelbaum dargestellt. Sie tummeln sich fliegend, schwimmend, sitzend, singend und ruhend um diese Bäume. Die Gesamtkomposition der beiden Hängerollenbilder scheint so konzipiert, daß sie bewußt als Paar gestaltet worden sind. Der Apfelbaum in der linken Bildrolle ragt von der linken Seite nach rechts und der Mispelbaum in der rechten Bildrolle von der rechten Bildseite nach links herüber. In Japan verbindet man die Apfelblüte mit dem Sommer, während die Mispel ein Baum des Herbstes ist. Wurden diese beiden Bildrollen als Paar aufgehängt, so mußte nach dem traditionellen chronologischen Arrangement der Bildrollen von rechts nach links die Bildrolle mit der Apfelblüte auf der rechten Seite hängen und die Mispel auf der linken. Dies würde aber der Komposition ihr Gleichgewicht nehmen. Da die Bodenlinie der beiden Bildrollen nicht durchgängig ist, dürften ursprünglich noch zwei weitere Bildrollen, eine für den Frühling und eine für den Winter, zu diesem Paar gehört haben, um ein Hängerollenset mit Vögeln und Blumen der vier Jahreszeiten zu bilden.

Dieses Rollenpaar trägt ein Siegel mit dem Namen ›Kanô‹ und ein weiteres nicht zu entzifferndes Siegel. Die Siegel scheinen nicht aus der gleichen Zeit wie die Gemälde zu stammen. Ursprünglich hatte man dieses Paar Kanô Sansetsu zugeschrieben, dessen Stil hier aber nirgends faßbar ist. Statt dessen zeigen sich ältere stilistische Merkmale einer früheren Generation von Kanô-Künstlern wie die von Kanô Shôei (1519–1592), Kanô Hideyori (tätig um 1540–1570) und Kanô Sôshû (1551–1601). Fehlende Tiefe und formalistischer Pinselduktus der Hängerollen weisen darauf hin, daß diese Blumen- und Vogelmalerei der bewußte Versuch eines Künstlers waren, dem archaischen, von Kanô Motonobu (um 1476–1559) begründeten Kanô-Malstil nachzueifern. Auch wenn die Vögel und Blumen störende Retuschen aufweisen und den Eindruck etwas stören, so ist die technische Ausführung doch bemerkenswert. Es ist davon auszugehen, daß der Künstler in der Mitte des 17. Jahrhunderts im Stil der Kanô-Schule in Edo ausgebildet wurde.

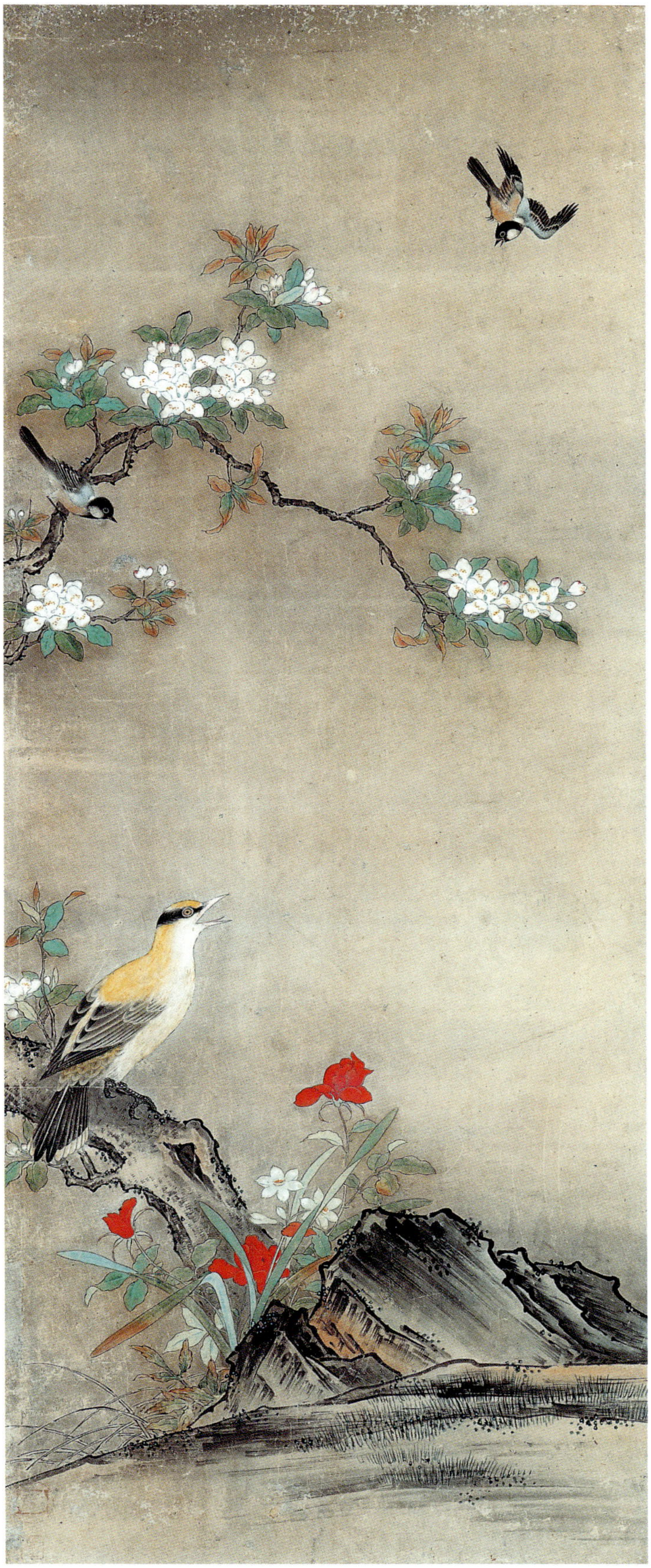
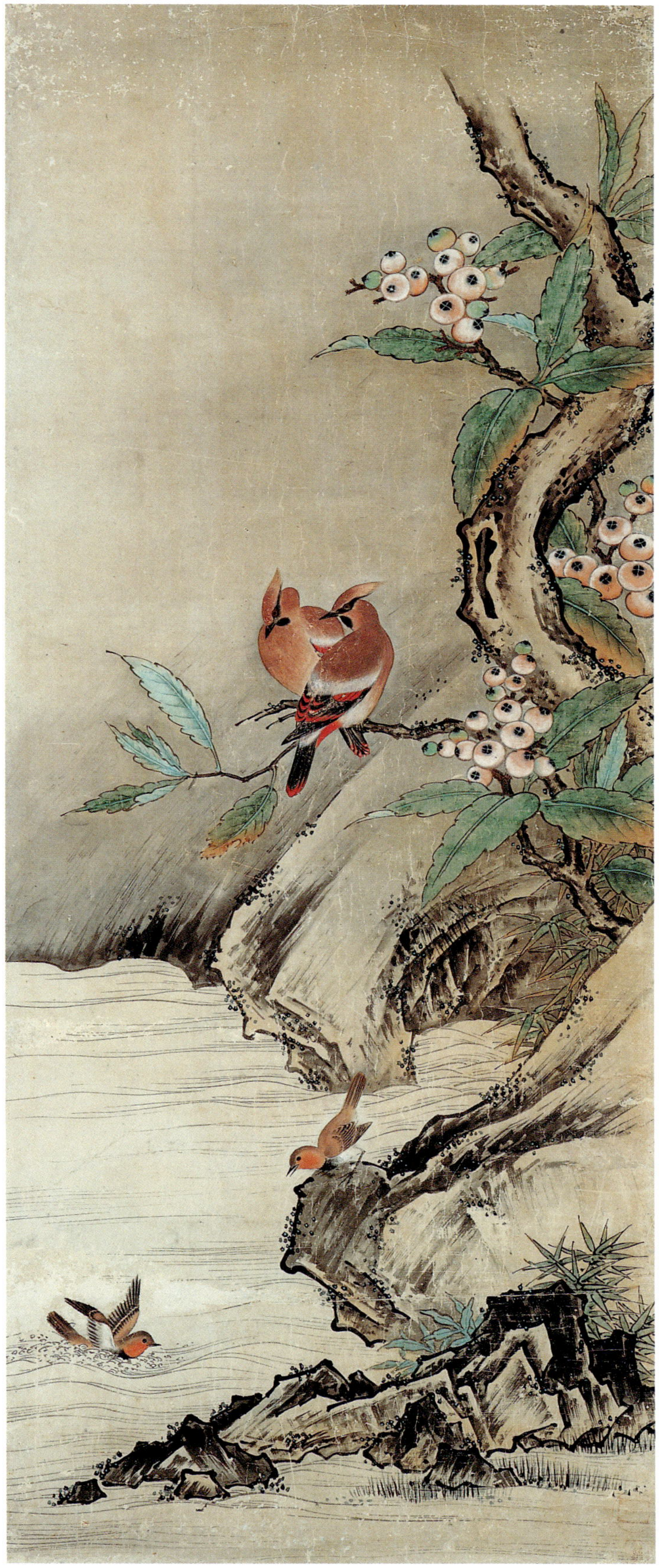

62 a/b

Wasservögel und Wellen

KANÔ-SCHULE

Paar sechsteiliger Stellschirme, Tusche, Farben und Goldblatt auf Papier, je 160 x 361 cm
Edo-Zeit, 17. Jahrhundert
J 1

Möwen kreisen über Wellen und scheinen zu kreischen, während die Gänse Richtung Küste fliegen. Enten waten durch das Wasser und versuchen Fische zu fangen. Ein Mandarinentenpaar sitzt auf einem Felsen.

Die Maltheorie des Malers Hasegawa Tôhaku (1539–1610) besagt, daß es bei der Vogelmalerei darauf ankomme, die Tiere in vier verschiedenen Posen darzustellen: fliegend, singend, ruhend und fressend. Dieser Stellschirm scheint den Anweisungen Tôhakus aus der Momoyama-Zeit (1573–1615) zu folgen. Die Darstellung brechender Wellen und spritzenden Wassers zeigt eine dekorative Tendenz.

Das Ultramarinblau der Wellen und das Weiß der Gischt in den brechenden Wellen stehen in Kontrast zum Himmel und den Wolken, die in einen goldenen Hintergrund übergehen. Die Farben der Vogelfedern, wie Braun, Grün, Rot, Blau, sind jeweils über die gesamte Komposition verteilt.

Ein berühmtes Beispiel für einen Stellschirm mit dem Thema der Wasservögel und Wellen sind die *Wasservögel an einer schneebedeckten Küste* von Kanô Sansetsu (1589–1651) im Nationalmuseum Kyôto. Dieser Stellschirm zählt zu den Meisterwerken des frühen 17. Jahrhunderts. Vergleicht man die beiden Stellschirme der Sammlung Langen mit Sansetsus Schirm, so zeigen diese nicht die extreme Musterung natürlicher Formen und sind daher weniger dekorativ gestaltet. Im Gegensatz zu Sansetsus Stellschirm, in dem die Natur in stiller Kälte zu etwas Anorganischem zu werden scheint, bewahren die vorliegenden Schirme die organische Vitalität der Natur.

Der Pinselduktus, mit dem Vögel, Wellen und Felsen dargestellt sind, folgt dem Stil Kanô Sanrakus (1559–1635), dem Schwiegervater von Kanô Sansetsu. Die Schirme scheinen im 17. Jahrhundert von einem Künstler der Kyô-Kanô-Schule in Kyôto gemalt worden zu sein. Diese Maler arbeiteten unter Sansetsu in einem Stil, der sich vom allgemeinen Malstil der Kanô-Maler in Edo unterschied.

Publiziert bei Shinahata 1990, Nr. 16

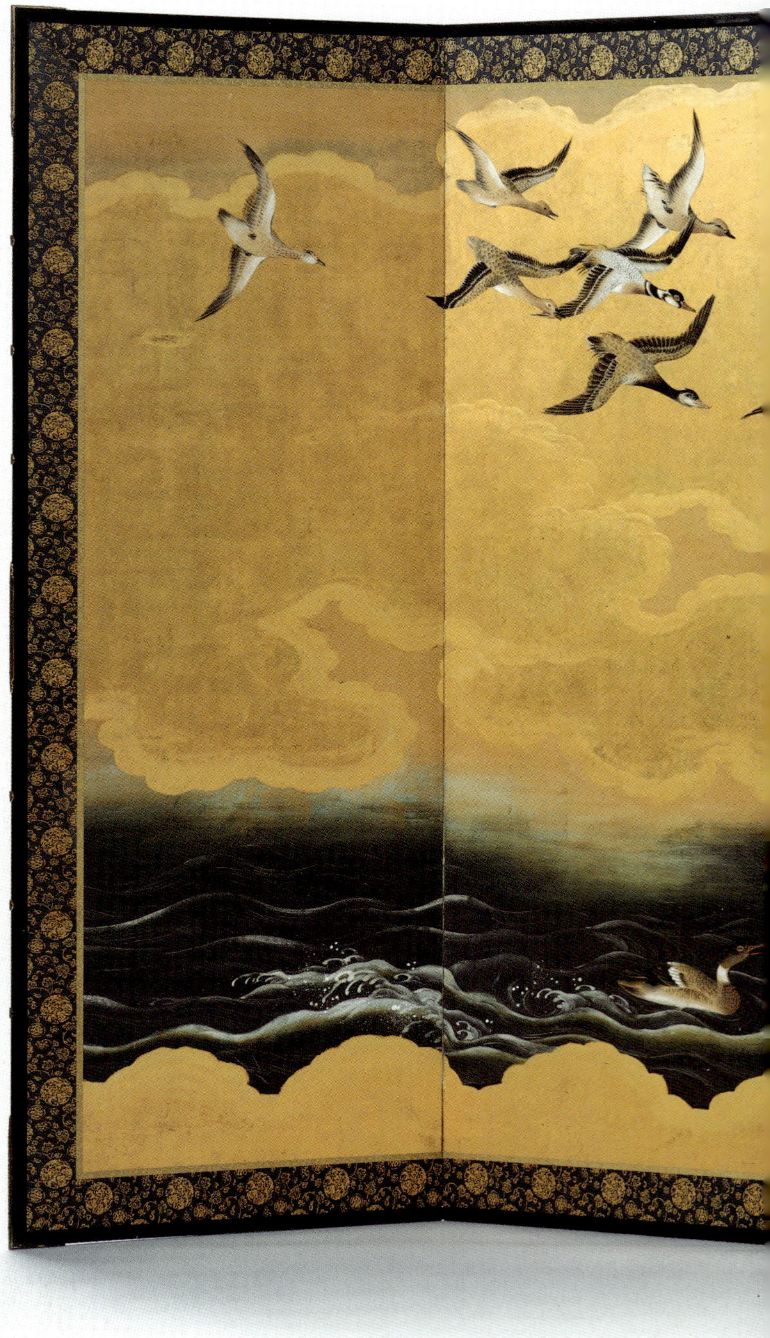

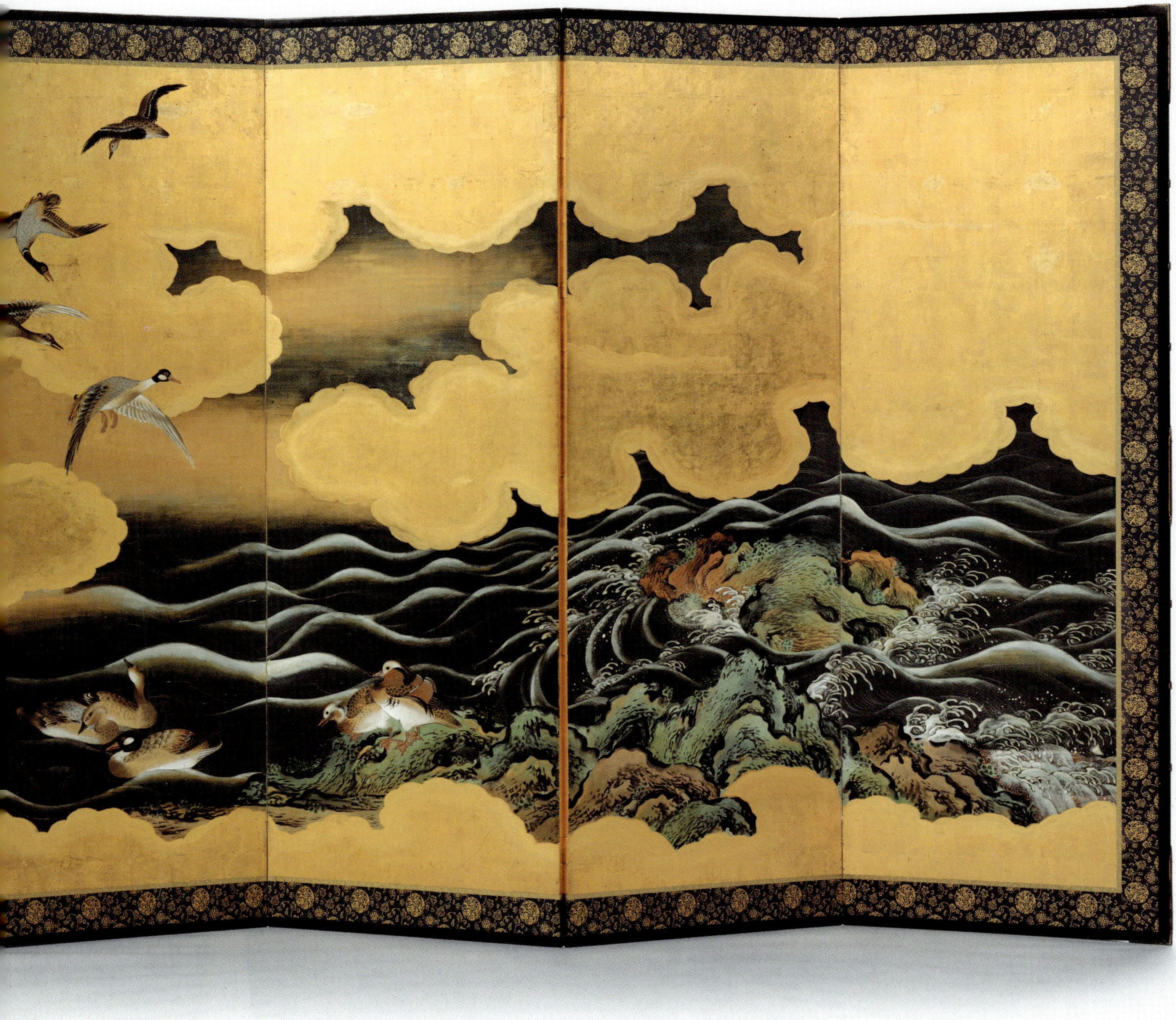

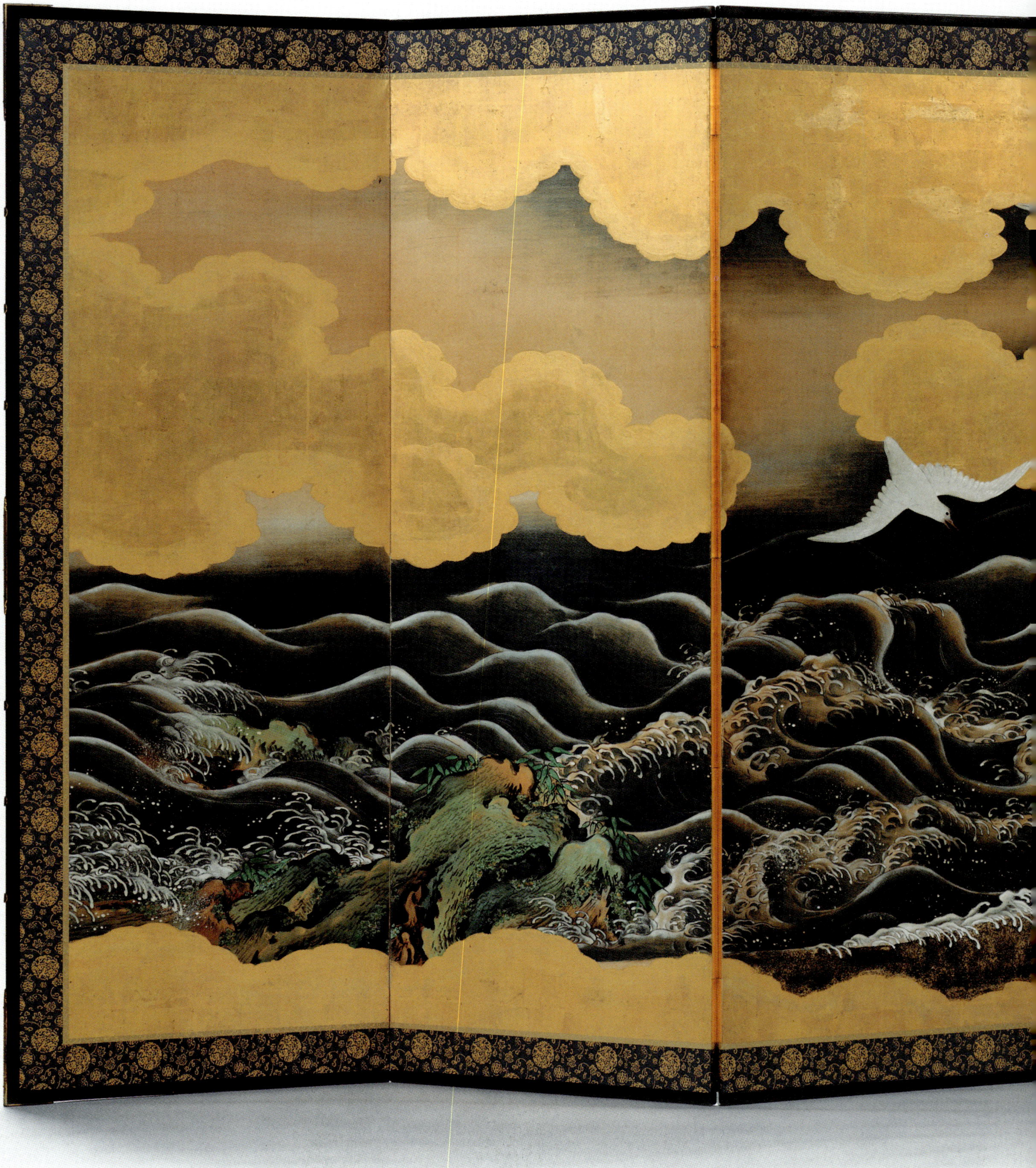

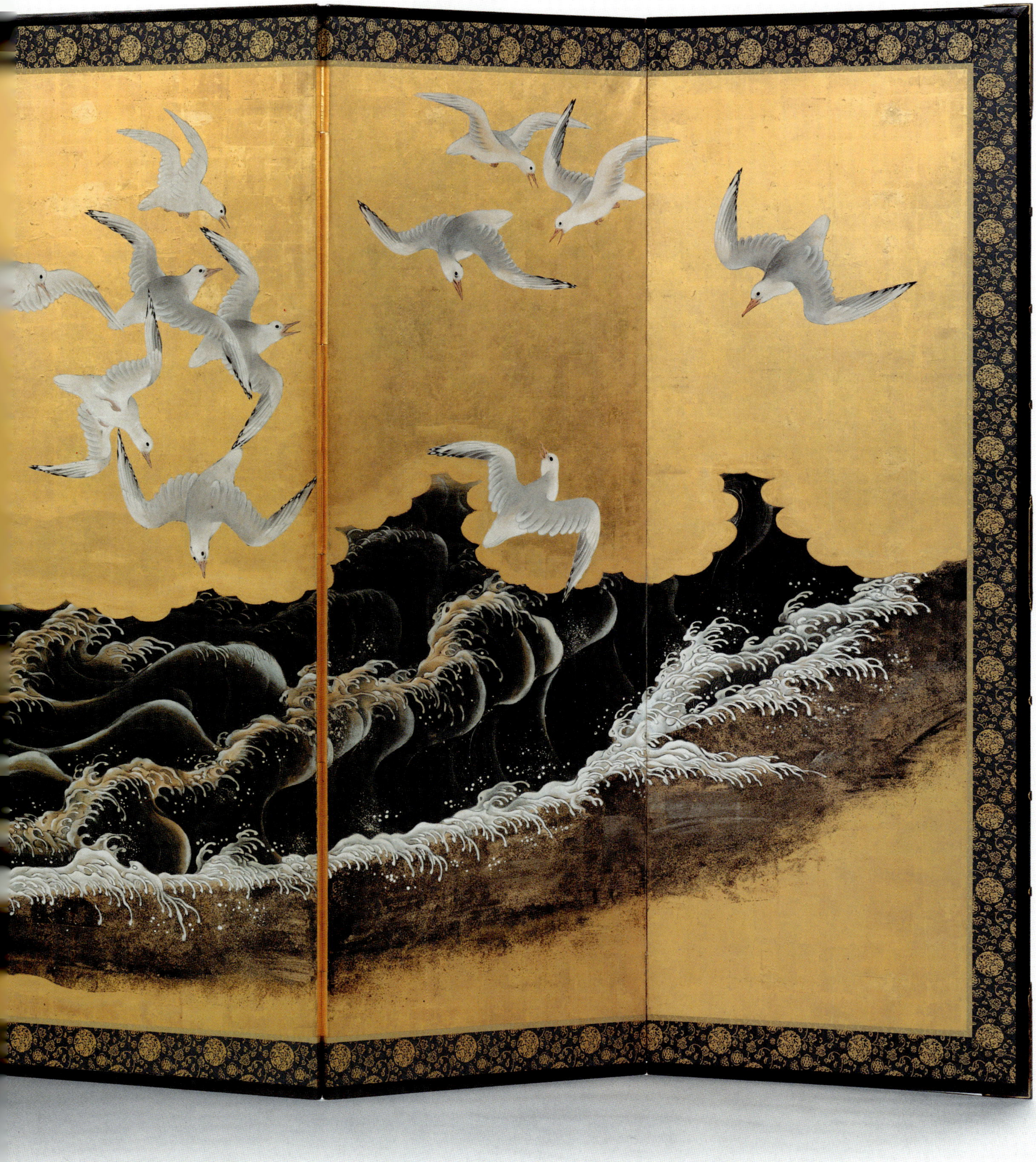

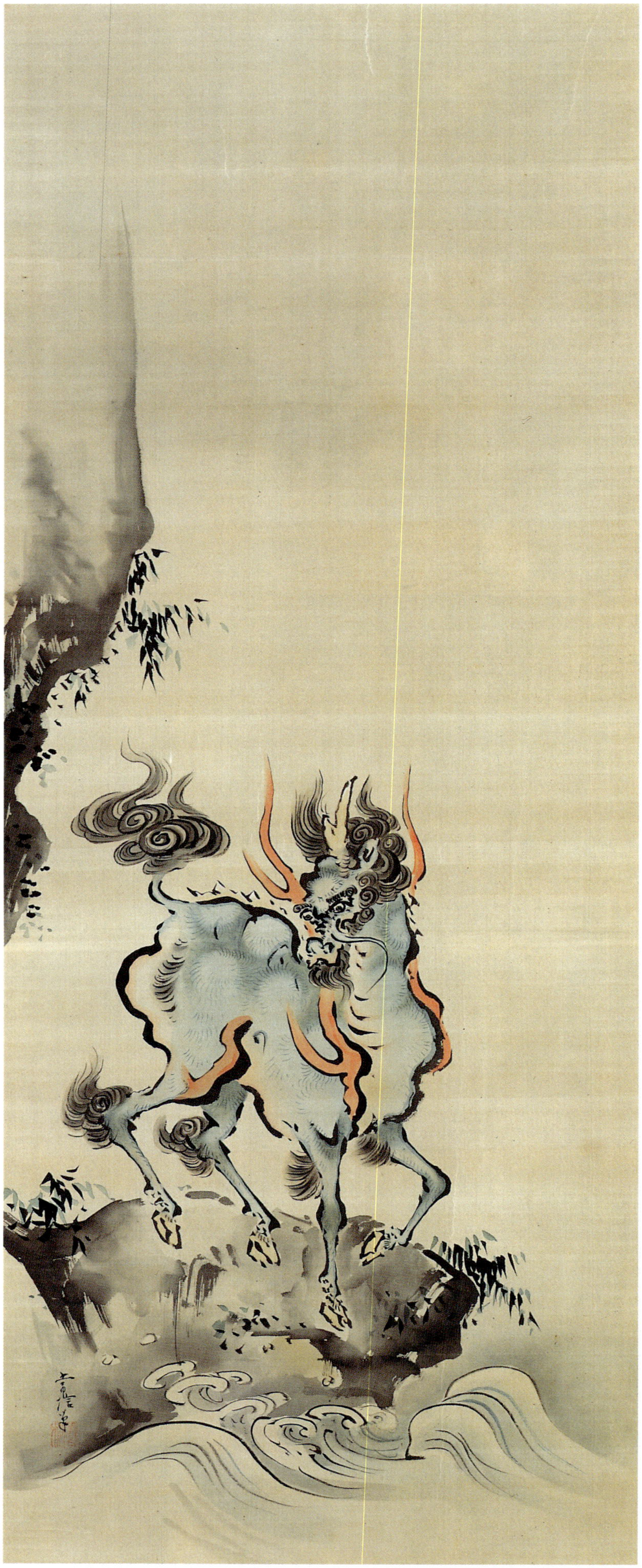

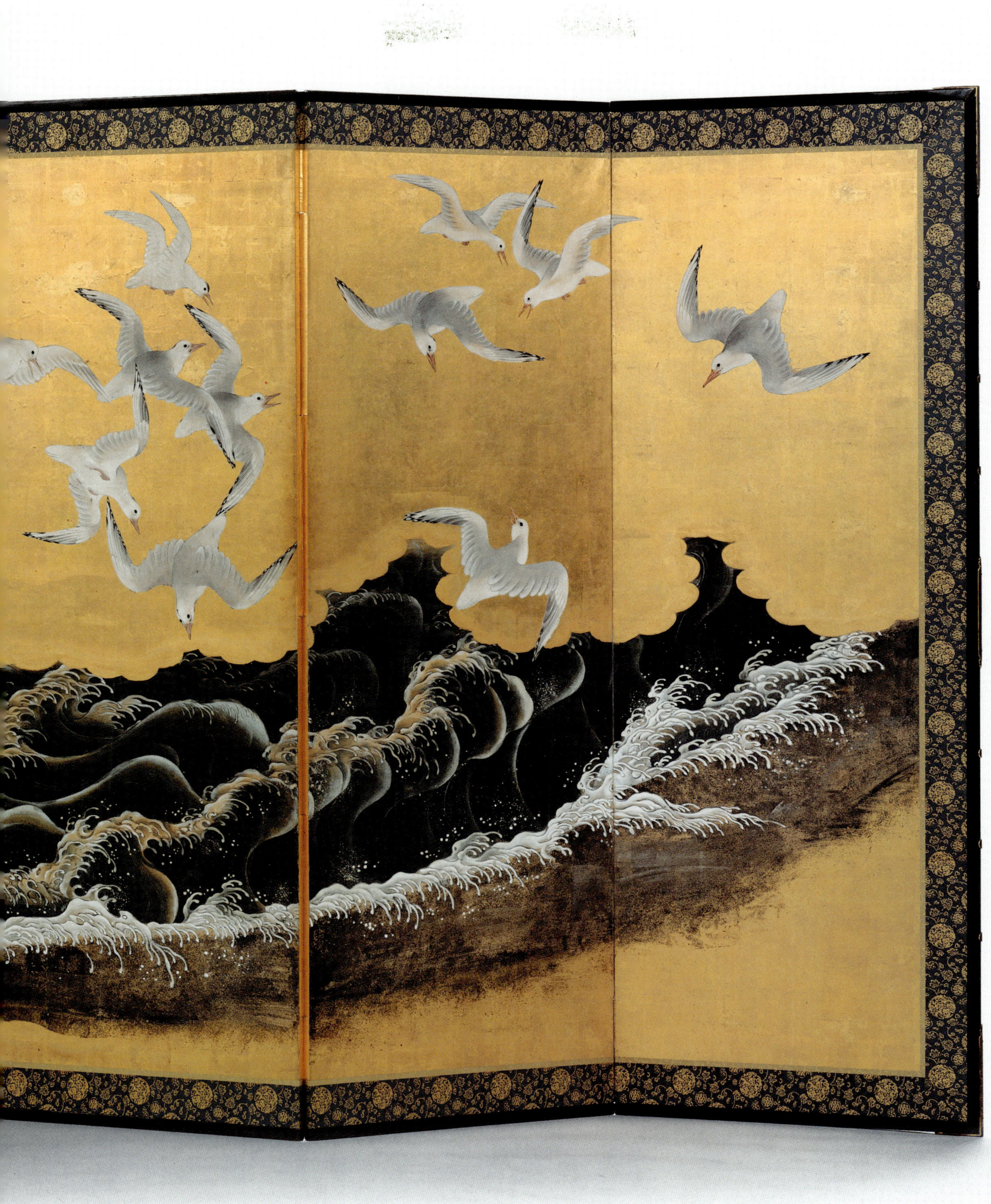

63 a–c

Konfuzius, *Kirin* und Phönix

KANÔ TSUNENOBU (1636–1713)

Hängerollen-Triptychon, Tusche und Farben auf Seide,
je 12 x 51,5 cm
Edo-Zeit, spätes 17. / frühes 18. Jahrhundert
Signiert: Tsunenobu
Künstlersiegel: Yôboku
J 196–198

Konfuzius ist auf der mittleren Bildrolle in Dreiviertelansicht des Gesichts stehend und ohne Hintergrund dargestellt. Die zentrale Bildrolle wird links von einem blauen *Kirin* auf einem Felsen inmitten von Wellen eingerahmt und auf der rechten Seite von einem weißen Phönix über einem Paulowniaast. *Kirin* und Phönix sind mythische Tierwesen aus der chinesischen Legende, die nur während der Herrschaft eines ›guten‹ Staatsmannes in Zeiten des Friedens und des Wohlstands erscheinen. Darstellungen dieses symbolischen, auf den Konfuzianismus zurückgehenden Themas der guten Herrschaft wurden häufig gemalt, um bei öffentlichen Anlässen in den Residenzen der Daimyôs ausgestellt zu werden. Die Formulierung lehnte sich dabei gern an die Vorbilder des offiziellen Malers des Tokugawa-Shôgunats Kanô Tan'yû an (1602–1674). Auch dieses Triptychon basiert auf einer Komposition Tan'yûs aus einem der vielen Vorlagenbücher, die den Kanô-Malern in Edo während der Edo-Zeit (1615–1868) als Quelle dienten. Das Triptychon zeigt in seiner verfeinerten Eleganz und schlichten Leichtigkeit die meisterliche Beherrschung von Tan'yûs Stil und wurde von Kanô Tsunenobu gemalt. Er war der älteste Sohn von Tan'yûs jüngerem Bruder Kanô Naonobu (1607–1650). Ihm wurde vom Shôgun in Kobikichô, dem heutigen Higashi-Ginza in Tôkyô, Grundbesitz übertragen, und er zählte zu den wenigen hochgeschätzten Kanô-Malern, der direkt vom Shôgun Bildaufträge erhielt. Nach Naonobus Tod wurde Tsunenobu Priester, nahm den Priesternamen Yôboku an und ›erbte‹ die offiziellen Aufgaben seines Vaters. Er benutzte auch den Namen Ukon oder nannte sich Kosensô und Kan'unshi. Er beteiligte sich an einem größeren Malprojekt für die Wände und Türpaneele des kaiserlichen Palastes und der kaiserlichen Residenz. Tsunenobu war besonders bekannt für eine Serie imaginärer Porträts alter chinesischer Weiser. 1709 erhielt er den Titel *hôin*, den höchsten Ehrentitel, den je ein Künstler vom kaiserlichen Hof verliehen bekam.

Tsunenobu interessierte sich ebenso für die Wissenschaften wie für alte Malerei. Er verfaßte eine illustrierte Darstellung aller Bilder, die er untersucht hatte, unter dem Namen *Tsunenobu Shukuzu*. Ausgaben dieses Buches befinden sich heute im Nationalmuseum und in der Universität für Kunst und Musik in Tôkyô. Dieses Werk gibt zusammen mit den illustrierten Aufzeichnungen Kanô Tan'yûs, *Tan'yû Shukuzu*, nicht nur Aufschluß über den Schaffensprozeß der Kanô-Künstler, sondern ist gleichzeitig eine wichtige Quelle zur Geschichte der japanischen Malerei.

Tsunenobu unterrichtete viele Künstler, unter anderem seinen Protegé Chikanobu. Nach dem Tod Kanô Tan'yûs im Jahr 1674 gab der Kobikichô-Zweig der Kanô-Schule, eine Gruppe von Kanô-Schülern in der Nachfolge Tsunenobus, für die Malerei der Edo-Zeit (1615–1868) den Ton an. Die Kobikichô-Schule nahm unter den vier offiziellen Ateliers des Shôguns (*okueshi*) eine führende Stellung ein. Diese Ateliers besaßen eine Lizenz, die ihnen offizielle Aufträge des Shôgun sicherten. Die anderen drei Ateliers waren die Kajibashi Kanô-Schule, gegründet von Tan'yû, die Nakabashi Kanô-Schule, gegründet von Yasunobu, und die Hamachô Kanô-Schule, die Tsunenobus Sohn Minenobu gegründet hatte.

Das Triptychon trägt die Signatur ›Tsunenobu‹ und das Siegel ›Yôboku‹. Das Siegel ist ein Beweis dafür, daß die drei Gemälde entstanden sind, nachdem Tsunenobu das Kobikichô Kanô-Atelier übernommen hatte. Bei der Darstellung des Konfuzius dürfte Tsunenobu von den Porträts der chinesischen Weisen auf Wänden und Türpaneelen des kaiserlichen Palastes und der kaiserlichen Residenz profitiert haben.

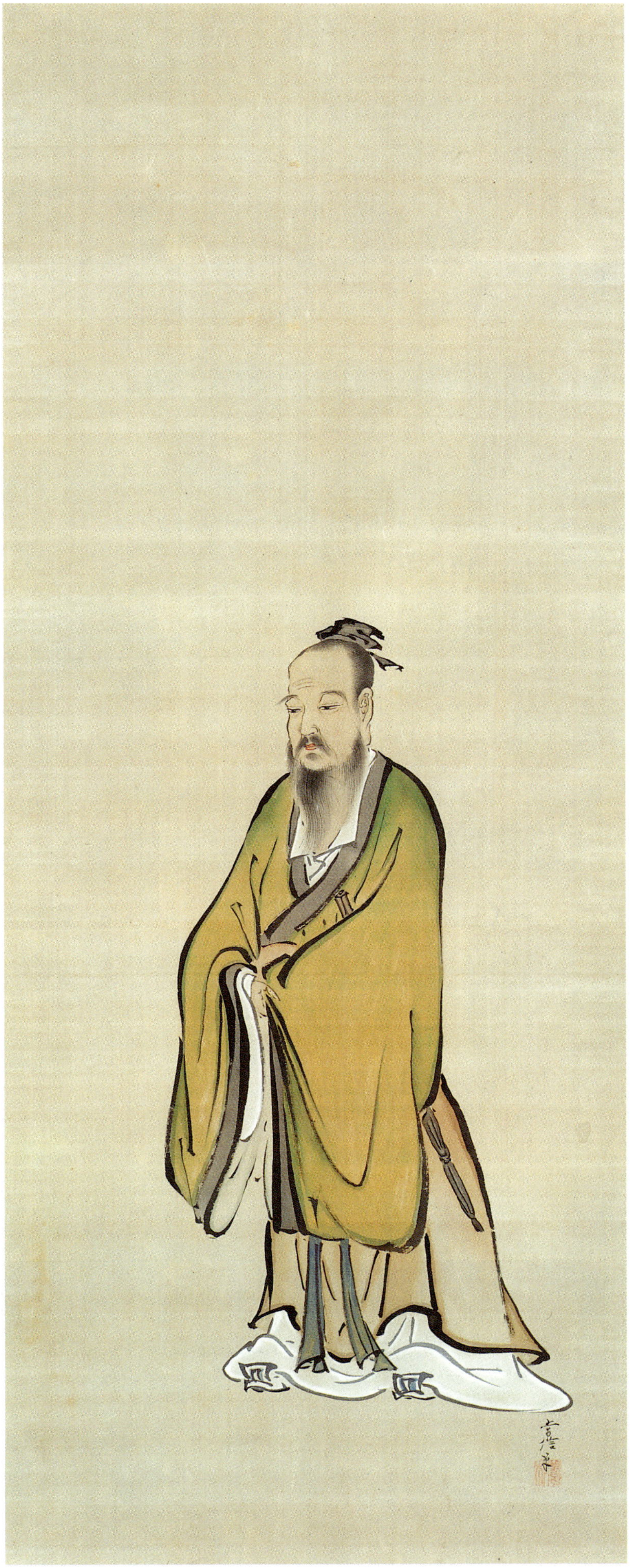

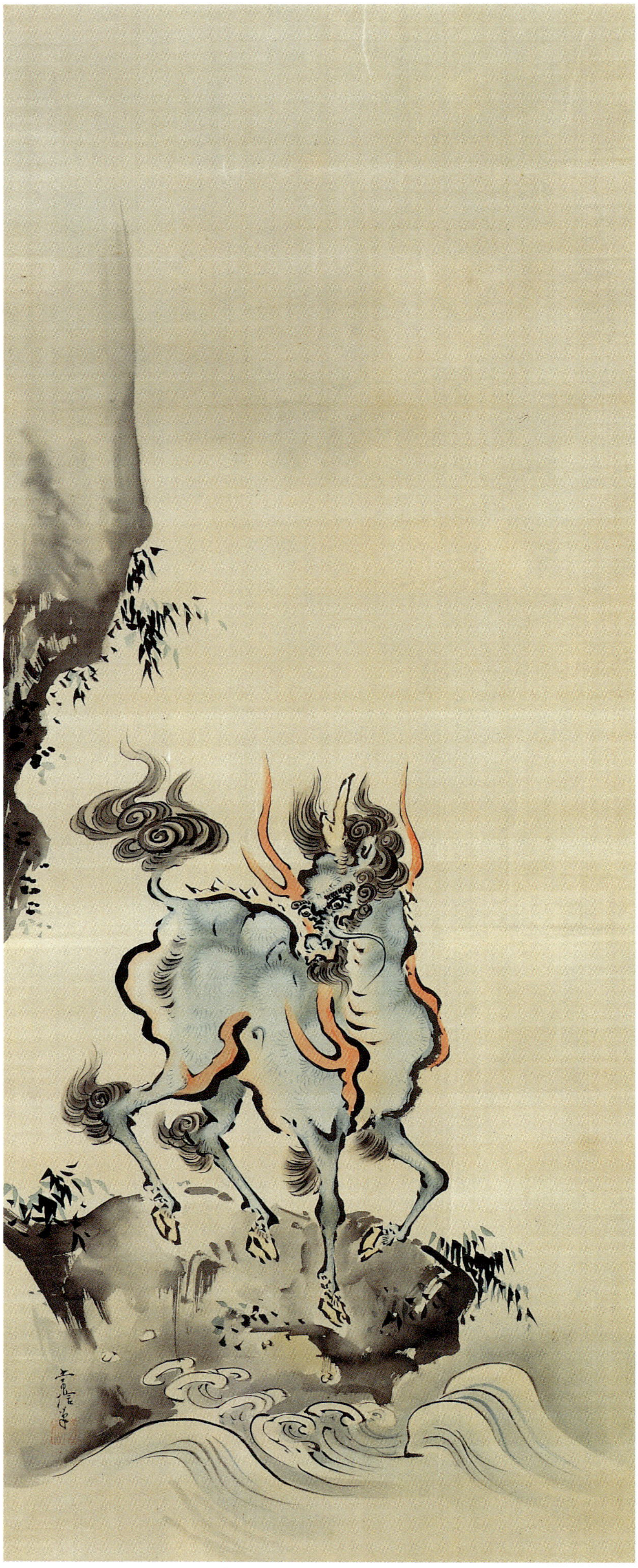

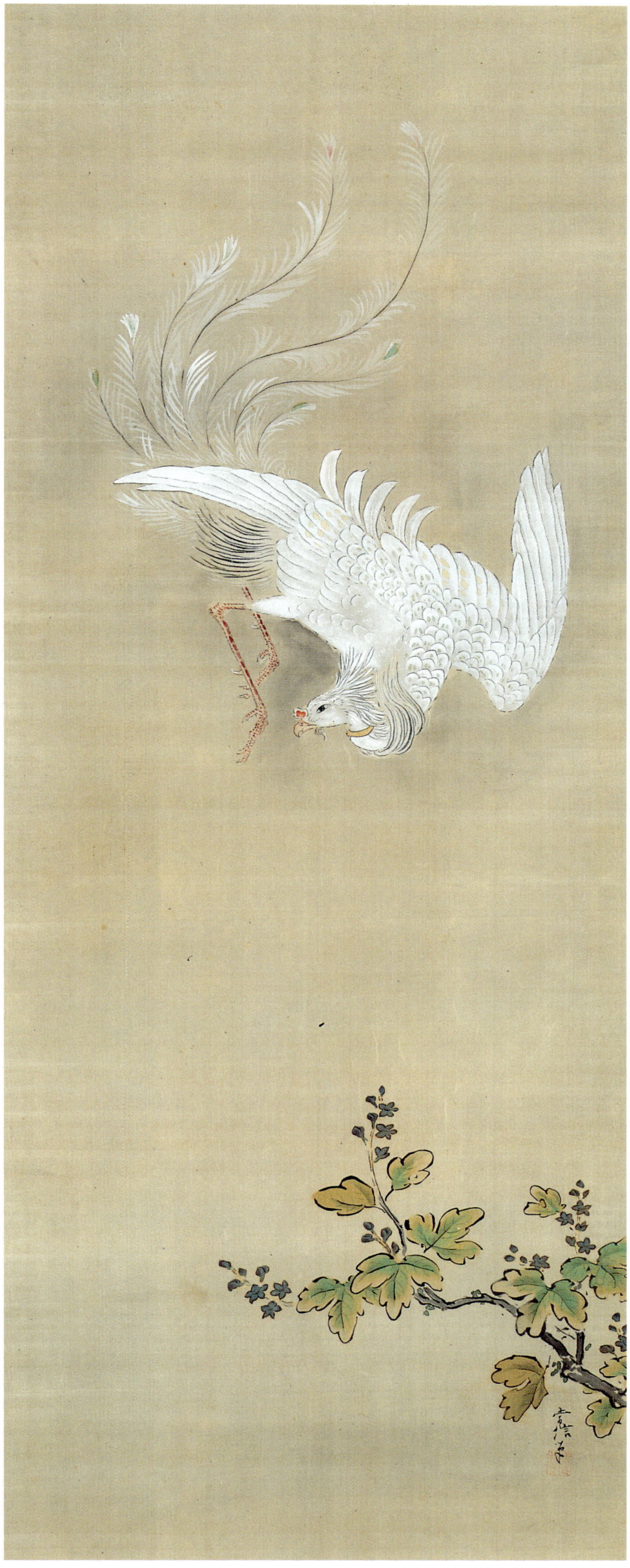

64 a–d

Vögel und Blumen der vier Jahreszeiten:

Kirschblüte an einem Wasserfall

KANÔ TATSUNOBU (1814–1891)

131,4 x 56,5 cm
Signiert: Okura-kyô Eitoku Hôgen Fujiwara Tatsunobu-hitsu
Künstlersiegel: Tatsunobu
J 168

Päonien und Fasane

KANÔ NAKANOBU (1811–1871)

131,3 x 56,5 cm
Signiert: Shikibu-kyô Tôsen Hôgen Fujiwara Nakanobu
J 169

Hibiskus und Vögel

KANÔ FUSANOBU (gest. 1868)

131,4 x 56,8 cm
Signiert: Shuntei Fujiwara Fusanobu
J 170

Fuji und Kraniche

KANÔ NAGANOBU (1825–1880)

131,6 x 56,8 cm
Signiert: Gyokuen Fujiwara Naganobu
J 171

Serie von vier Hängerollen, Tusche und Farben auf Seide
Edo-Zeit, Mitte 19. Jahrhundert
J 168–171

Vögel und Blumen, die bestimmte Jahreszeiten symbolisieren, sind in jeder Hängerolle dieser Serie wiedergegeben. Dabei steht jede Hängerolle für eine der vier Jahreszeiten. Der Frühling wird in zwei Hängerollen mit blühenden Kirschblütenzweigen, die an einem Wasserfall auf felsigen Klippen wachsen, dargestellt. Für den Sommer stehen das Fasanenpaar sowie Päonien mit roten, rosafarbenen und weißen Blüten, die hinter einem T'ai-hu-Felsen blühen. Diese Art schroffer Felsen mit vielen Löchern findet man am Tai-See in China – einem von Literatenmalern in China und Japan sehr geschätzten Motiv. Der Herbst wird durch ein Paar Wiesenammern (*ho'ojiro*) versinnbildlicht, das über rosa Hibiskus fliegt, der hinter einem Stein wächst. Auf dem Stein sitzt ein Rotkehlchen (*komadori*); im Vordergrund blühen rote und weiße Chrysanthemen. Die letzte Hängerolle zeigt einen Panoramablick über Berge mit blühenden Kirschbäumen, die in Zickzack-Form angeordnet sind. Der Blick des Betrachters wird so zum schneebedeckten Berg Fuji geleitet, der sich in der Ferne erhebt. Trotz der Kirschblüte kann dieses Bild aufgrund des schneebedeckten Fuji als Darstellung des Winters gelten. Durch die Aufnahme von Motiven wie Kiefern und fliegenden Kranichen ist diese Bildrolle gleichzeitig eine Allegorie von Wohlstand und Glück.

Alle vier Hängerollen wurden sehr farbig ausgeführt, zeigen eine delikate Pinselarbeit und lassen damit einen Eindruck von hoher Eleganz entstehen. Stil und Ikonographie verdeutlichen die konservative Auffassung der orthodoxen Maler innerhalb der Kanô-Schule in Edo.

Die Bildrolle des Frühlings trägt das Siegel ›Tatsunobu‹ und die Signatur ›Okura-kyô Eitoku Hôgen Fujiwara Tatsunobu-hitsu‹ von Kanô Tatsunobu (1814–1891). Tatsunobu war der sechste Sohn von Kanô Isen'in Nakanobu (1775–1828), der zum Kobikichô-Zweig des Kanô-Clans gehörte. Tatsunobu wurde jedoch vom Nakabashi-Kanô-Zweig, dem Hauptzweig der Kanô-Familie, adoptiert und als Erbe eingesetzt. Mit der Ernennung Tatsunobus zum *oku-eshi* im Jahre 1840 erhielt er das Privileg, für den Shôgun zu malen. 1854 wurde ihm der Titel *hôgen* verliehen, ein Ehrentitel für Künstler.

Die Sommer-Bildrolle ist mit den Worten ›Shikibu-kyô Tôsen Hôgen Fujiwara Nakanobu‹ von Kanô Naka-

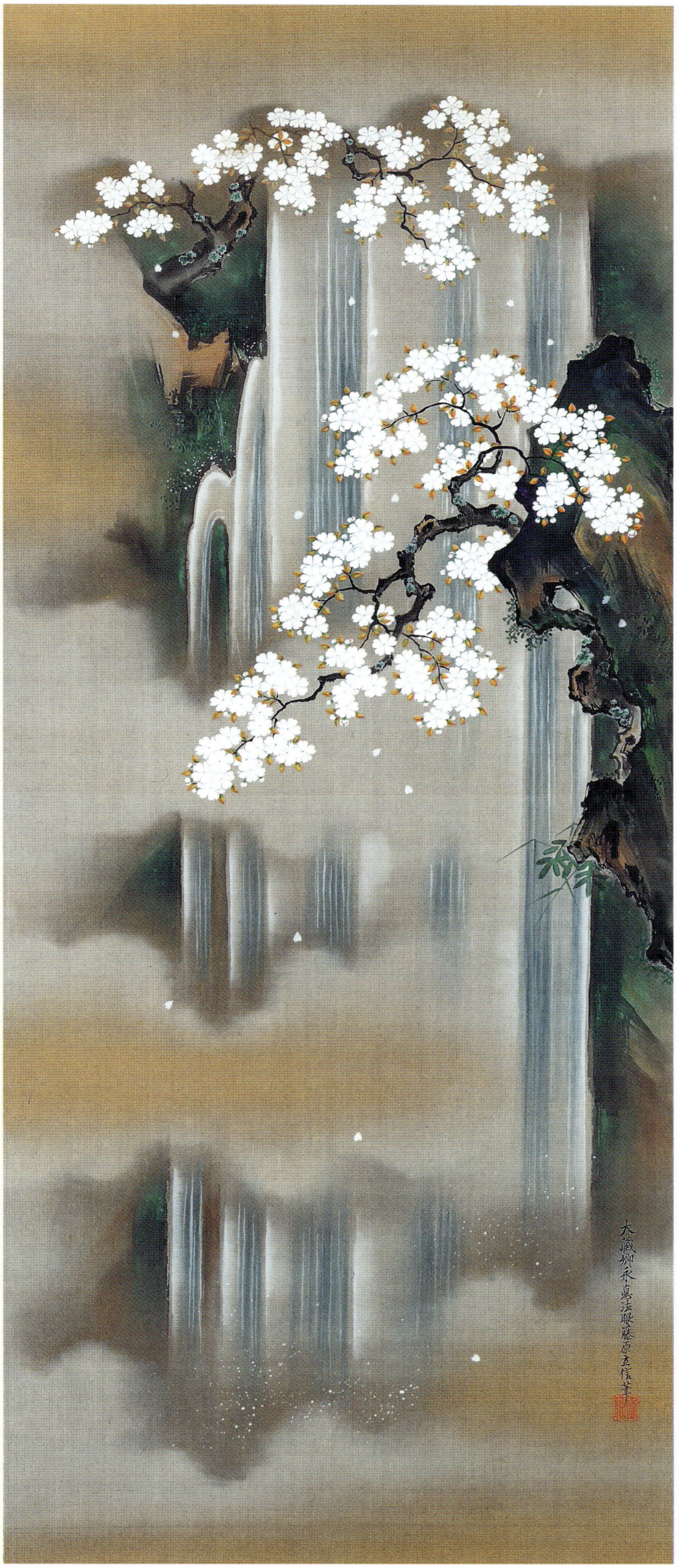
大蔵卿永真法眼藤原立信筆

nobu (1811–1871) signiert. Nakanobu war der fünfte Sohn von Isen'in Naganobu und somit der ältere Bruder von Tatsunobu. Zunächst nannte er sich Kôsen und wechselte im Jahr 1841 zu Tôsen. Später wurde er von Kanô Yûsen Sukenobu (tätig 1810–1831) adoptiert und Erbe der Familie Hamachô Kanô. Er erhielt 1844 den Ehrentitel *hôgen*.

Das Herbstbild trägt die Signatur ›Shuntei Fujiwara Fusanobu‹ von Kanô Fusanobu (gest. 1868), der der Familie Yamashitachô Kanô angehörte. Dieser Zweig der Kanô war von Kanô Hideyori begründet worden, dem wohl zweiten Sohn des Kanô Motonobu.

Die Hängerolle des Winters ist von Kanô Naganobu (1825–1880) mit ›Gyokuen Fujiwara Naganobu‹ signiert worden. Naganobu gehörte der Familie Okachimachi Kanô an. 1852 nahm er an dem Projekt von Kanô Seisen'in Osanobu (1796–1846) teil, bei dem die Wände und Türpaneele der Burg Edo bemalt wurden. Mit Nakanobu war Naganobu für die Ausschmückung des Hibiskus-Raumes im westlichen Turm der Burg zuständig.

Die vier Künstler, die diese Serie von Vögeln und Blumen in den vier Jahreszeiten malten, scheinen maßgebliche Maler der Kanô-Schule in der Spätphase der Edo-Zeit gewesen zu sein. Von ihnen sollen auch die Bilder des Stellschirms stammen, der dem König der Niederlande vom Tokugawa-Shôgun 1856 als Geschenk geschickt wurde. Dieser Stellschirm befindet sich jetzt wahrscheinlich in der Sammlung des Rijksmuseum Voor Volkenkunde in Leiden.

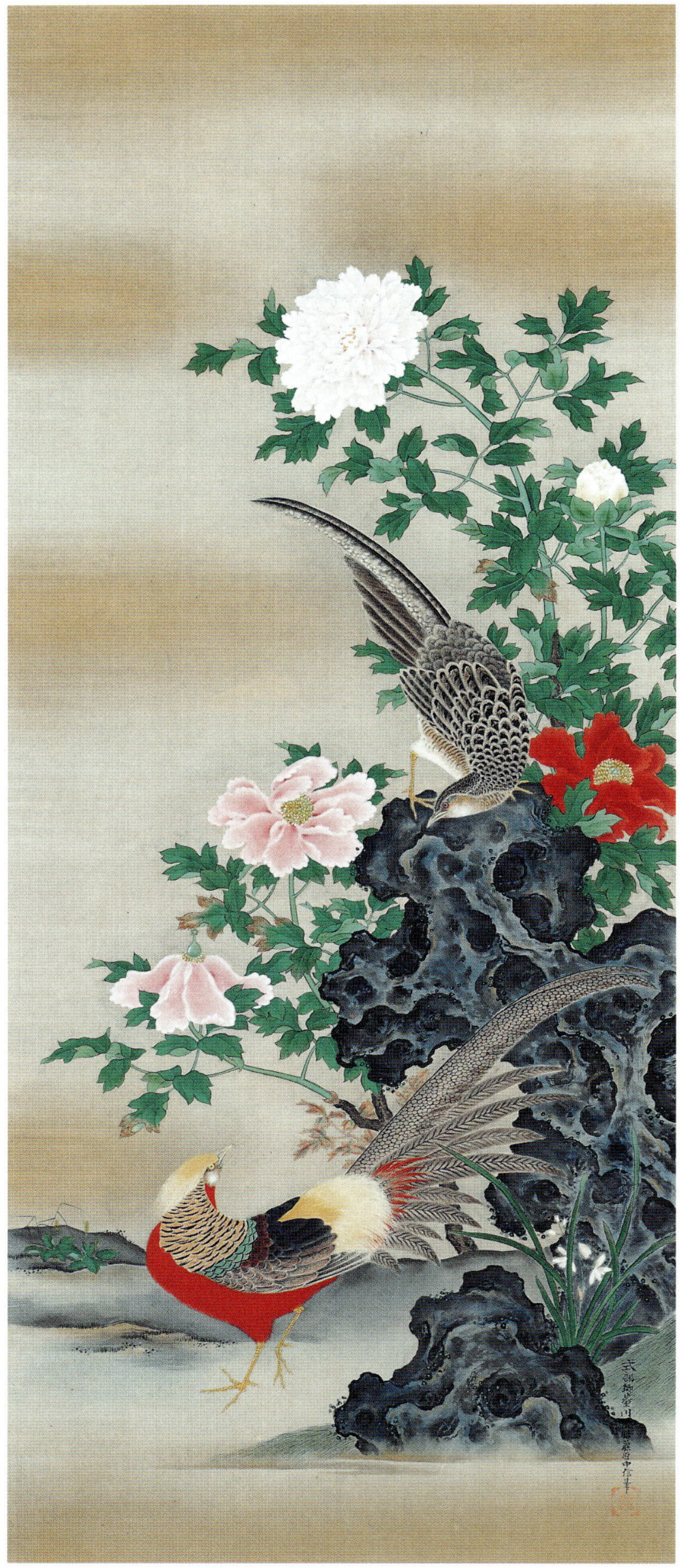

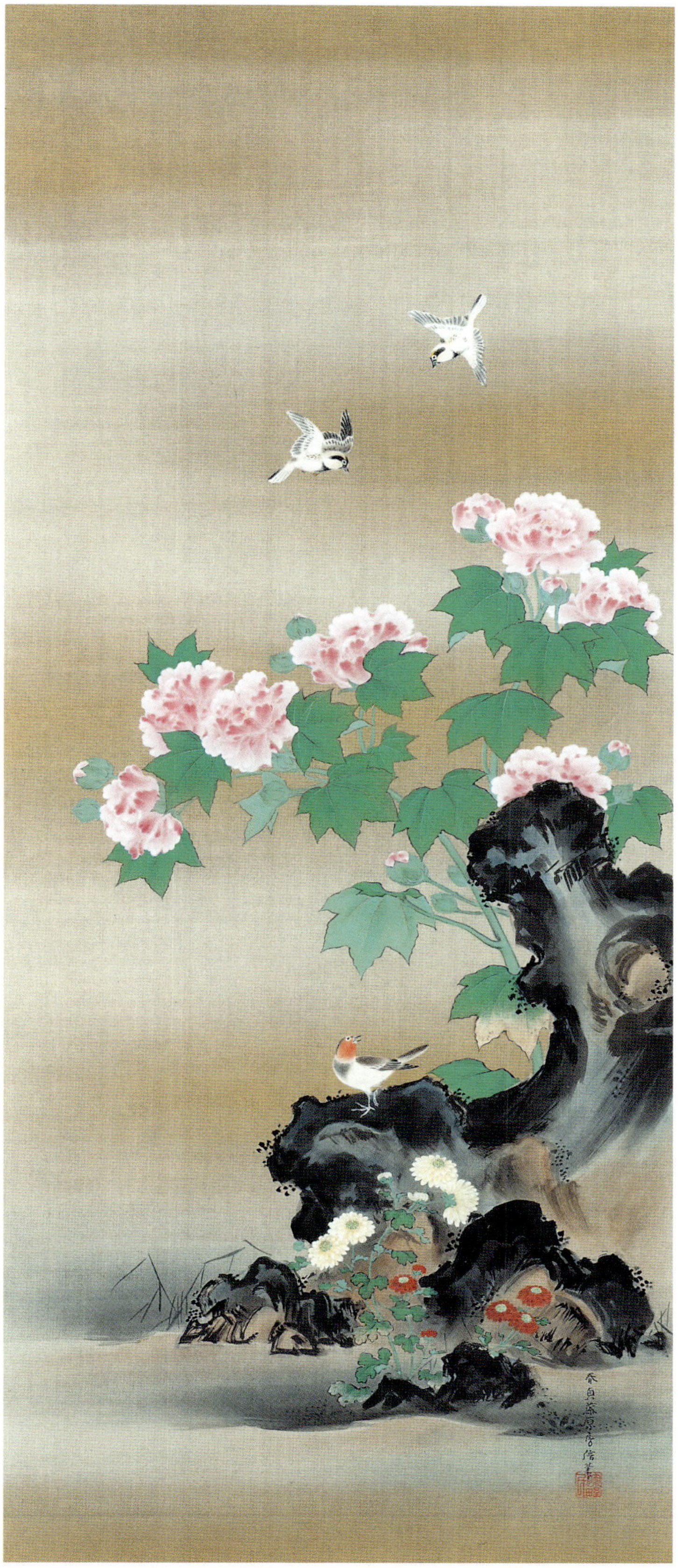

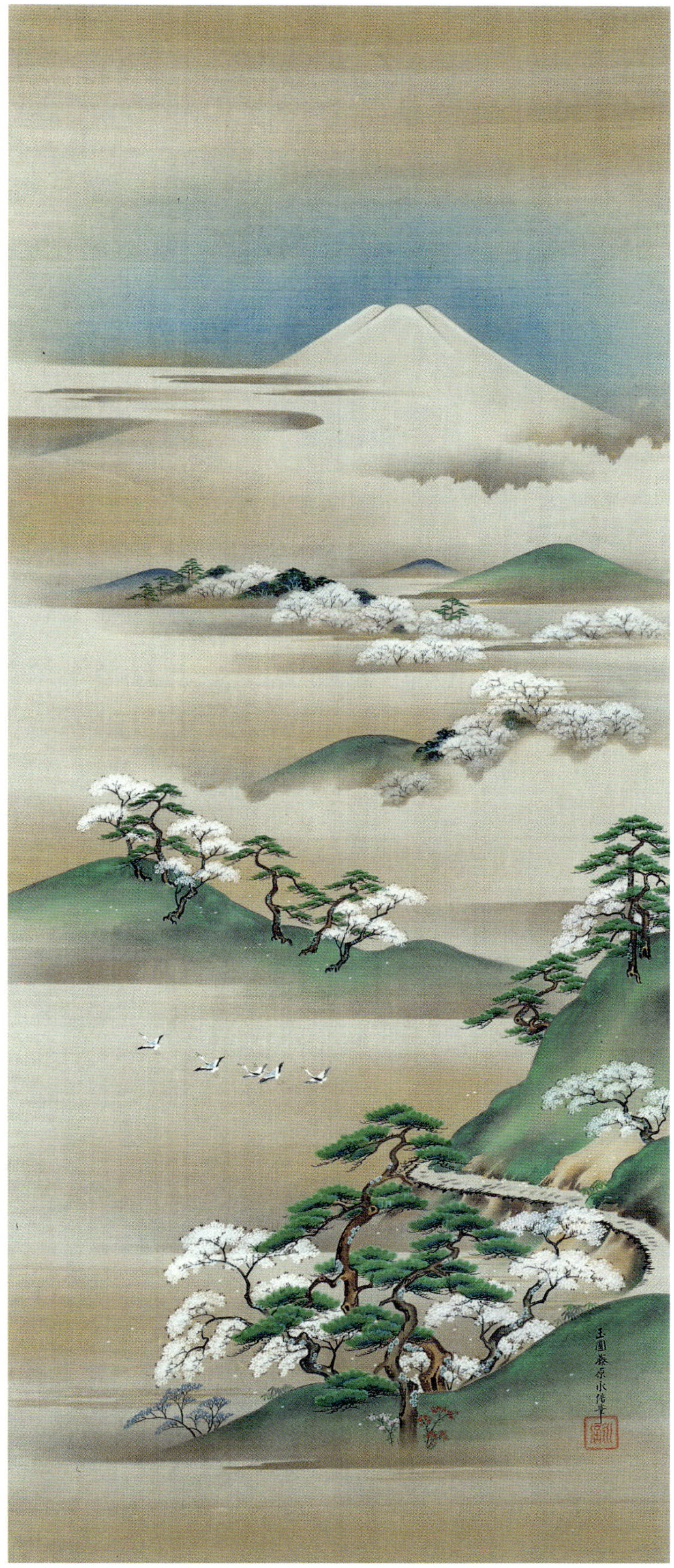

65

Vögel und Blumen

ANONYMER KÜNSTLER DER NAGASAKI-SCHULE

Hängerolle, Tusche und Farben auf Seide, 36,8 x 51 cm
Edo-Zeit, spätes 18. Jahrhundert
J 538

Zwei Vögel sitzen auf den blühenden Zweigen eines Zierapfelbaums. Sie sind einander zugewandt und scheinen zu zwitschern. Ihre Schnäbel sind rot, ihr Gefieder ist an der Brust rot, auf dem Rücken grün, und die Flügel sind blau. Es handelt sich um exotische Vögel, die man in Japan im allgemeinen als Chinesische Vögel, im Japanischen *karatori* nennt. Die detaillierte Darstellung des Gefieders und der Blütenblätter ist Stilmerkmal der Vogel- und Blumen-Malerei der Nanpin-Schule. Der Stil dieser Schule wurde in der Ch'ing-Dynastie (1644–1911) von dem chinesischen Maler Shen Nan-p'in nach Japan eingeführt.

Shen Nan-p'in kam im Dezember 1731 mit seinen Schülern Kao Chiun und Kao Kan im Hafen von Nagasaki an und blieb dort für ein Jahr. Shen Nan-p'in lehrte seine Maltechniken Yûhi, dem Sohn eines offiziellen japanischen Übersetzers für Chinesisch. Der Realismus und die Farbigkeit, die Nan-p'ins Werke kennzeichnen, unterscheiden sich grundlegend von dem Malstil der Kanô-Schule, der zu jener Zeit die Malerei in Japan prägte. Viele Maler, unter ihnen auch Kakutei (1722–1785), orientierten sich an dem neuen Malstil. Kakutei war ein Priester des Seifukuji-Tempels in Nagasaki. Zu den Malern, die den Stil nach Edo brachten, gehörten Sô Shiseki (1712–1786), Tatebe Ryôtai (1719–1794) und Kurokawa Kigyoku (1732–1756). Viele chinesische Maler, unter ihnen Cheng P'ei (*Teibai*) und Song Tzu-yen (*Sô Shigan*) folgten Shen Nan-p'in und übersiedelten nach dessen Rückreise nach Japan und übten weiterhin einen großen chinesischen Einfluß auf die Maler in Nagasaki aus.

Die japanischen Maler, die im späten 18. Jahrhundert in einem Stil arbeiteten, der den Einfluß der chinesischen Malerei der Ch'ing-Dynastie – insbesondere Shen Nan-p'ins Stil – verrät, wurden unter dem Namen Nagasaki-Schule zusammengefaßt. Auch das Beispiel der *Vögel und Blumen in den vier Jahreszeiten* aus der Sammlung Langen ist von einem Künstler dieser Schule gemalt worden.

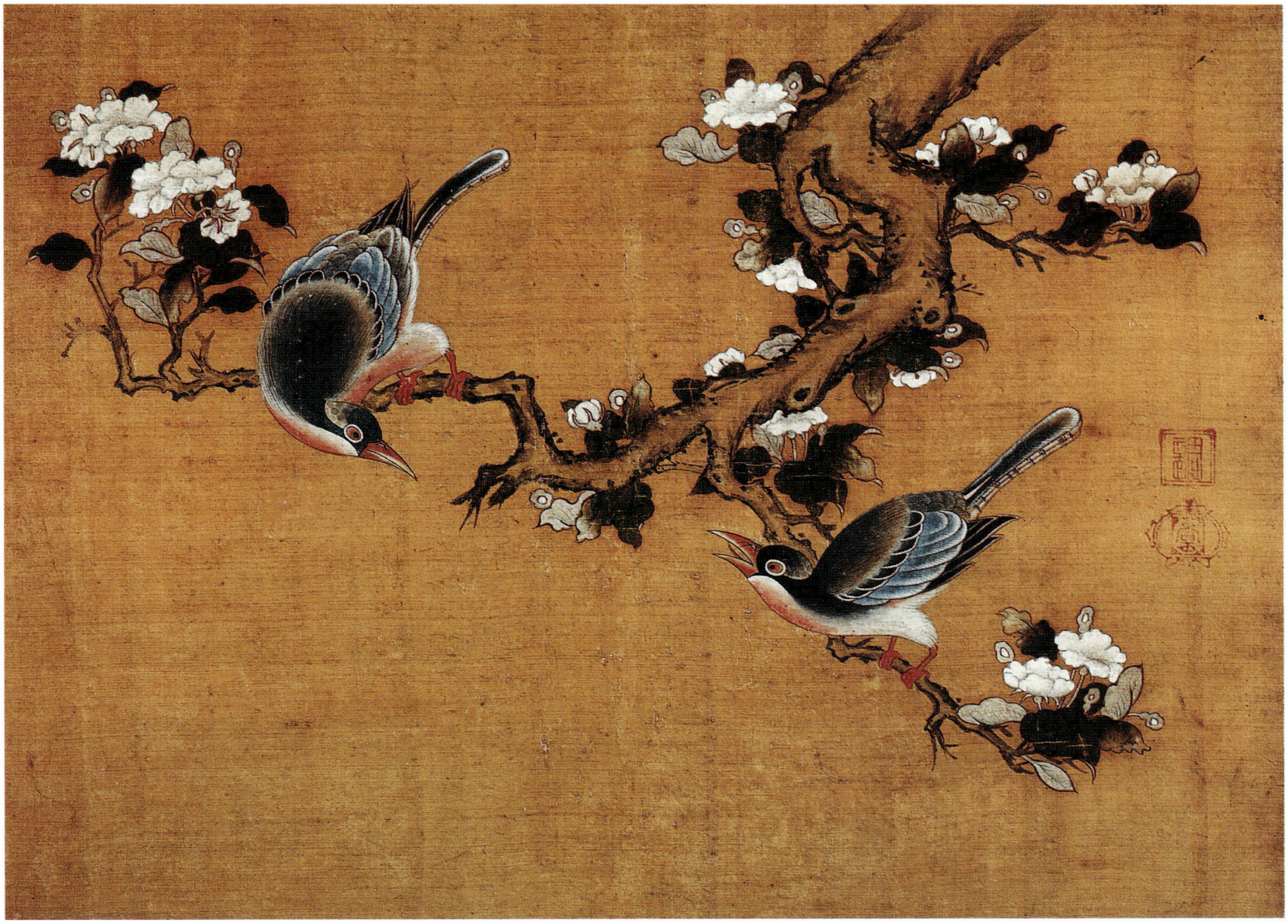

66

Exotischer Vogel

KUMASHIRO YÛHI (1693–1772)

Hängerolle, Tusche auf Papier, 130,1 x 44,6 cm
Edo-Zeit, 18. Jahrhundert
Signiert: Shûko Yûhi
Künstlersiegel: Yûhi; Shûko
J 180

Ein exotischer Vogel hockt mit angelegten Flügeln auf einem gebogenen Ast, der nur noch wenige Blätter trägt. Der Pinselduktus dieses Bildes ist dynamisch und grob. Durch gekonnte tonale Abstufung der Tusche wird die unterschiedliche Beschaffenheit der Rinde und des Gefieders deutlich. Die Art des Tuschauftrags vermittelt dem Betrachter das Gefühl kalter Winterluft.

Der Schöpfer dieses Bildes, Yûhi, war ein Nachfahre chinesischer Einwanderer des Yû-Clans, dessen Mitglieder seit der Genroku-Periode (1688–1704) als offizielle Übersetzer für Chinesisch (*kara-tsûji*) im Dienste japanischer Herrscher standen. Der Nachname Kumashiro, den Yûhi übernahm, war ein japanischer Name, den der Yû-Clan auch sonst führte.

Als Kind hieß Yûhi Hikonoshin, bis er 1739 die Position des chinesischen Übersetzers von seinem Stiefvater erbte und sich in Jinzaemon umbenannte. Weitere Namen Yûhis waren Hi, Kisen, Shûko. Als Maler benutzte er normalerweise den Namen Yûhi, dessen Schriftzeichen sich aus einem Zeichen des chinesischen Clannamens und demjenigen eines Alternativnamens zusammensetzte. Dieses Bild trägt die Signatur ›Shûko Yûhi‹ und die beiden Siegel ›Yûhi‹ und ›Shûko‹.

Yûhi ist bekannt für seine Vogel- und Blumenmalerei im Stil der chinesischen Maler Shen Nan-p'in und Kaô Kan. Yûhi war ein Schüler dieser Maler während ihres über einjährigen Aufenthalts in Japan 1731. Daher bevorzugte er einen detaillierten und deskriptiven Pinselduktus und starke Farben. Da sich Realismus und Farbigkeit des Nan-p'in-Stils von der in Japan vorherrschenden Richtung der Kanô-Schule unterschied, fanden ihn viele Maler in Japan interessant. Yûhi lehrte die neuen Maltechniken auch Kakutei (1722–1785) und Sô Shiseki (1712–1786), die den Stil in Ôsaka und Edo verbreiteten. Dort beeinflußte der Stil jene Maler, die seit der mittleren Edo-Zeit in Edo tätig waren.

Diese Hängerolle in monochromer Tusche auf Papier unterscheidet sich von Yûhis farbigen Vogel- und Blumen-Bildern auf Seide. Das Bild zeigt sogar einige Techniken chinesischer Malerei, die vor dem Nanpin-Stil angewandt wurden. Die Art der Tuschlavierung, die das Dargestellte modelliert und beschreibt, basiert auf genauem Naturstudium und läßt damit den Einfluß Nan-p'ins auf Yûhi erkennen.

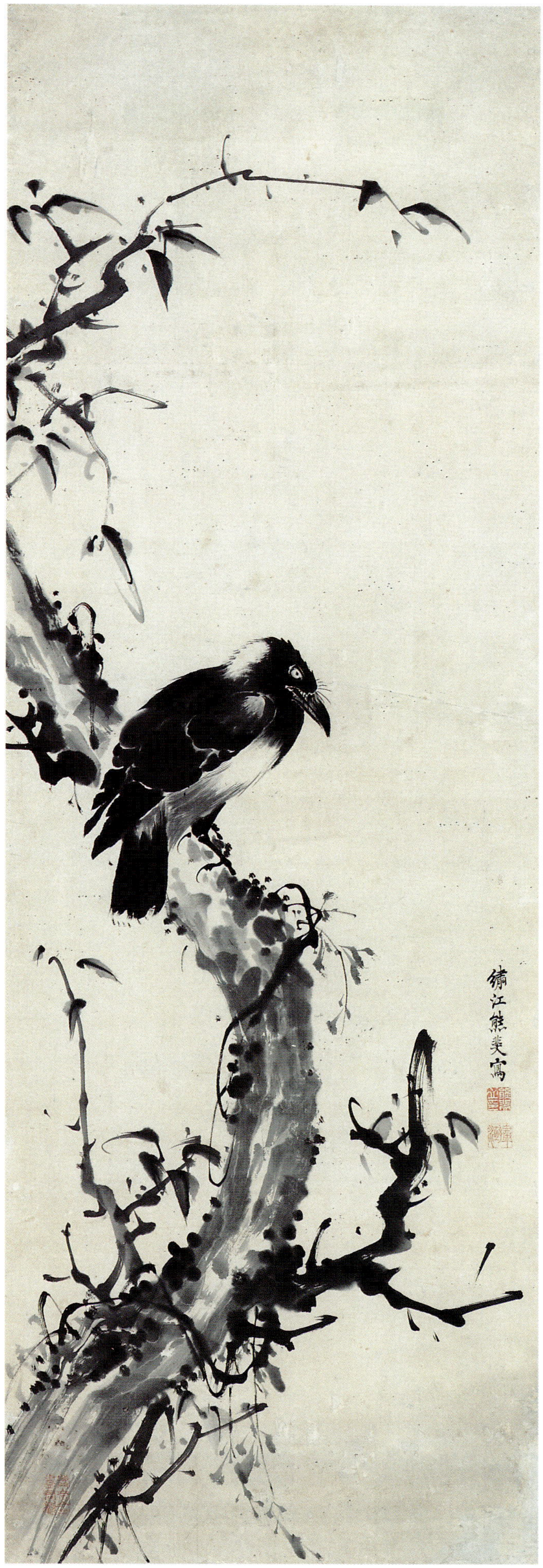
繡江熊斐寫

67

Haiku-Bild eines Tänzers

YOSA BUSON (1716–1783)

Hängerolle, Tusche und Farben auf Papier, 30,7 x 50,5 cm
Edo-Zeit, 18. Jahrhundert
Signiert: Yahan'ô Buson
J 10

Ein bärtiger Mann mit einem Schwert unter seinem linken Arm tanzt mit einem geöffneten Faltfächer, den er in seiner rechten erhobenen Hand hält. Der zugehörige Text erklärt, daß der Mann auf dem Fest des Friedens und Trostes (*Anraku matsuri*) tanzt. Dieses Fest, bei dem für die Heilung aller Krankheiten gebetet wird, findet jährlich am 10. April am Imamiya-Schrein in Kyôto statt. Das Bild schenkte Yosa Buson (1716–1784) seinem Schüler Ki no Baitei (1734–1810).

Yosa Buson war einer der berühmtesten Haiku-Dichter der Edo-Zeit (1615–1868). Buson und Ikeno Taiga (1723–1776) gelten als die Meister der Nanga-Malerei, der japanischen Malerei der Literaten.

Buson wurde in Ôsaka geboren und zog im Alter von ungefähr zwanzig Jahren nach Edo, wo er bei dem Dichter Hayano Hajin die Haiku-Dichtung erlernte. Nach dem Tod seines Lehrers zog er in die Gegend von Yûki und Shimodate, der heutigen Präfektur Ibaraki. Er wanderte fast zehn Jahre umher und dichtete Haikus und malte. Mit 29 Jahren, als er in Shimodate weilte, begann er seinen Schriftstellernamen Buson zu benutzen. Mit 36 Jahren kehrte er nach Kyôto zurück, verließ die Stadt drei Jahre später jedoch erneut und siedelte nach Miyazu in der Tango-Region um, das heute ein Vorort von Kyôto ist. Dort wohnte er vier Jahre lang im Kenseiji-Tempel. Zeitweise lebte er auch in einem Ort mit dem Namen Yosa und übernahm diesen als seinen Nachnamen anstelle von Taniguchi.

Buson benutzte aber auch noch andere Namen: Shikan und Shimei in den Anfangsjahren, dann Chôsô; als er 45 war, nannte er sich Sha Chôkô, im Alter von 48 Sha Shunsei, mit 55 Yahantei-ni-sei, und ab 60 signierte er mit Sha In. Buson war als Maler ein Autodidakt, erlernte verschiedene Maltechniken durch das Studium importierter chinesischer Gemälde der Ming- (1368–1644) und Ch'ing- (1644–1911) Dynastie und suchte daraus seinen eigenen persönlichen Stil zu entwickeln. Busons Interesse an chinesischer Malerei verrät auch die Wahl seiner vielen Namen. So stammen zum Beispiel die beiden letzten Schriftzeichen des Namens Sha Chôkô von dem Namen des chinesischen Künstlers Ku K'ai-chih. Das zweite Schriftzeichen des Namens in Sha In übernahm er wahrscheinlich von einem weiteren Namen eines chinesischen Malers, nämlich von T'ang Yin (1470–1523). Einige Werke T'ang Yins lernte Buson während seines dreijährigen Aufenthaltes in Sanuki, der heutigen Präfektur Kagawa, kennen.

Busons Reiselust und Naturnähe sowie Sensibilität und Großzügigkeit, die in seiner tiefen Bewunderung für die Natur wurzelten, kommen gleichermaßen in den Haikus und Bildern zum Ausdruck. In seinen letzten Jahren entdeckte er die Haiku-Malerei (*haiga*) für sich. Dies waren skizzenhafte Zeichnungen, welche die japanischen Kurzgedichte (aus drei Zeilen mit 5-7-5 Silben) begleiteten und humorvolle Themen behandelten. In den *haiga* kommt es zu einem Zusammenspiel von Haiku und Bild, bei dem Worte und das Gemalte auf einer höheren Ebene der Kunst verschmelzen. Die Figur in dem vorliegenden *haiga* ist mit wenigen schnellen Tuschestrichen spontan skizziert. Der Humor, im Gesichtsausdruck des Mannes deutlich, ist für Buson einzigartig. Das Haiku heißt:

Aufschaufeln
in der Bambusröhre
das Frühlingswasser

(Übersetzung nach dem englischen Text von Gen Sakamoto)

Das *haiga* trägt die Aufschrift: »Yahan'ô Buson, als er betrunken war und im Spaß malte, das Gedicht schuf und diese Aufschrift fertigte.«

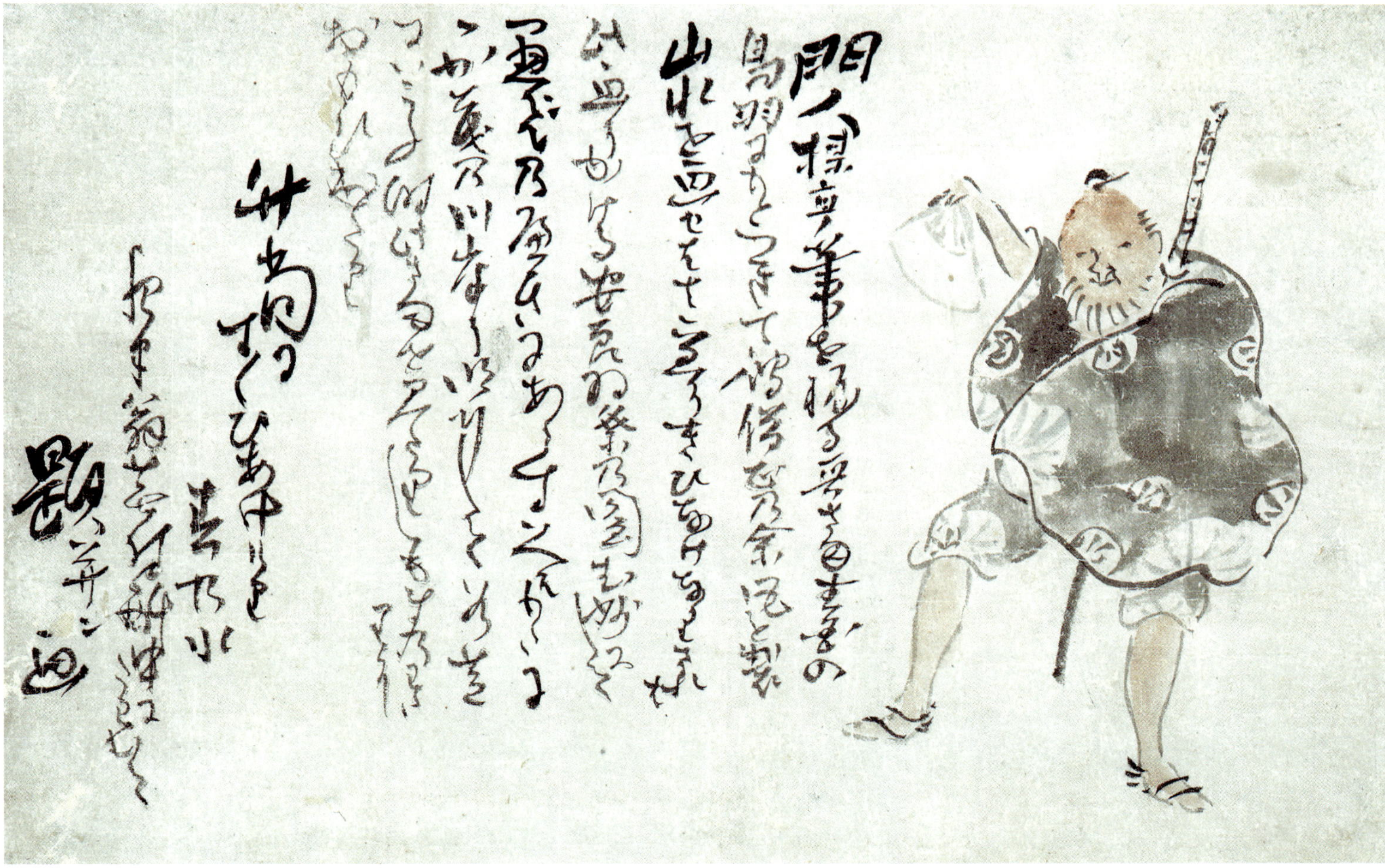

68

Tenpô Kyûjo

URAGAMI SHUNKIN (1779–1846)
GEDICHT VON RAI SANYÔ (1780–1832)

Hängerolle, Tusche und Farben auf Seide, 147,9 x 54,1 cm
Edo-Zeit, datiert November 1828
Signiert: Uragami
J 123

Diese Hängerolle, ein Gemeinschaftswerk von Uragami Shunkin und Rai Sanyô, einem konfuzianischen Gelehrten, war ursprünglich ein Hochzeitsgeschenk.

Das Bild malte Uragami, und die Kalligraphie stammt von Rai Sanyô. Die Kalligraphie des Titels, *Tenpô Kyûjo*, die Shunkin selbst schrieb, besagt, daß das Bild im November 1828 gemalt wurde. Die Signatur von Rai Sanyô, die sein Gedicht abschließt, erläutert, daß das Bild anläßlich der Hochzeit von Iwasaki Ôu, einem Kaufmann aus Ôtsu, angefertigt wurde. Das Gedicht ist im chinesischen Stil geschrieben und in acht Zeilen mit jeweils sieben Schriftzeichen pro Zeile aufgeteilt. Der Vater von Ôu war ein wichtiger Förderer von Künstlern und Wissenschaftlern, die sich für die Kunst und Literatur der chinesischen Literaten interessierten. Der Titel des Bildes *Tenpô Kyûjo* ist die japanische Aussprache einer chinesischen Wendung, *T'ien-pao Chiu-ju*, die Glück und langes Leben wünscht und einem rituellen Gedicht aus den *Klassikern der Dichtung* (*Shi-chin*), eine der fünf ältesten Sammlungen chinesischer Dichtung, entnommen ist.

Shunkin war der älteste Sohn des berühmten Musikers und Malers Uragami Gyokudô (1745–1820), Mitglied einer Gruppe von Gefolgsleuten hochrangiger Krieger, die im Dienste des Fürsten Ikeda in Okayama standen. Shunkin und sein jüngerer Bruder Shûkin hatten von ihrem Vater Gyokudô schon in frühen Jahren Unterricht in Kalligraphie und Malerei erhalten. Als Shunkin 15 Jahre alt war, entzog sich sein Vater dem erblichen Privileg der Uragami-Familie, für den Fürsten Ikeda zu arbeiten, nahm seine Söhne Shunkin und Shûkin mit und reiste mit ihnen als wandernder Künstler kreuz und quer durchs ganze Land. Entgegen seinem Vater, einem ausgesprochenen Exzentriker, war Shunkin ein ruhiger Charakter und ließ sich schließlich in Kyôto nieder, wo er sich mit Rai Sanyô anfreundete.

Rai Sanyô war einer der wichtigsten japanischen Dichter chinesischer Gedichte. Er war Wissenschaftler und wurde vor allem durch sein Werk *Die inoffizielle Geschichtsschreibung Japans* (*Nihon Gaishi*), eine der populärsten Abhandlungen über die Geschichte Japans im 19. Jahrhundert, bekannt. Er wurde in Ôsaka als Sohn eines Gelehrten für konfuzianische Studien und chinesische Literatur geboren. Mit 18 Jahren ging er nach Edo und studierte ein Jahr lang an der Akademie des Shôguns, der *Shôheikô*. Danach kehrte er zu seinem Vater zurück, mittlerweile Gelehrter der Akademie, die der Feudalfürst von Aki, der heutigen Präfektur Hiroshima, gegründet hatte. Später verließ Sanyô seine Familie und ging von Zuhause weg. Da dies gegen damaliges Feudalgesetz verstieß, wurde er von seinem Vater enterbt. Sanyô zählte zu den ersten Japanern, die ihren Lebensunterhalt erfolgreich als Lehrer und Schriftsteller verdienten, ohne eine offizielle Position innezuhaben. 1811, im gleichen Jahr, als Shunkin nach Kyôto umsiedelte, zog auch Sanyô nach Kyôto, wo er für den Rest seines Lebens blieb. Sein Wohnsitz wurde zu einem Treffpunkt vieler Gelehrter und Künstler. Sanyô selbst wurde berühmt für seine Kalligraphien, war bekannt für seine Malerei und ein anerkannter Kenner von Kalligraphie und Malerei.

Das Bild der Sammlung Langen zeigt einen Mann im Gewand eines chinesischen Gelehrten. Einen Wanderstab haltend, ist er gerade im Begriff, eine Brücke zu überqueren. Der Weg führt ihn über einen Gebirgspfad weiter zu einem Tempel hoch oben in den Bergen. Hinter den Bergen lugt eine rote Sonne hervor, und in der Ferne des Himmels wird ein sichelförmiger Mond sichtbar. Der Stil dieses Gemäldes greift auf die Wu-Schule der Literatenmalerei aus der Ming-Dynastie zurück, die in der Landschaftsmalerei einen archaischen Blau-Grün-Stil pflegte.

Shunkins Pinselduktus ist detailliert und delikat und unterscheidet sich von demjenigen seines Vaters. Dessen Malstil war gekennzeichnet durch kräftige, rhythmische Pinselstriche, wenn sie kühne Bergformen umrissen.

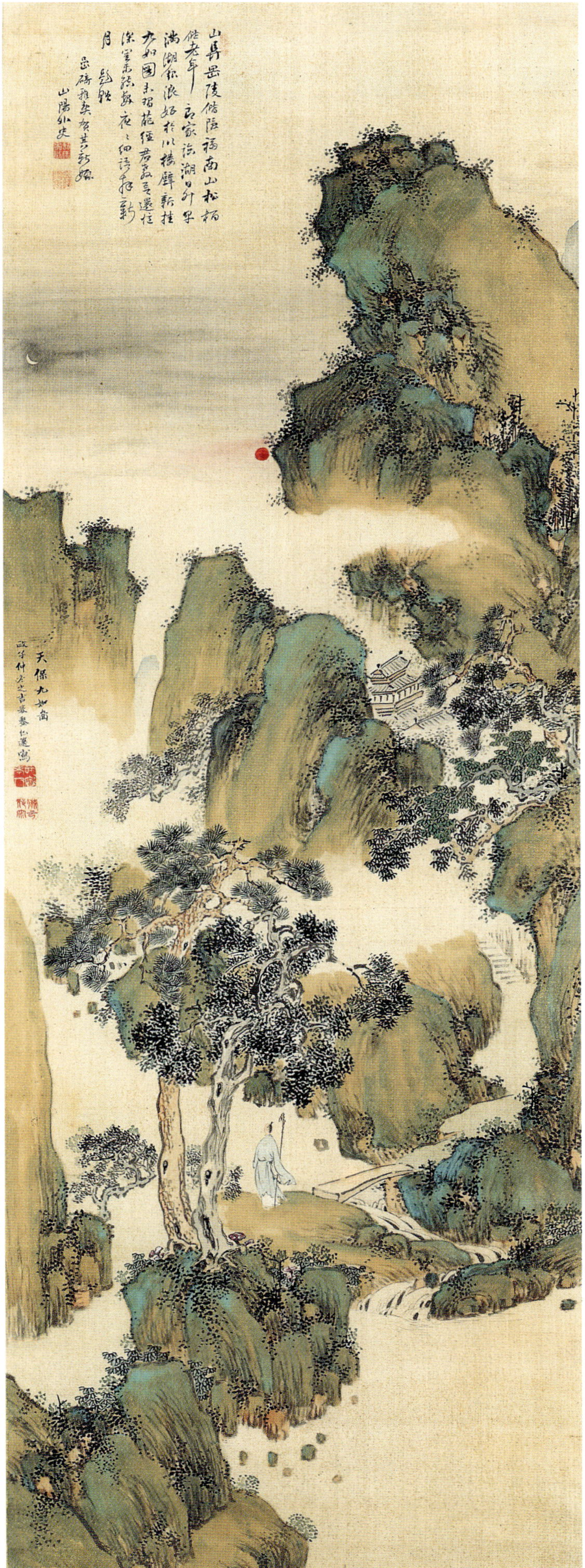

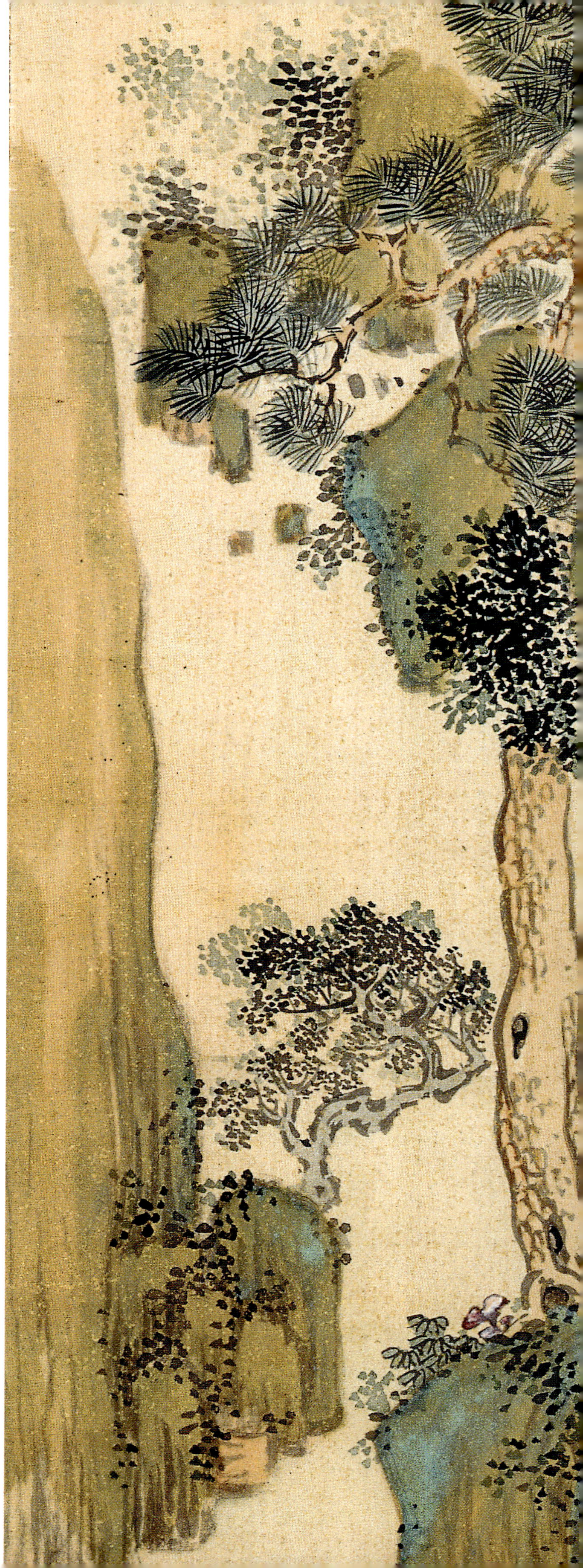

Tempô Kyûjo,
Ausschnitt aus Tafel 68

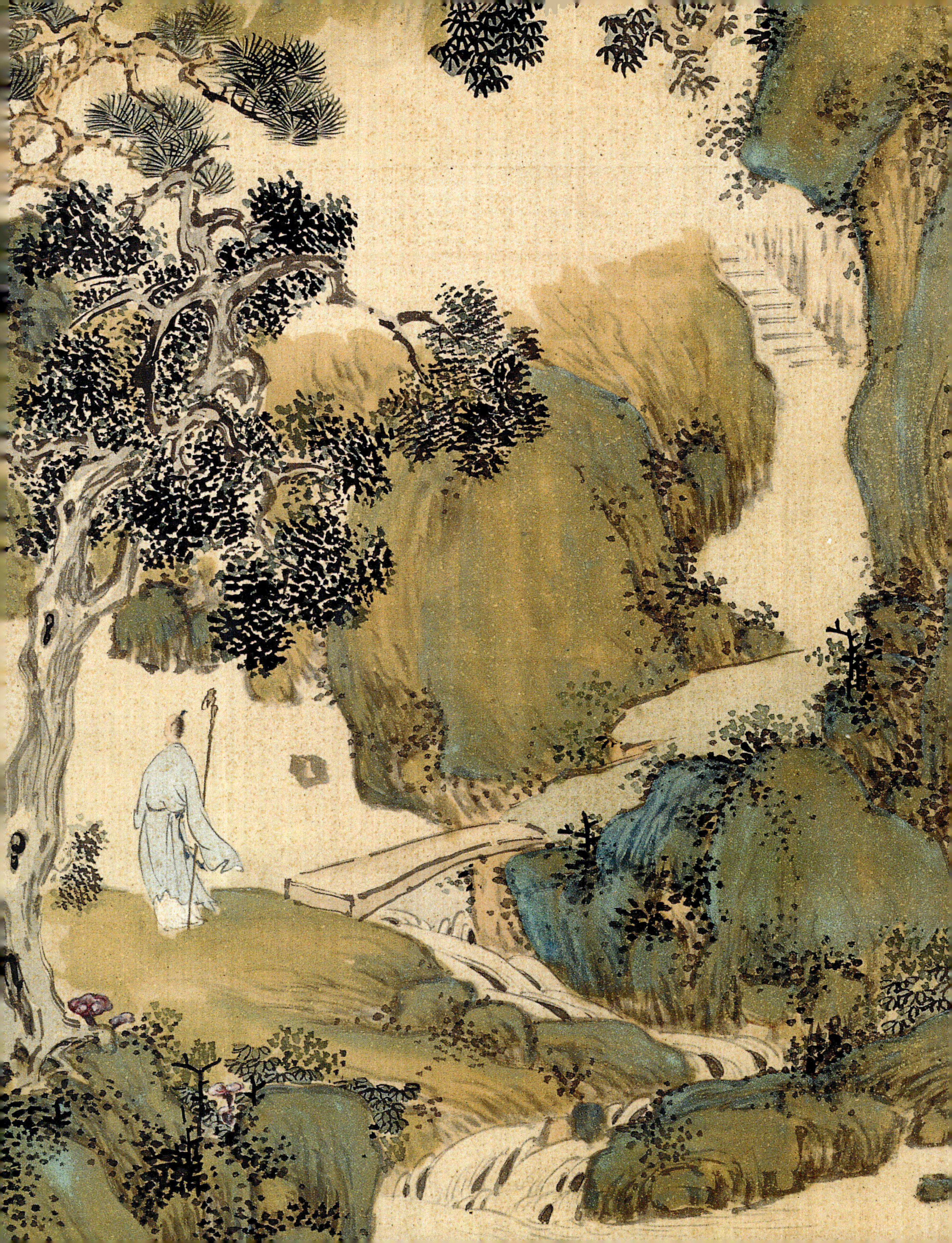

69

Winterausflug nach Kumano

HINE TAIZAN (1813–1869)

Hängerolle, Tusche und Farben auf Seide, 106,2 x 44 cm
Edo-Zeit, datiert 1853
Signiert: Taizan
J 148

Über nebligen Wolkenbänken wird ein kalter grauer Himmel sichtbar, der über einer schneebedeckten Berglandschaft liegt. Ein Mann überquert gerade eine Brücke, die ihn zu einem Bergpfad führt. Am Ende des Pfades werden weiter oben in den Bergen die roten Dächer eines Tempels sichtbar, von den umgebenden Bäumen fast verdeckt. Von einem Felsvorsprung in der linken Bildhälfte stürzt ein Wasserfall in die Tiefe des Tals. Der Titel des Bildes, von dem Künstler selbst geschrieben, verrät, daß es sich hier um eine Darstellung der Umgebung von Kumano handelt, einer gebirgigen Region in der heutigen Präfektur Wakayama.

Kumano ist seit alters eine heilige Stätte mit drei Shintô-Schreinen: Kumano Hongû, Shingû und Nachi, die man im allgemeinen *Mikumano* oder *Kumano Sanzan* (*Die drei heiligen Berge von Kumano*) nennt. Als Folge des Synkretismus wurden die drei Kumano-Schreine in der Heian-Zeit (794–1185) dem Amida-Buddhismus, dem Buddhismus des Reinen Landes, eingegliedert. Die Shintô-Gottheiten von Kumano wurden in Manifestationen verschiedener Bodhisattvas umgedeutet. Daher wurde Kumano zu einem beliebten Pilgerort – auch für Mitglieder des kaiserlichen Hofes. In der Kamakura-Zeit (1185–1333) wurde die Verehrung der Tempel von Kumano unter den Samurai-Kriegern sehr populär. Schließlich breitete sich das Pilgertum nach Kumano auch unter der allgemeinen Bevölkerung aus.

Der rote Schrein in diesem Gemälde scheint der Hongû-Taisha-Schrein zu sein. Der dargestellte Wasserfall ist der berühmte Nachi-Wasserfall, an dem der Nachi-Taisha-Schrein liegt. Topographische Bilder von Nanga-Malern der Edo-Zeit (1615–1868), die dem Stil der chinesischen Literatenmalerei nacheiferten, werden *Bilder der wahren Ansicht* (*shinkei-zu*) genannt. Bekanntes Beispiel für ein *shinkei-zu* ist die Hängerolle von Ikeno Taiga (1723–1776) *Der wahre Blick des Berges Asama.*

Der Künstler dieses Bildes ist der in Hine bei Ôsaka geborene Nanga-Maler Hine Taizan. Sein Geburtsname war Morinaga, er nannte sich aber auch Seigen. Seine ersten Werke signierte er mit Bôkai und später mit Taizan. Taizan war ein Vertreter der Malerei des Yamato-e gewesen. Nach seinem Zusammentreffen mit dem bekannten konfuzianischen Gelehrten und Nanga-Maler Nukina Kaioku (1778–1863) studierte er die Kalligraphie und Malerei in der Tradition der chinesischen Literaten. Er soll ein guter Dichter gewesen sein und war bekannt für seine große Offenheit und Gelassenheit. Außerdem liebte er Sake und pflegte mit lauter Stimme Gedichte zu rezitieren.

Wörtlich übersetzt bedeutet Taizan ›den Berg anschauen‹. Sein Name sollte vielleicht signalisieren, ein Künstler in der Maltradition der Literaten zu sein. Denn ein Literat war angehalten, seinen Geist durch das Lesen von Büchern, Reisen und die Versenkung in die Natur zu nähren. Einer der berühmtesten Nanga-Maler, Ikeno Taiga, soll drei hohe Berge Japans – Fuji, Tateyama und Hassan – erklommen und sich dann ›Der Ästhet der drei Berge‹ (*sangaku-doja*) genannt haben.

Die Aufschrift des Bildes besagt, daß das Bild 1853 von Taizan als Geschenk für seinen Freund Fujisaki gemalt wurde.

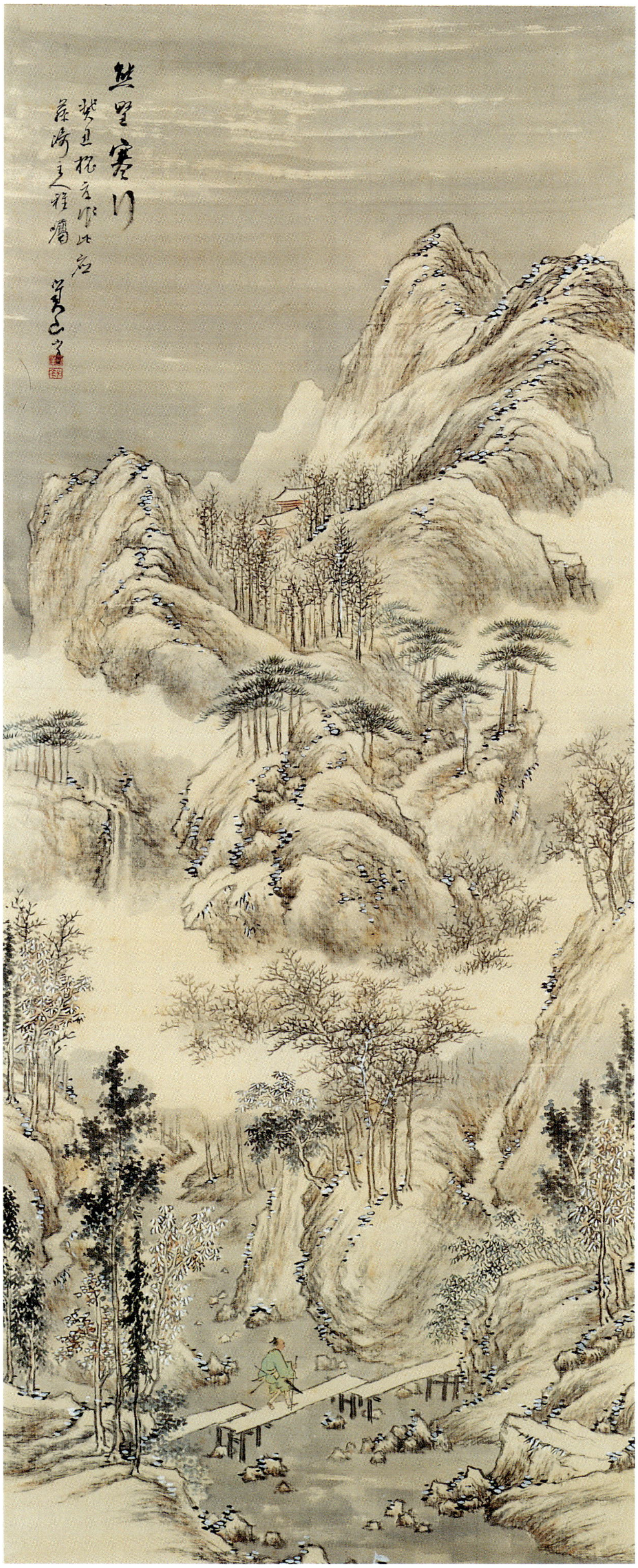

70

Vögel und Blumen

YAMAMOTO BAIITSU (1783–1856)

Hängerolle, Tusche und Farben auf Seide, 136,2 x 55,7 cm
Edo-Zeit, Mitte 19. Jahrhundert
Signiert: Baiitsu sha
Künstlersiegel: Ryô-in; Baiitsu
J 150

Ein Fasanenpaar sitzt auf einem Felsvorsprung an einem Fluß, der gerade zu einem Wasserfall zusammenfließt. Vom darüberliegenden Felsen hängt Efeu herab. Zwischen den Felsen wachsen Bambustriebe und Herbstblumen, wie Chrysanthemen und Hibiskus. Auch ein Wiesenammernpärchen (*ho'ojiro*) tummelt sich an dem Felsen, eine Ammer sitzt auf einem Bambus und die andere auf einem Hibiskuszweig. Komposition, feiner Pinselduktus und die absolute Aufmerksamkeit für jede Stelle der Bildoberfläche reflektieren die Eigenart von Yamamoto Baiitsu.

Baiitsu wurde in Nagoya in eine Familie von Bildhauern geboren. Sein Geburtsname war Chikasuke oder Ryô, und er trug alternative Namen wie Meiryô, Shun'en, Baika und Gyokuzen. Den Namen Baiitsu, mit dem Schriftzeichen für Pflaume geschrieben, soll er angenommen haben, weil das Bild eines Pflaumenbaumes von dem chinesischen Künstler Wang Mien aus dem frühen 14. Jahrhundert großen Eindruck auf ihn gemacht hatte. Baiitsu reiste viel in der Gegend um Kyôto und Ôsaka und studierte 23 Jahre lang eifrig die Malerei dieser Region. 1854 ging er nach Nagoya zurück, erhielt den Rang eines Kriegers und diente als offizieller Maler des Regionalfürsten. Baiitsu und sein Jugendfreund und Malerkollege Nakabayashi Chikutô (1776–1853) waren die beiden führenden Köpfe der Kunstszene in Nagoya.

Zwar malte Baiitsu auch Landschaften, aber sein persönlicher Stil wird in den Bildern greifbar, in denen er einen fast monochromen Hintergrund mit farbigen Motiven, wie bunten Vögeln oder Blumen, die er über die ganze Fläche verteilte, harmonisch verschmolz. Jedoch bestand bei ihm immer die Gefahr, daß er durch den ständigen Gebrauch von Farben in einer stabilen Bildkomposition eine technische Finesse erzielte, die gefühllos wirkt. Das Bild mit den Fasanen zeigt eine formalistische Pinselführung, durch welche die Raumwirkung ein wenig verloren geht. In seinem Meisterwerk, einem Gemälde mit Blumen und Vögel auf einem Stellschirm (Idemitsu Museum, Tôkyô), ist diese Tiefe vorhanden.

Das Fasanenbild trägt die Signatur ›Baiitsu sha‹, ein quadratisches Siegel mit ›Ryô-in‹ in weißen Schriftzeichen und ein weiteres mit ›Baiitsu‹ in roten Schriftzeichen. Obwohl undatiert, zeigt das Bild einige stilistische Ähnlichkeiten mit dem Stellschirm im Idemitsu Museum, der die Datierung 1845 aufweist. Daher kann auch das Gemälde der Sammlung Langen in etwa diese Zeit datiert werden.

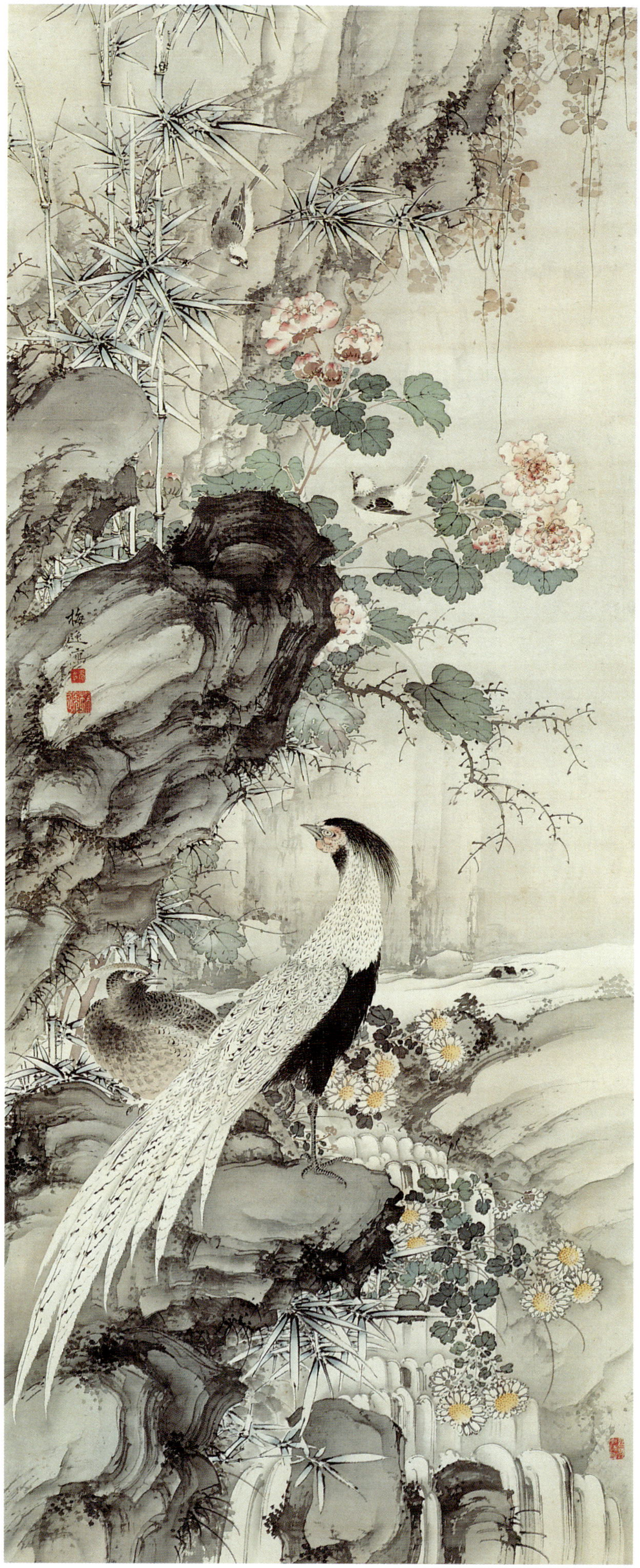

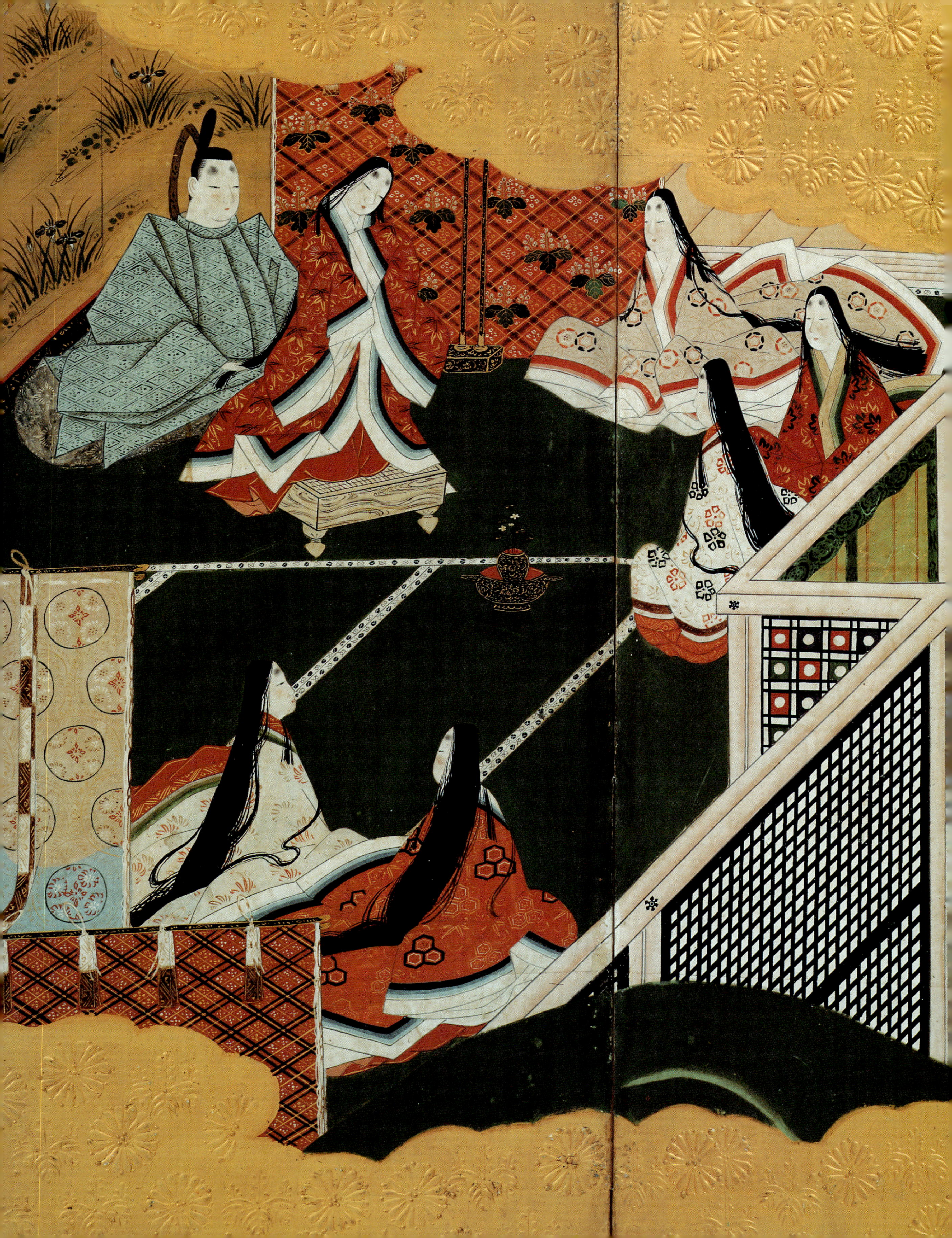

3. Malerei in der japanischen Tradition

Szene aus der *Geschichte des Prinzen Genji*, Ausschnitt aus der Tafel 79 b

Im 6. Jahrhundert wurde die chinesische Schrift von den Japanern übernommen. Da sich die japanische Sprache jedoch stark vom Chinesischen unterscheidet, war die Transkription der japanischen Laute in chinesische Schriftzeichen äußerst mühsam. Die Japaner kämpften lange mit diesem Problem, bis sie im 9. Jahrhundert schließlich die *kana*-Schrift entwickelten, bei der ausgewählte chinesische Schriftzeichen abgekürzt werden, um verschiedene Laute der japanischen Sprache darzustellen. Diese einfache und praktische Silbenschrift befähigte nun die Japaner, ihre alltägliche Sprache niederzuschreiben. Sie erschien jedoch für offizielle Angelegenheiten unangemessen, weshalb das Chinesische als Sprache für Gesetze, formelle Schriftstücke und offizielle Dokumente bis zum heutigen Tage beibehalten wurde. Die *kana*-Schrift bot neue Ausdrucksmöglichkeiten, die viele Aspekte des gesellschaftlichen Lebens beeinflußten. Außerdem prägte sie die Entwicklung von Literatur, Kalligraphie und Malerei wesentlich mit. Zum ersten Mal waren die japanischen Dichter und Romanschriftsteller in der Lage, in ihrer eigenen Landessprache zu schreiben. Ohne die *kana*-Schrift wären die *waka* genannten japanischen Gedichte aus 31 Silben, viele hervorragende kalligraphische Werke (Tafel 71, 81) und vor allem so großartige Romane wie die *Geschichte des Prinzen Genji* (*Genji monogatari*) nicht möglich gewesen.

Die Sammlung aus alter und neuer Zeit (*Kokinshû*), die erste offizielle Anthologie japanischer Kurzgedichte (*waka*), wurde um 905 zusammengestellt, die *Geschichte des Prinzen Genji* entstand zu Beginn des 11. Jahrhunderts. Mit dem Aufkommen der japanischen Literatur ist die Entstehung der profanen Malerei eng verknüpft, die allgemein mit dem Begriff *yamato-e* bezeichnet wird. ›Yamato‹ ist der Name der zentralen Region auf der Hauptinsel Honshû. Dieses Gebiet, das die Städte Kyôto, Nara und Ôsaka einschließt, war das politische und kulturelle Zentrum des alten Japan. ›Yamato‹ steht für ›Japan‹, und ›*yamato-e*‹ bedeutet ›Japanische Malerei‹. Heute sind kaum noch Beispiele für die vor der Mitte des 12. Jahrhunderts entstandenen *yamato-e* erhalten, aber die Quellen weisen darauf hin, daß es zwei Haupttypen von *yamato-e* gab: berühmte Landschaftsdarstellungen (*meisho-e*) und Bilder der vier Jahreszeiten (*shiki-e*). Beide Gattungen zeigten oft auch Menschen bei Tätigkeiten, die eng mit der entsprechenden Landschaft oder Jahreszeit verknüpft waren. Daher sind sie auch frühe Beispiele für eine Genremalerei, bei der die Schönheit des landschaftlichen Hintergrunds zu den verschiedenen Jahreszeiten betont wird. Diese Bilder berühmter Orte und die Jahreszeitenbilder wurden auf Stellschirme, Handschriften, Querrollen oder Faltfächer gemalt: die Anfänge einer rein japanischen Auffassung der Landschaftsmalerei, die in den folgenden Jahrhunderten vorherrschen sollte. Die Sammlung Langen enthält Werke, welche die anhaltende Bedeutung der Bilder berühmter Orte (*meisho-e*, Tafel 89, 90) und der Jahreszeitenbilder (*shiki-e*, Tafel 91) während der Edo-Zeit belegen.

Die beliebteste Art der Darstellung von Genreszenen wie auch rein literarischer Themen war die Querrolle mit Illustrationen, *emaki* (›Bildrolle‹) genannt. Die *emaki* gewährten den Künstlern große Ausdrucksfreiheit, da das Querformat eine fast unbegrenzte Fläche an Papier oder Seide zur Verfügung stellte. Die japanischen Maler nutzten dieses Format mit einer Geschicklichkeit und Frische, die ihresgleichen in der Welt sucht. Die hier gezeigten Beispiele von Querrollen aus der Edo-Zeit (Tafel 90, 91) gehören zu dem textlosen Typus von *emaki*. Werke wie die *Biographie des Prinzen Shôtoku* (Tafel 74) sind Fragmente aus längeren Querrollen, bei denen ursprünglich Textpassagen mit Bildern abwechselten, so daß sich fortlaufende und zusammenhängende Geschichten ergaben. Bedauerlicherweise sind viele lange Querrollen heute nur in kleinen Teilstücken erhalten. Man suchte auch die kleinsten Abschnitte stark beschädigter Rollen zu bewahren, teilweise wurden aber Querrollen auch aus rein kommerziellen Gründen zerschnitten und an verschiedene Sammler verkauft. Lange *emaki* wurden auch aus ästhetischen Gründen auseinandergenommen. Als sich die Teezeremonie im 17. Jahrhundert ausbreitete, gebot die neue Ästhetik, daß ein unvollkommener Gegenstand oder ein kleines Fragment durch die Kraft der Andeutung eine größere Schönheit ausstrahle als ein ganzer oder vollendeter Gegenstand.

Seit der Heian-Zeit wurden die Innenräume der japanischen Häuser mit beweglichen Schiebetüren (*fusuma*) und Stellschirmen (*byôbu*) ausgestattet, die als Raumteiler dienten und vor Wind und Kälte schützten. Wie im Westen die Wände so boten diese Türen und Stellschirme den Malern große Flächen zur Dekoration. Die japanischen Künstler machten die Stellschirme zu einer eindrucksvollen Form von Innendekoration mit Malereien in monochromer Tusche, mit Farben oder hauchdünnem Blattgold, das vor allem für den Hintergrund eingesetzt wurde (Tafel 62, 79). Das Wort *byôbu* bedeutet ›Umzäunung‹ oder ›Abschirmung gegen den Wind‹. Stellschirme konnten somit wechselnd als Raumteiler oder als Umzäunung im Freien dienen. Die Wahrscheinlichkeit ihrer Erhaltung war weitaus höher als bei den Schiebetüren, die meist mit den Holzgebäuden verlorengingen, in die sie eingebaut waren. Das Format des Stellschirms ist besonders praktisch, da der Stellschirm, zu einer tragbaren Größe zusammengefaltet, leicht transportiert oder auch weggeräumt werden kann, wenn er nicht gebraucht wird. Üblicherweise wurden Paare von sechsteiligen Stellschirmen in Auftrag gegeben, wobei jeder Schirm etwa 160 Zentimeter hoch und 366 breit ist (Tafel 62, 79, 80).

Während der langen Tokugawa-Herrschaft entstanden in der alten Hauptstadt Kyôto viele Malschulen, von denen die Nanga-, Rimpa- und Maruyama-Shijô-Schulen besondere Aufmerksamkeit verdienen. Die Nanga-Gruppe, die hier mit einigen Beispielen vertreten ist (Tafel 65–70), repräsentiert den letzten Versuch der Japaner, das chinesische Vorbild nachzuahmen. Die beiden anderen Schulen waren weitaus enger mit dem kulturellen Leben Kyôtos verbunden.

Obwohl die alte Tradition der *yamato-e* in späterer Zeit durch die Künstler der Tosa-Schule fortlebte, waren es die Künstler der Rimpa-Gruppe, die in ihrem Geist arbeiteten. Die hier enthaltenen zehn Werke in unterschiedlichen Formaten – Stellschirme, Hängerollen, Fächer und kleine Albumblätter (*shikishi*), die nur etwa 18 x 16 Zentimeter messen – stammen von einer Gruppe von Künstlern, die heute als Mitglieder der ›Rimpa‹-Schule bekannt sind (Tafel 81–88). Viele Künstler dieser Gruppe, die seit dem späten 16. Jahrhundert in Erscheinung trat, fertigten nicht nur Gemälde, sondern auch Kalligraphien, Keramik und Entwürfe für Lackarbeiten. Ihre Werke erfreuen sich auch heute noch großer Beliebtheit. Die Bezeichnung ›Rimpa‹ ist jedoch etwas irreführend, da dies ›Schule des Ogata Kôrin‹ (1658–1716) bedeutet. Kôrin war jedoch nicht der Begründer dieser Tradition, sondern vielmehr ein Bewunderer und später ein Erneuerer der künstlerischen Ideale, die auf die beiden großen Künstler der ersten Generation dieser Schule, Hon'ami Kôetsu (1558–1637) und Tawaraya Sôtatsu (gest. um 1640), zurückgehen. Diese beiden Meister verfochten die künstlerischen und literarischen Interessen des Hofes und der kaiserlichen Familie, wo man die künstlerischen Traditionen Japans mit Ehrfurcht und Nostalgie betrachtete. Zu diesem kultivierten Kreis gehörten auch wohlhabende Kaufleute aus Kyôto, gebildete Männer, die dem kulturellen Erbe aus Japans klassischer Vergangenheit zugetan waren. Geschäftsleute, Höflinge und Künstler verschafften so der Ästhetik der späten Heian-Zeit im frühen 17. Jahrhundert eine Renaissance. Die Rimpa-Tradition blühte während der gesamten Edo-Zeit und wurde bis in die Moderne fortgesetzt. Sie betont das ursprüngliche Feingefühl Japans durch freie lebhafte Farben, kühne, dekorative Muster und greift auf die klassische Literatur gern zurück. In ihrer gewagten Abstraktion und ihren leuchtenden Farben gelten die

Werke der Rimpa-Meister als Inbegriff des Japanischen. Ein neuer von Maruyama Ôkyo (1733–1795) begründeter Malstil fiel in Kyôto auf fruchtbaren Boden, vor allem, weil nach Kôrins Tod 1716 kaum Konkurrenz bestand. Maruyama Ôkyos Stil war weniger hochgestochen als der Nanga-Stil und erforderte zu seinem Vorteil keine Rücksicht auf chinesische Ästhetik und Philosophie. Vielmehr waren seine Wiedergaben der Natur der Allgemeinheit unmittelbar verständlich. Ôkyo gewann bald Anerkennung und Unterstützung der Kaufleute aus der Mittelschicht Kyôtos und genoß große Popularität. Die von ihm gegründete Schule wurde Kyôto-Schule genannt – ein Hinweis darauf, daß er allein die Künstlerkreise in und um Kyôto beherrschte. Er soll etwa 1000 Schüler um sich versammelt haben, eine Ziffer, die nicht übertrieben sein braucht. Fast alle Maler von Kyôto standen auf die eine oder andere Art unter seinem Einfluß. Ôkyo empfahl seinen Schülern nachdrücklich, die Natur in direkter Anschauung zu studieren und gewissenhaft wiederzugeben, und gab seine Theorien über Malerei und Ästhetik bereitwillig weiter. Einer seiner Schüler, Matsumura Goshun (1752–1811), wurde Ôkyos wahrer Nachfolger. Er führte sein eigenes Atelier in der Shijô (›vierten‹) Straße im Geschäftsviertel von Kyôto, wo er geboren und aufgewachsen war und die seiner Schule ihren Namen gab.

Das *yamato-e* erlebte in der neuen Stadt Edo im Osten des Landes einen unerwarteten Aufschwung. Den Anstoß zur Wiederbelebung des *yamato-e* gaben jedoch nicht seine legitimen Erben aus der Tosa-Schule, sondern vielmehr jene Künstler, die auf die Darstellung der Vergnügungen in Theatern und Bordellen der Stadt spezialisiert waren. Einige Schöpfer dieser Bilder, die als *ukiyo-e* (›Bilder der fließend-vergänglichen Welt‹) bekannt sind, signierten ihre Werke mit ›Künstler des Yamato-e‹. Obwohl nur wenige unter ihnen das wahre Erbe des alten *yamato-e* kannten, rechtfertigt sich ihr Anspruch durch ihren Versuch, Chronisten des Lebens und der Tätigkeiten der Bürger zu sein. Die einfachen Bürger der Stadt lebten unter strengem politischen und sozialen Reglement, das ihnen die Feudalregierung auferlegte. Besuche von Theatern und Bordellen stellten für sie eine Ablenkung dar. Das Treiben in diesen Vierteln geriet zum Hauptthema der *ukiyo-e*. Die gefeierten Darsteller der Kabuki-Theater und die berühmten Kurtisanen aus dem Yoshiwara, dem lizensierten Bordellbezirk von Edo, wurden zu vorherrschenden Sujets der Malerei (Tafel 93, 94) und später auch der Holzschnitte, jener Gattung japanischer Kunst, die im Westen am bekanntesten ist.

M. M.

71

Fujiwara Koretada und Exkaiser Shirakawa im Dichterwettstreit

Blatt aus der Serie *Wettbewerb zwischen Dichtern verschiedener Zeiten in Umrißzeichnung (Hakubyô jidai fudô uta-awase-e)*

Fragment einer Querrolle, auf Hängerolle montiert,
Tusche auf Papier, 27,1 x 44,4 cm
Mittlere Kamakura-Zeit, Mitte 13. Jahrhundert
Ehemals Sammlung Fujioka, Kyôto
J 16

Gebildete Adlige und Krieger des mittelalterlichen Japan drückten ihre Gedanken und Gefühle sowohl im privaten als auch im öffentlichen Bereich durch *waka* aus, Kurzgedichte aus 31 Silben. Die Fähigkeit, *waka* aus dem Stegreif zu verfassen, war ein wesentlicher Bestandteil der aristokratischen Etikette und wurde von ehrgeizigen Adligen als unentbehrliche Voraussetzung für Anerkennung und Aufstieg am Hof betrachtet. Zum höfischen Zeitvertreib zählte im mittelalterlichen Japan eine Vielzahl von Wettkämpfen und Wettbewerben in fast jedem Bereich der Kunst. So spielten auch Dichterwettbewerbe (*uta-awase*) im aristokratischen Leben eine wesentliche Rolle. Die Geschichte der Dichterwettbewerbe kann bis in die 80er Jahre des 9. Jahrhunderts zurückverfolgt werden. Nach den klassischen Regeln des Wettbewerbs wurden die Teilnehmer in zwei Gruppen geteilt, eine ›linke‹ und eine ›rechte‹.

Die berühmtesten Dichter wurden später zu einer erhabenen Gruppe von 36 ›unsterblichen Dichtern‹ (*kasen*) zusammengefaßt. Fiktive Porträts dieser ›Unsterblichen‹ (*kasen-e*) wurden ein wichtiges Genre der Malerei. Im 13. Jahrhundert entstand eine große Vielfalt von fiktiven Porträts der unsterblichen Dichter samt Beispielen ihrer Gedichte. Danach wurden immer reichere Variationen und Neuerungen geschaffen. Trotz ihres scheinbar einfachen Inhalts verkörpern die Dichterporträts den Inbegriff der japanischen Ehrerbietung gegenüber der Macht des Wortes und des Bildes, da sie die drei ›hohen‹ Künste – Literatur, Kalligraphie und Malerei – in sich vereinen.

Eine der zahlreichen späteren Versionen ist der *Wettbewerb zwischen Dichtern verschiedener Zeiten* (*Jidai fudô uta-awase*-e), eine Auswahl von Dichtern, die zwischen 1232 und 1235 getroffen wurde. In dieser Version stehen sich 100 Dichter in einem fiktiven Wettbewerb gegenüber, gleichmäßig aufgeteilt in eine ›linke‹ und eine ›rechte‹ Mannschaft. Die ›linke‹ Mannschaft setzt sich aus Dichtern zusammen, die in den drei frühesten kaiserlichen Gedichtsammlungen vertreten sind: der *Sammlung aus alter und neuer Zeit* (*Kokinshû*, herausgegeben um 905), der *Später ausgewählten Sammlung* (*Gosenshû*, 951) und der *Nachlese zur Sammlung von Gedichten* (*Shûishû*, um 1005–1011). Die ›rechte‹ Gruppe wurde aus neueren Autoren ausgewählt, die in den späteren Gedichtsammlungen vertreten sind: der *Neueren Nachlese zur Sammlung von Gedichten* (*Goshûishû*, 1086), der *Sammlung goldblättriger Gedichte* (*Kin'yôshû*, um 1124–1127), der *Sammlung erlesener Gedichte* (*Shikashû*, um 1151–1154) und der *Neuen Sammlung aus alter und neuer Zeit* (*Shinkokinshû*, um 1206). Bedauerlicherweise sind alle bekannten Serien mit Darstellungen dieser Dichter nur in Fragmenten erhalten, so daß sie erst über Kopien und spätere Werke aus der Edo-Zeit rekonstruierbar sind. Im *Wettbewerb zwischen Dichtern verschiedener Zeiten* wurden jeweils zwei gegeneinander antretende Teilnehmer zusammen dargestellt, wobei der begleitende Text die jeweilige Runde des Wettbewerbs und die Mannschaft jedes Dichters erkennen läßt. Die Teilnehmer der ›linken‹ Mannschaft erscheinen vom Betrachter aus gesehen rechts, die der ›rechten‹ Mannschaft links. Jeder Dichter trat in drei Runden an, so daß die gesamte Gruppe zusammen 300 Gedichte hervorbrachte.

Das vorliegende Fragment stammt aus einer Querrolle, von welcher sich heute ein großer Teil (Gedichte 1 bis 75) im Nationalmuseum Tôkyô befindet, während ein anderer Teil (Gedichte 91 bis 108), ehemals in der Sammlung Fujioka, später auf verschiedene Sammlungen verstreut wurde. Dieses Fragment zeigt rechts den Höfling Fujiwara Koretada (postum auch als Kentoku bekannt, 924–972). Er führt seine Hand zur Stirn, als ob er seinem Gegner den Sieg zugestehen wolle. Dieser Gegner ist der ehemalige Kaiser Shirakawa (1053–1129), der 1096 die Tonsur nahm und als buddhistischer Mönch dargestellt ist. In ihrer fiktiven Zusammenstellung trafen die beiden Dichter in den Runden 94 bis 96 aufeinander und verfaßten die sechs Gedichte, die zwischen ihnen plaziert sind.

Der Stil der Kalligraphie und die in monochromer Tusche ausgeführte Umrißzeichnung (*hakubyô*) kann in die Mitte des 13. Jahrhunderts datiert werden.

Publiziert bei Mori 1978, S. 79, 168 – Mori 1985, S. 100

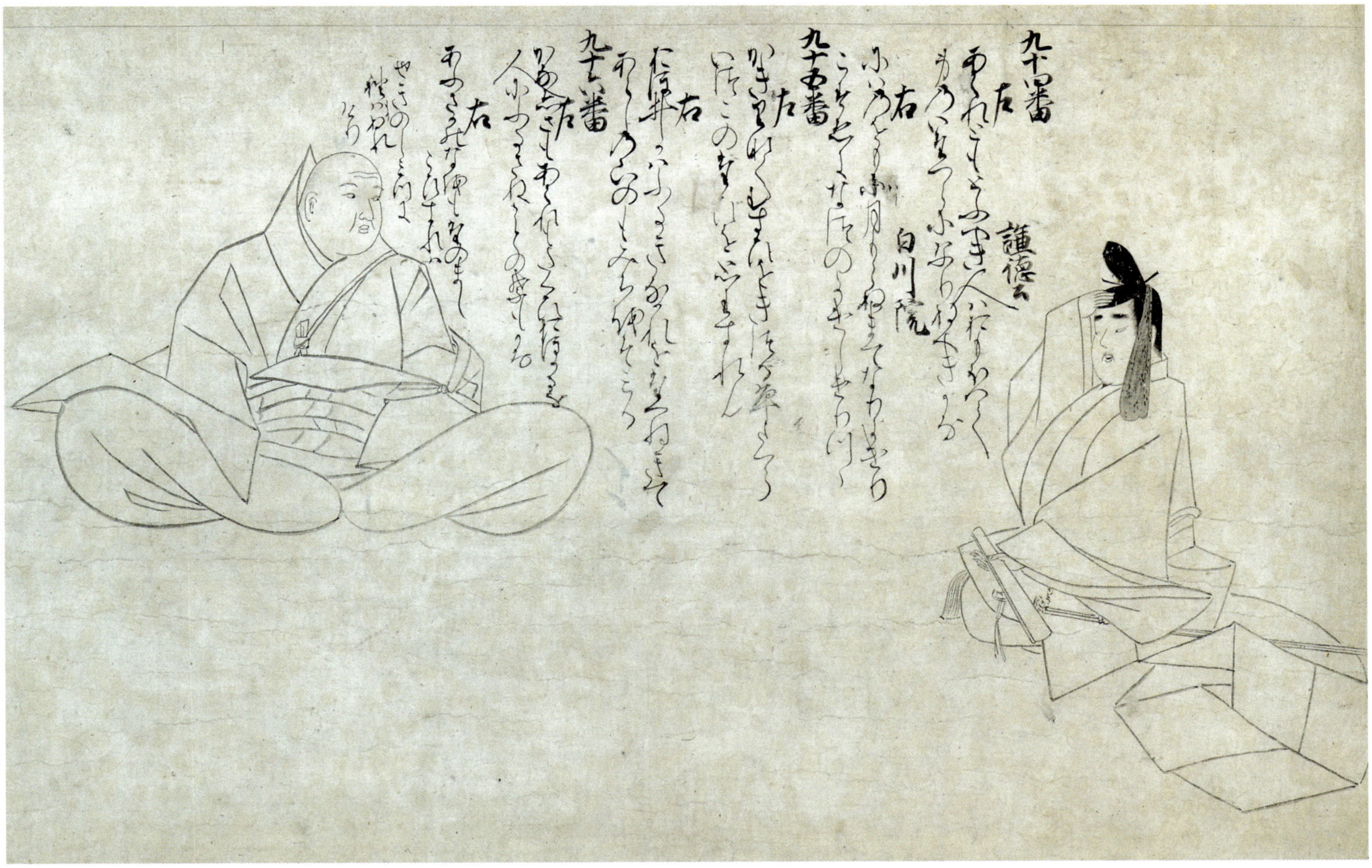

72

Der Dichter Ariwara Motokata (888 – 953)

Aus der Serie *Ein Dichter – ein Gedicht* (*Ikkasen isshu-bon*)

Fragment einer Querrolle, auf Hängerolle montiert,
Tusche und leichte Farben auf Papier, 25 x 31 cm
Kamakura-Zeit, frühes 14. Jahrhundert
J 75

Der Dichter ist in äußerster Konzentration gezeigt, mit schmalen Lippen und starrem Blick. Abgesehen von dem roten Farbtupfer auf den Lippen und dem dünnen Hosenband ist das Bild in monochromer Tusche gehalten. Etwa zehn ähnliche Fragmente derselben Querrolle sind erhalten, einige davon mit leichten Farben. Unter anderem befinden sich Stücke dieser Querrolle in der Sammlung Burke, New York, im Nationalmuseum Tôkyô und in den Museen Gotô und Nezu in Tôkyô. Jedes Fragment gibt ein sechszeiliges Gedicht wieder, das entweder links oder rechts neben der Figur steht. Mehrere Fragmente benennen den Dichter namentlich. Der hier dargestellte Ariwara Motokata war ein berühmter Dichter, dessen Werke in der um 905 herausgegebenen kaiserlichen Anthologie *Sammlung aus alter und neuer Zeit* (*Kokinshû*) enthalten sind. Das hier zitierte Gedicht aus dem *Kokinshû* lautet:

Die Berge, verhüllt in Frühlingsdunst, sind fern,
doch der Duft der Kirschblüten
kommt getragen von leichten Winden.

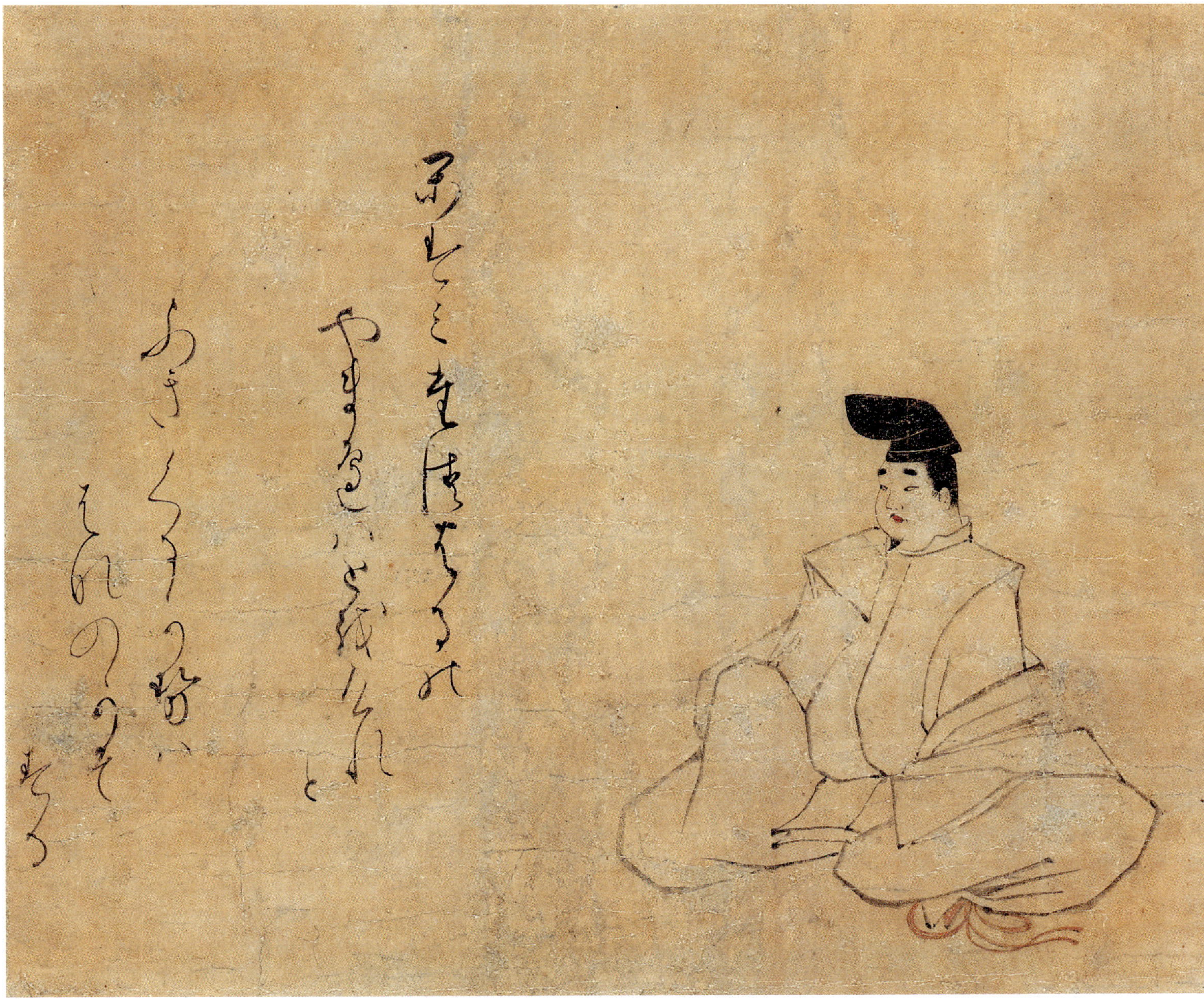

73

Der Gott von Sumiyoshi

KANÔ TAN'YÛ (1602–1674)

Hängerolle, Tusche und Farben auf Seide, 101,3 x 45,5 cm
Edo-Zeit, Mitte 17. Jahrhundert
Signiert: Tan'yûsai hôgen Fujiwara Morinobu hitsu
Künstlersiegel: Hôgen Tan'yû; Byakurenshi
J 544

Ein Höfling der Heian-Zeit steht unter einer Kiefer, in seiner Hand hält er einen Kiefernsetzling. Das Kurzgedicht (*waka*) über ihm stammt aus der *Sammlung aus alter und neuer Zeit* (*Kokinshû*, kompiliert um 905). Es lautet:

Es ist schon lange her,
seit ich sie zuerst erblickte –
wieviele Generationen
mögen diese alten Kiefern überdauert haben
am Strand von Sumiyoshi.

Diese poetische Huldigung galt einem Gott, von dem man glaubte, er wohne in der alten Kiefer in Sumiyoshi, südlich von Ôsaka. Sumiyoshi, in alter Zeit bekannt für seinen ursprünglichen, weißen Sandstrand und seinen grünen Kiefernwald, inspirierte viele Dichter. Der Gott von Sumiyoshi wurde als eine der Schutzgottheiten der *waka*-Dichtung verehrt. Der hier dargestellte Alte ist daher gleichzeitig Schutzpatron der Dichtung und Geist der alten Kiefer – ein Symbol des langen Lebens.

Kanô Tan'yû, der Maler dieses eleganten Bildes, war ein Sproß der führenden Malerfamilie Kanô. Aufgrund seiner früh entwickelten Begabung wurde ihm bereits mit dreizehn Jahren eine Audienz beim Shôgun gewährt. Mehr als ein halbes Jahrhundert lang leitete er die Kanô-Schule. Er galt in der Malerei als Japans größter Meister und war Hofmaler einer Reihe von Shôgunen während der Edo-Zeit. Er malte chinesische und japanische Themen sowohl in monochromer Tusche als auch in leuchtenden Farben.

Signatur und Siegel dieses Bildes enthalten den Ehrentitel *hôgen*, der Tan'yû 1638 vom Hof verliehen wurde. Da er 1665 den höheren Titel *hôin* erhielt, kann dieses Bild in die Jahre seines höchsten Ruhmes datiert werden.

Publiziert bei *Sumiyoshi Taisha* 1984, Abb. 174

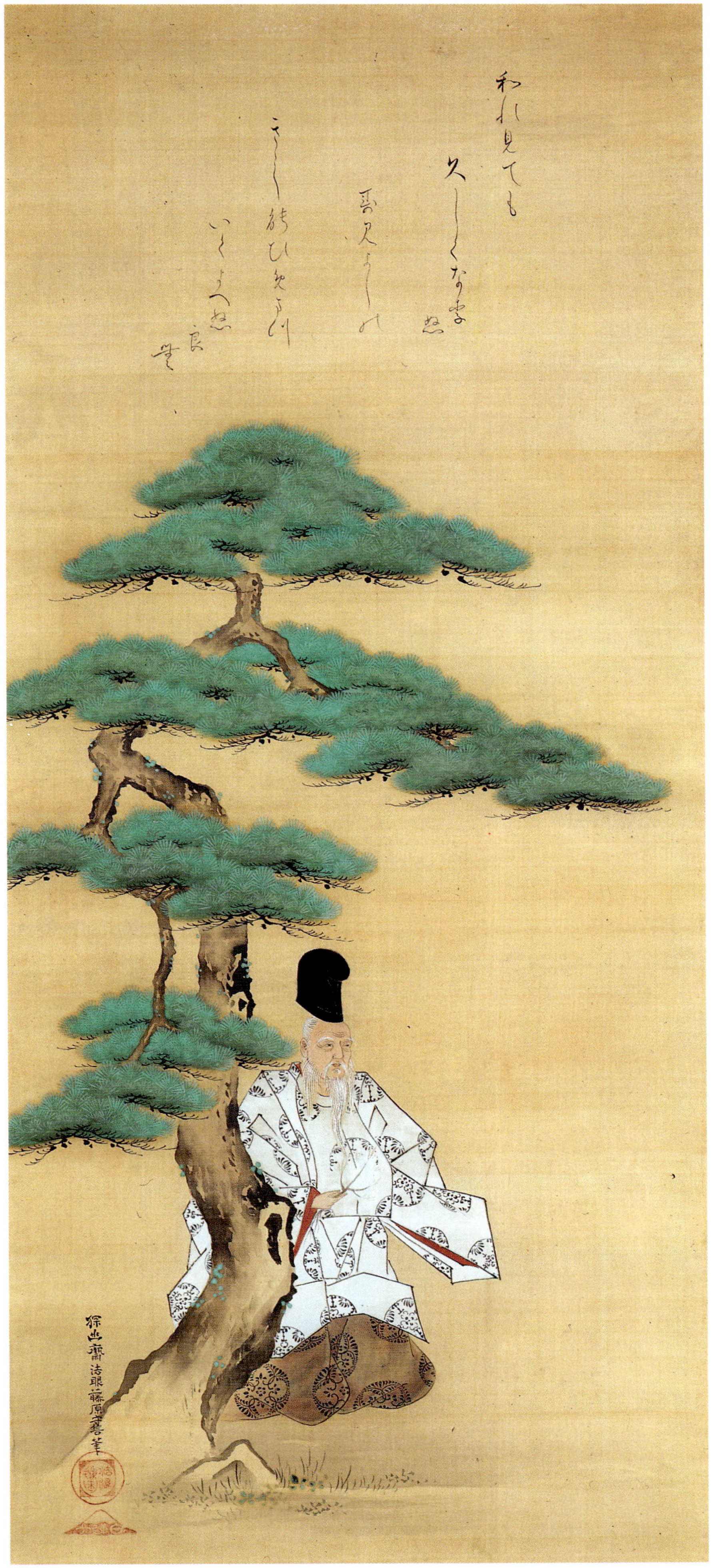

74

Biographie des Prinzen Shôtoku (574–622)

Fragment einer Querrolle, auf Hängerolle montiert,
Tusche und Farben auf Papier, 34,4 x 46,7 cm
Nanbokuchô-Zeit, 14. Jahrhundert
Ehemals Sammlungen Hisamatsu (Matsuyama), Asaka (Kôbe), Imai
J 59

Prinz Shôtoku, ein kaiserlicher Regent der Asuka-Zeit, gehört zu den am meisten verehrten Persönlichkeiten des alten Japan. Shôtoku war ein glühender Anhänger des Buddhismus und ein Mann von weiser Voraussicht. Sein Name steht in engem Zusammenhang mit vielen der frühesten erhaltenen buddhistischen Monumente Japans, darunter auch dem Tempel Hôryûji in Nara (siehe Tafel 10). Illustrierte Biographien dieses tief religiösen Mannes erschienen bald nach seinem Tod und begründeten einen der häufigsten Bildtypen. Das vorliegende Fragment stammt aus einer Querrolle, die ursprünglich auch Text enthalten haben muß. Von dieser Querrolle sind heute jedoch nur noch 12 gemalte Szenen erhalten, die sich in verschiedenen Sammlungen befinden. Das vorliegende Fragment stellt zwei Ereignisse dar, die stattfanden, als der Prinz 27 Jahre alt war: rechts seine Hochzeit mit Prinzessin Seritsumi, links eine Episode einen Monat später, als ihm ein schwarzes Pferd aus der fernen Provinz Kai als Geschenk überbracht wurde.

Publiziert bei Ogushi 1951, S. 213–227 – Miya 1968, S. 91, 94 – Nara Nationalmuseum 1969, Abb. 23

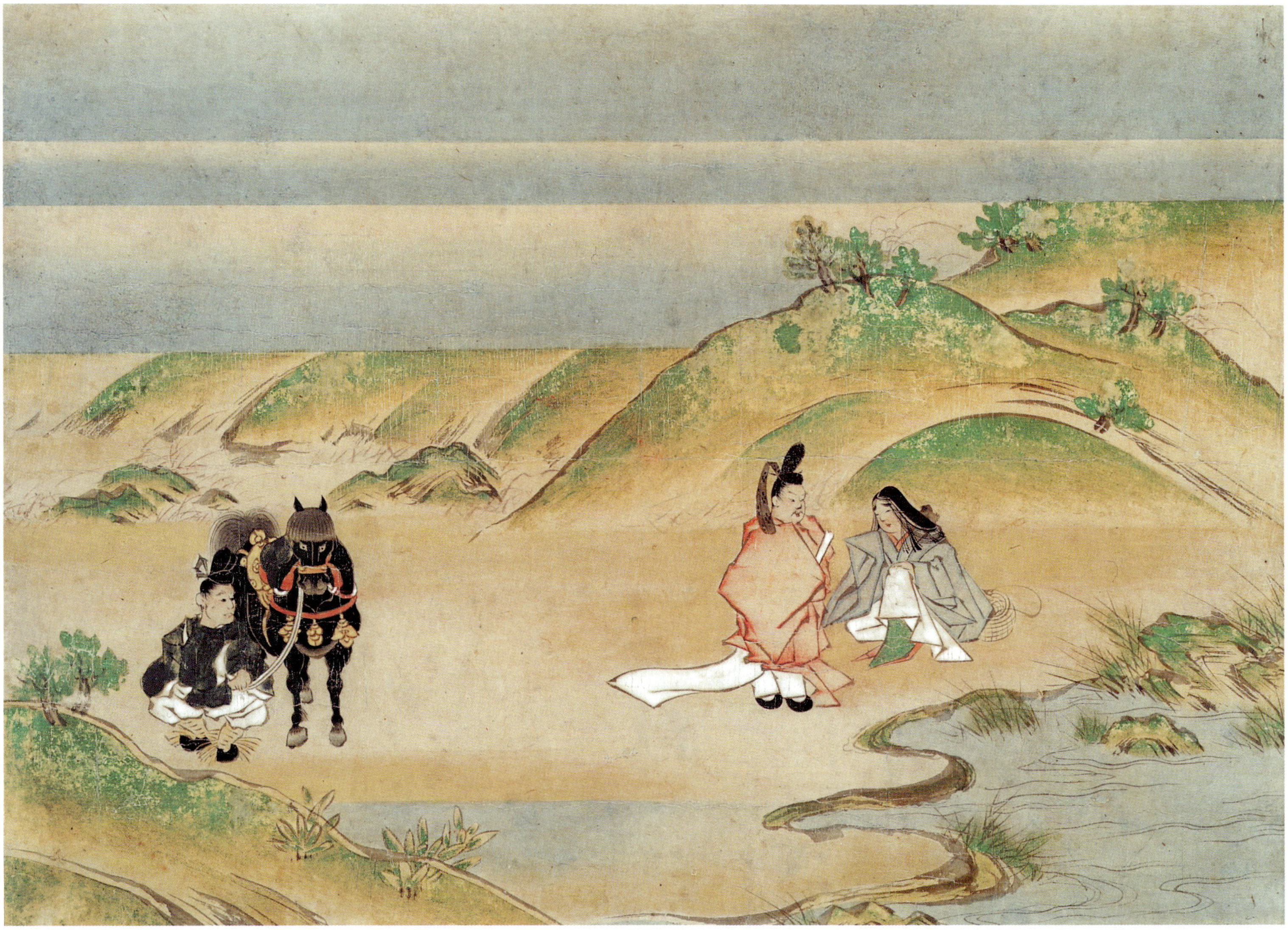

75

Tenjin als Höfling

Hängerolle, Tusche und Farben auf Seide, 80 x 40 cm
Muromachi-Zeit, 16. Jahrhundert
J 101

Einer der fähigsten Staatsmänner der Heian-Zeit, Sugawara Michizane (um 840 – 903), fiel den Intrigen seiner politischen Gegner zum Opfer. Er wurde der Untreue bezichtigt und vom Hof verbannt. Nach seinem Tod im Exil wurde er zum zornigen Himmelsgott (*Tenjin*). Als rächender Held trat er in zahlreichen Geschichten auf, bei denen sich Wunder und Tatsachen vermischten und die von unerklärlichen Krankheiten, grausamen Todesfällen und Qualen in der Hölle handeln.

Die Gestalt Michizanes erlebte im Lauf der Geschichte unter wechselnden kulturellen und religiösen Vorzeichen eine immer wieder neue Deutung. Sowohl Shintôisten als auch Buddhisten verschiedener Schulen, darunter auch Zen, beriefen sich auf ihn und wiesen ihm einen Platz in ihrem eigenen religiösen System zu. In späterer Zeit wurde Tenjin als Gott des Lernens und als Schutzherr der Dichtung und Kalligraphie verehrt, und Tausende von Shintô-Schreinen in ganz Japan wurden ihm gewidmet. Viele Querrollen illustrieren sein Leben von der Geburt bis zum Tod, die wütenden Rachetaten nach seinem Tod sowie Maßnahmen, die ergriffen wurden, um seinen Rachegeist zu besänftigen. Außerdem wurde er als Staatsmann dargestellt, der sich bereit macht, über den Ozean nach China zu fliegen, oder als ein gelehrter Höfling mit gütigem Gesichtsausdruck.

Auf dieser Hängerolle ist Tenjin als Hofadliger zu sehen. In der Geschichte seiner Verwandlungen ist diese Art der Darstellung wahrscheinlich die späteste. Michizane ist hier sofort anhand seiner Lieblingsblüte zu identifizieren, die Pflaumenblüte, Symbol der Erneuerung und Verjüngung. Mit allen Insignien eines Hofbeamten ausgestattet, sitzt er auf einem verzierten Podest, seit der Muromachi-Zeit eine geläufige Darstellungsweise für Höflinge und Dichter.

Tenjin als Höfling wurde als Thema von vielen Malern verschiedener Schulen aufgegriffen. Der anonyme Künstler dieses Werkes muß seine Schulung in der Tosa-Schule empfangen haben, was aus dem feinen Pinselstrich und den sorgfältig ausgeführten Details der Gesichtszüge und Textilmuster hervorgeht.

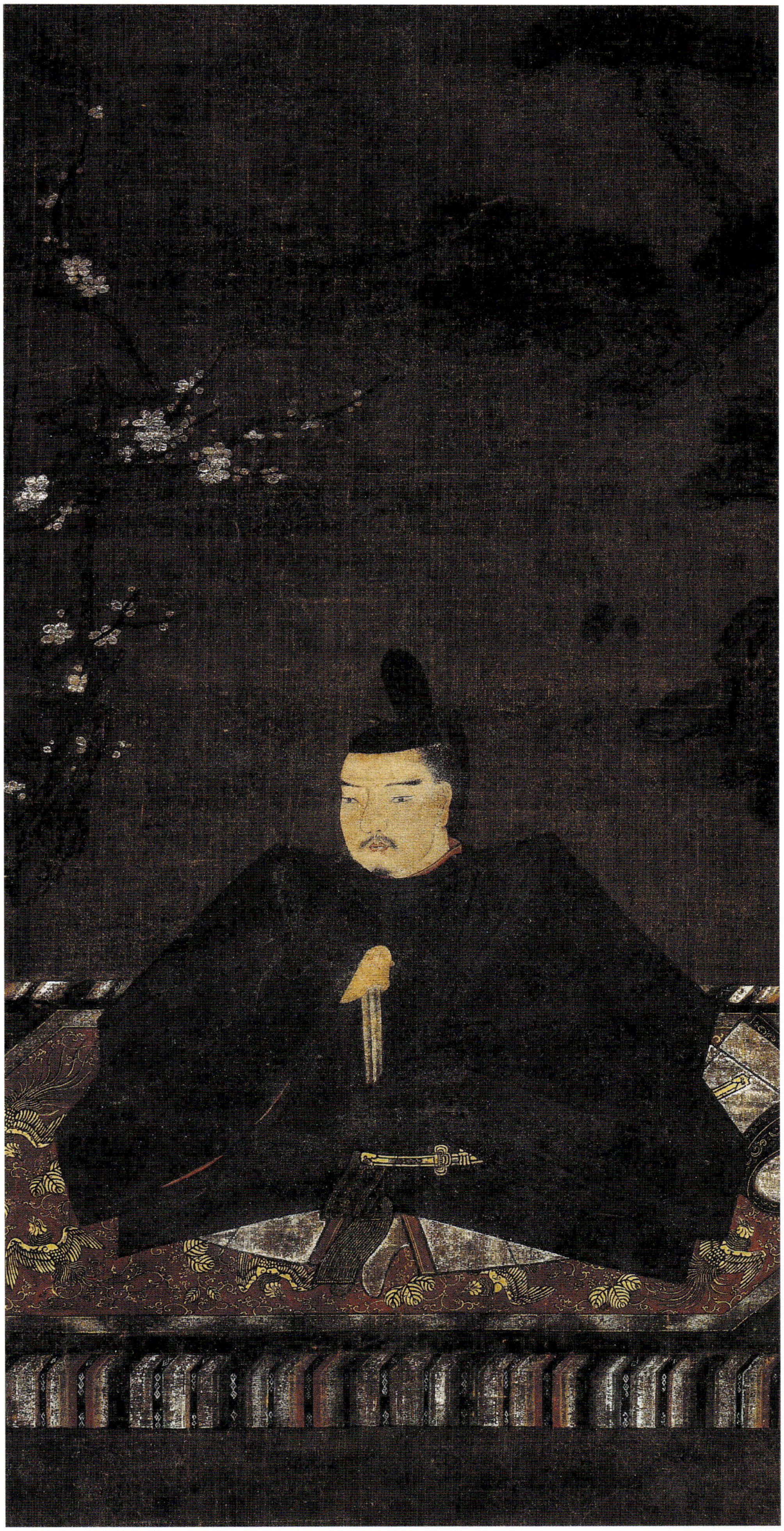

76

Gedicht aus dem Kapitel *Glyzinienblätter* (*Fuji no uraba*) aus der *Geschichte des Prinzen Genji* (*Genji monogatari*)

Albumblatt, auf Hängerolle montiert, Tusche auf Papier,
21 x 18 cm
Edo-Zeit, 17. Jahrhundert
J 141

Der hier zitierte kurze Text aus *Glyzinienblätter* (*Fuji no uraba*), dem 33. Kapitel der *Geschichte des Prinzen Genji*, lautet:

»Heute abend,
da die Fuji in meinem Garten dunkel glüht,
solltet, bevor der Frühling zu Ende,
Ihr mich besuchen.«
Dieser Brief war an eine prachtvolle Fuji-Blüte gebunden.[1]

Die *Geschichte des Prinzen Genji* (*Genji monogatari*) wurde um 1000 n. Chr. von einer jungen Frau geschrieben, die unter dem Namen Murasaki Shikibu (geboren 970 oder 978) bekannt ist. Das Werk ist einer der längsten Romane der Welt und einer der frühesten in der Geschichte der romantischen Literatur. Aufgrund des erlesenen Stils und der Komplexität der Handlung handelt es sich um ein für seine Zeit außergewöhnliches Werk. Bemerkenswert sind außerdem die scharfe Beobachtung der Natur und der menschlichen Psychologie sowie die Tiefe der beschriebenen Emotionen. Die Ereignisse der Erzählung überspannen fast drei Viertel eines Jahrhunderts und beziehen fast fünfhundert Personen ein. 41 der 45 Kapitel sind dem Leben und den Liebesabenteuern der männlichen Hauptfigur Prinz Genji gewidmet, einem Mann von seltener Schönheit und kultiviertem Geschmack, einem Paradigma des männlichen Charakters. Sein weibliches Gegenstück, Murasaki, die Namensschwester der Autorin, ist ein Beispiel weiblicher Tugenden: eine Frau von unübertroffener Schönheit, außergewöhnlichem Mitgefühl, von Anmut und Feinsinn. Nach Genjis Tod im Alter von 52 Jahren wird (ab Kapitel 42) die Erzählung fortgesetzt, zuerst mit dem Leben von Genjis gutaussehendem, aber etwas glanzlosem Sohn Yûgiri, später mit dem Leben und den Rivalitäten von Genjis Enkel und einem illegitimen Sohn von Genjis junger Witwe.

Die Erzählung, die schon zu Lebzeiten der Autorin berühmt war, ist das am häufigsten illustrierte literarische Werk Japans. Sie diente Malern verschiedenster Schulen als reiche Motivquelle und wurde in allen Formaten dargestellt: auf Querrollen, Hängerollen, Stellschirmen, in Alben und auf Fächern. In der Sammlung Langen befinden sich einige Albumblätter und ein Paar sechsteiliger Stellschirme, beides bei Illustratoren besonders beliebte Formate.

Dieses Gedichtblatt (*shikishi*) stammt wahrscheinlich aus einem Album mit Text und Bildern. Es zitiert ein Gedicht aus Kapitel 33 mit kurzen Bemerkungen in Prosa an Anfang und Ende. Das ursprüngliche Album beinhaltete wahrscheinlich 53 weitere Seiten mit entsprechendem Text und 54 bemalte Blätter, welche pro Kapitel jeweils eine Szene darstellten. In der originalen Anordnung muß zu diesem Text eine Szene gehört haben, welche Yûgiri bei einem Bankett im Hause eines Mannes zeigt, dessen Tochter er seit seiner Kindheit umwarb. Der Vater der jungen Dame billigt ihre Verbindung zuerst nicht, tut jedoch schließlich durch diese an einen Glyzinienzweig gebundene Einladung sein Einverständnis mit ihrer Heirat kund. Die Kalligraphie dieses Stückes verrät den Stil des 17. Jahrhunderts.

[1] Übersetzung nach Benl, Bd. 1, 1966, S. 873

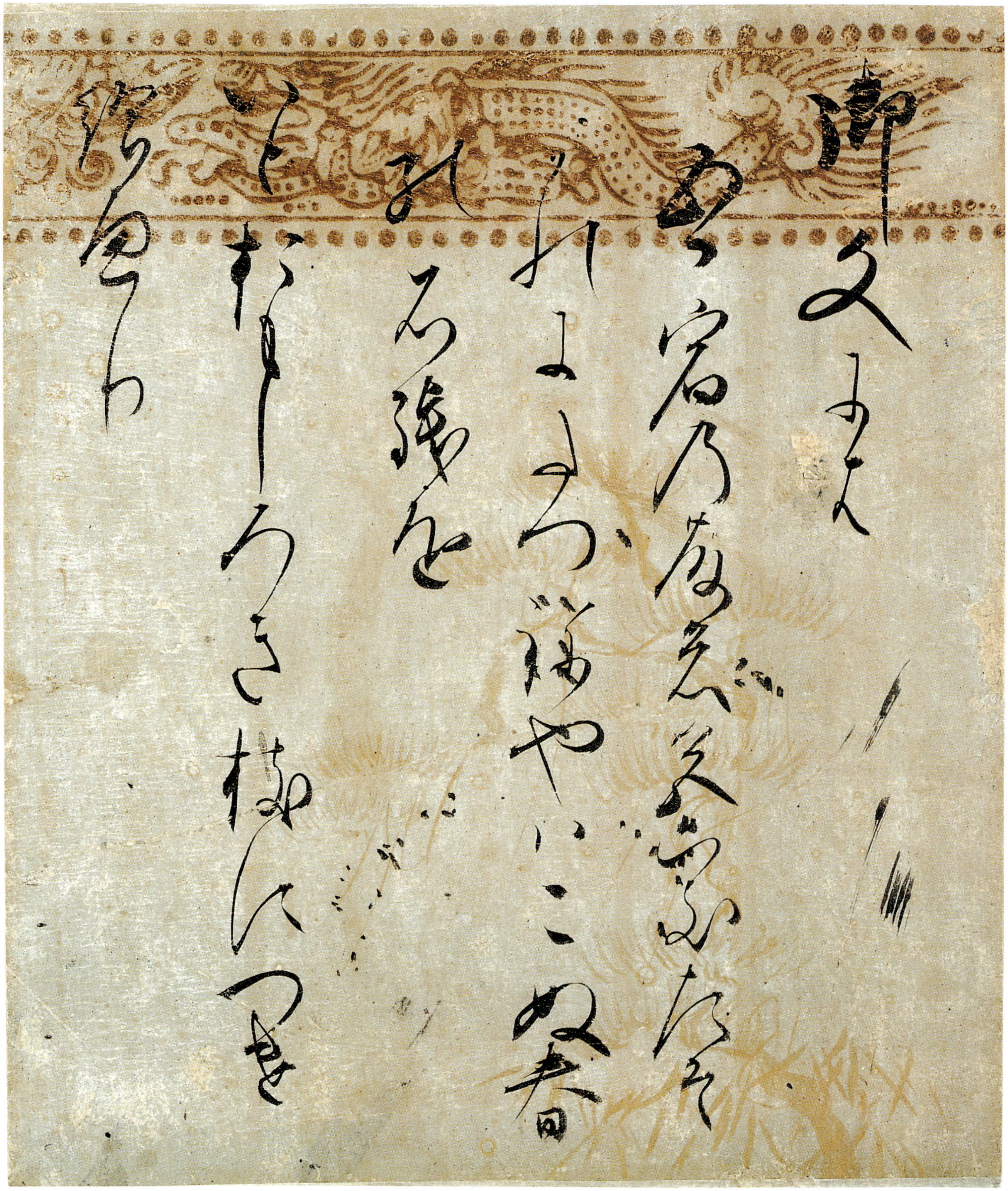

77

Suma-Kapitel aus der *Geschichte des Prinzen Genji* (*Genji monogatari*)

Albumblatt, auf Hängerolle montiert,
Tusche, Farben und Gold auf Papier, 23,8 x 22 cm
Edo-Zeit, erste Hälfte 17. Jahrhundert
J 188

Diese düstere Szene mit einem Mann, der einsam auf der Veranda eines Hauses am Strand steht, handelt wahrscheinlich von Genji während seines kurzen Exils in Suma im Südwesten von Kyôto. In einem der seltenen Augenblicke der Niederlage und der Enttäuschung in Genjis Leben wird er nach dem Tod seines Vaters, des Kaisers, an diesen malerischen Ort verbannt. Die dunkelbräunliche Tönung des Papiers läßt vermuten, daß das Blatt – ebenso wie die Szene von Yûgiri (Tafel 8) – möglicherweise auf einen Stellschirm geklebt und Licht und Luft ausgesetzt war.

Es handelt sich um das Werk eines anonymen Malers, der wahrscheinlich in einer Werkstatt arbeitete. In solchen Werkstätten wurden serienmäßig Bilder dieses beliebten Themas hergestellt.

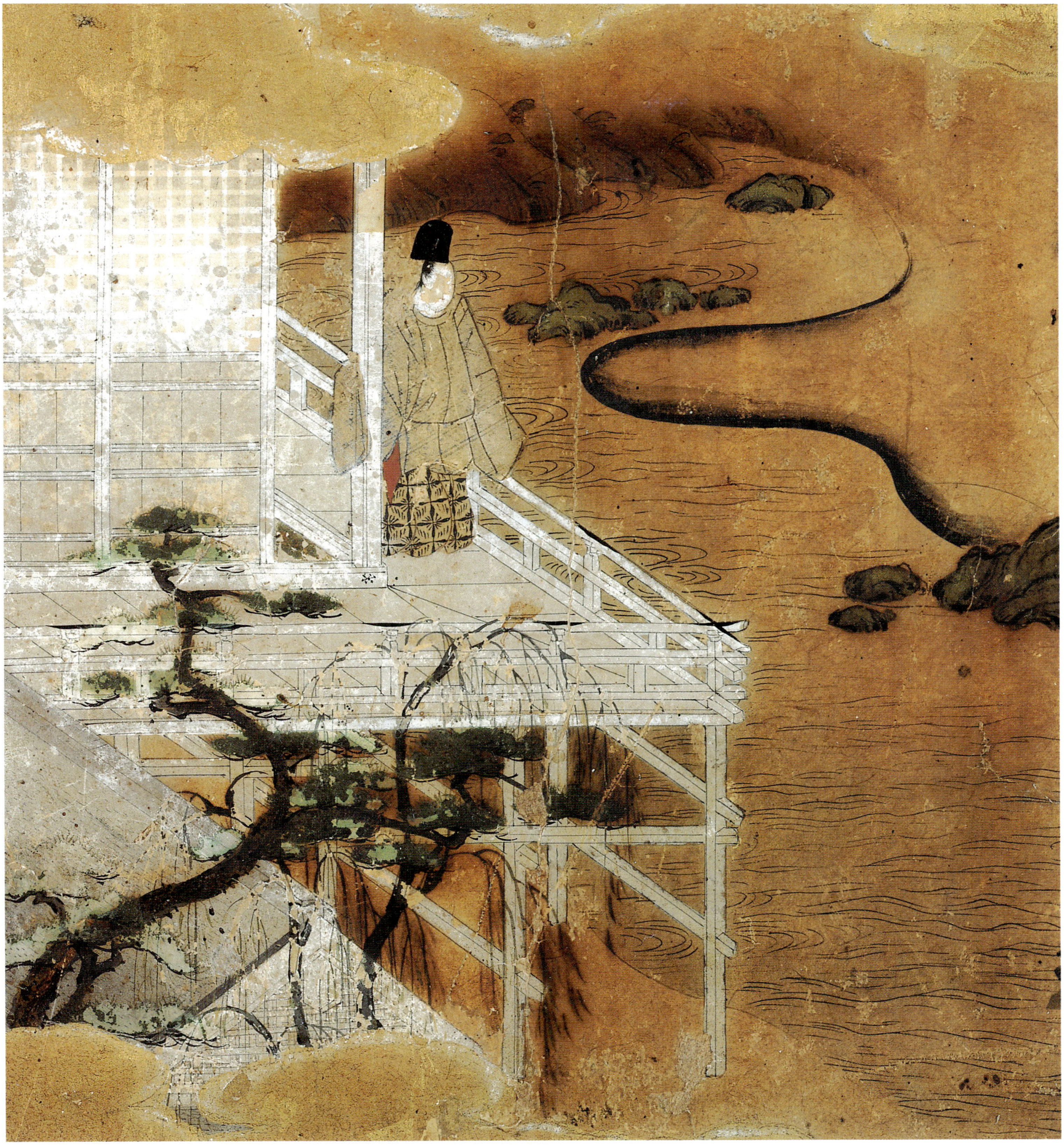

78

Yûgiri-Kapitel aus der *Geschichte des Prinzen Genji* (*Genji monogatari*)

Albumblatt, auf Hängerolle montiert, Tusche, Farben und Gold auf Papier, 25,9 × 26,1 cm
Edo-Zeit, erste Hälfte 17. Jahrhundert
J 185

Yûgiri, der Sohn des Prinzen Genji, war lange Zeit mit der Frau glücklich verheiratet, die er seit seiner Kindheit umworben hatte. Zum ersten Mal in seinem Leben läßt er sich nun mit einer anderen Dame ein, der Witwe seines besten Freundes. Im 39. Kapitel, das nach ihm benannt ist, besucht Yûgiri die verwitwete Dame auf ihrem Landsitz. Er betrachtet die untergehende Sonne mit erhobenem Fächer und lauscht dem Röhren eines Hirsches.

Das Bild ist das Werk eines anonymen Künstlers, der in einer Malerwerkstatt Genji-Bilder in Serie zum Verkauf produzierte. Starke Schäden am Papier lassen vermuten, daß das Blatt einst aus einem Album entnommen und auf einen Stellschirm geklebt worden war, ein übliches Verfahren, um diese Bilder bequemer betrachten zu können.

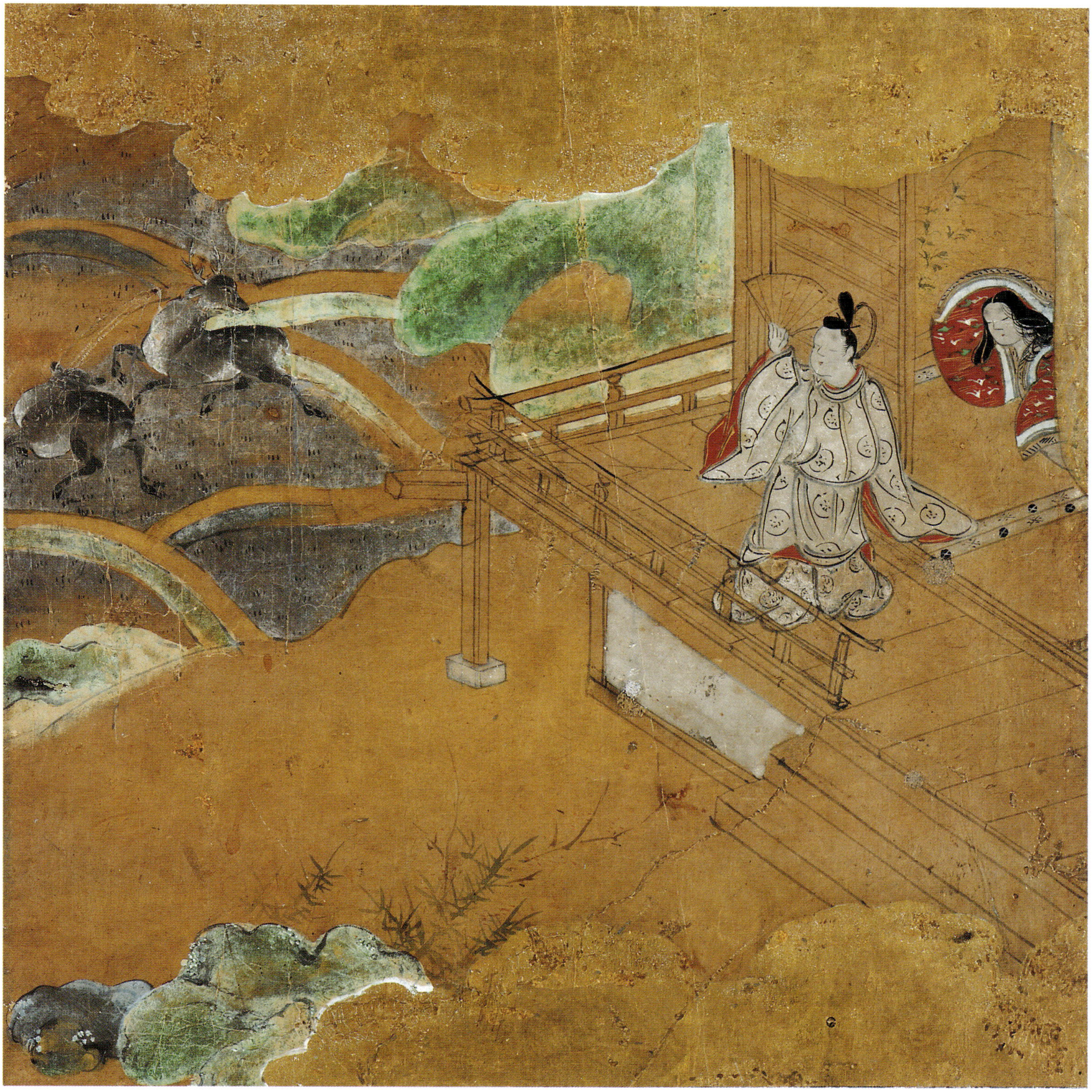

79 a / b

Sechs Szenen aus der *Geschichte des Prinzen Genji* (*Genji monogatari*)

Paar sechsteiliger Stellschirme, Tusche, Farben und Gold auf vergoldetem Papier, je 156 x 358 cm
Edo-Zeit, frühes 17. Jahrhundert

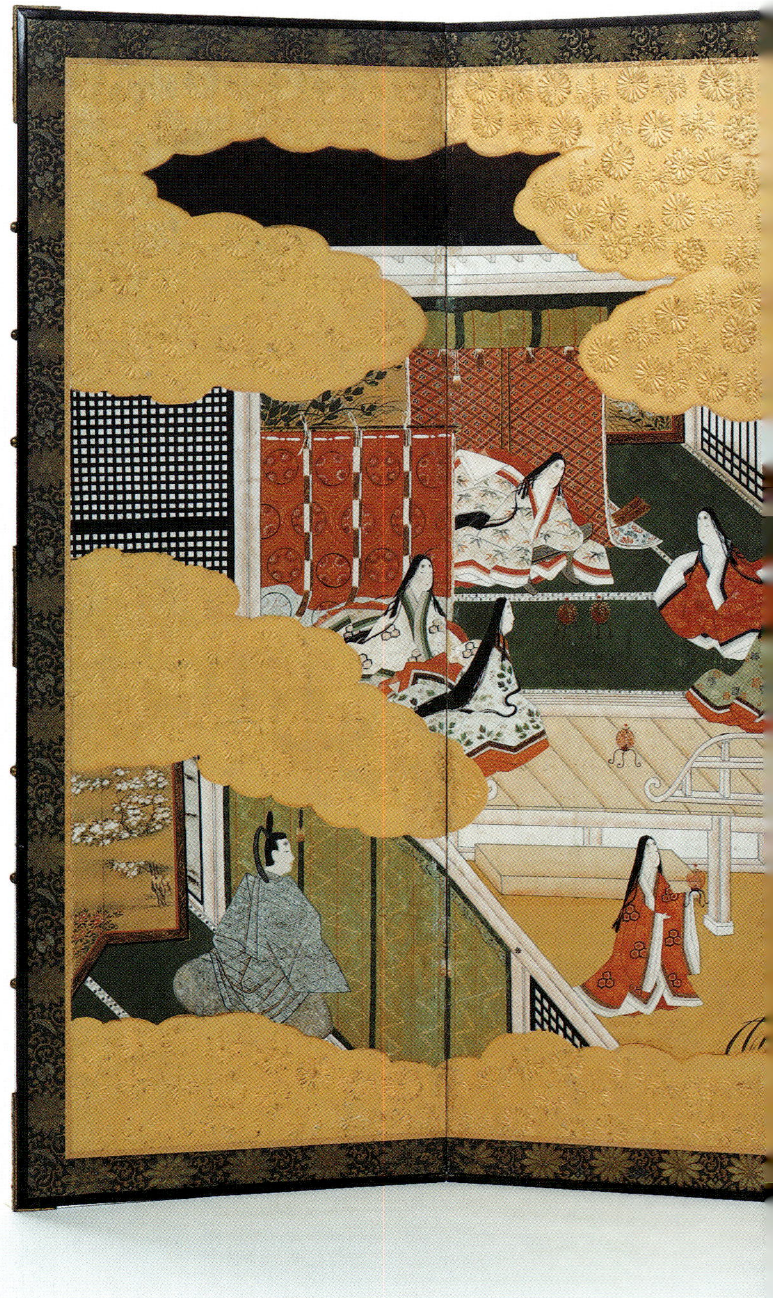

Sechs Episoden aus der *Geschichte des Prinzen Genji* – drei auf jedem Schirm – sind auf diesem Stellschirmpaar verteilt (vgl. Tafel 76–78). Die Anordnung bietet reichlich Raum für jede Szene und die dazugehörenden Personen. Großer Wert wurde darauf gelegt, die Szenen den Jahreszeiten gemäß anzuordnen: Episoden, die im Frühling und Sommer spielen, sind auf dem rechten Stellschirm dargestellt, die des Herbstes und des Winters dagegen auf dem linken.

Beinahe die Hälfte des rechten Schirmes wird vom Anfang der *Geschichte des Prinzen Genji* eingenommen, dem ersten Kapitel *Kiritsubo*. Darin wird der neugeborene Genji seinem Vater, dem Kaiser, gezeigt. Pflaumenblüten, Symbole des Frühlings und der Verjüngung, schmücken die Szene. Weiter links ist das neunte Kapitel *Aoi* dargestellt, in welchem der 22jährige Genji seiner Lieblingsdame Murasaki dabei hilft, sich für ein Fest vorzubereiten, indem er ihr langes Haar kämmt. Hinter ihm steht ein Stellschirm, auf welchem ein Gestell mit Lilien auf den Sommer als Jahreszeit dieser Szene verweist. Das 37. Kapitel *Die Querflöte* (*Yokobue*) in der linken oberen Ecke beschreibt eine Episode aus der Kindheit der tragischen Figur des Kaoru, der aus einer verbotenen Affäre zwischen Genjis junger Ehefrau, der hier dargestellten Dritten Prinzessin, und dem Sohn von Genjis bestem Freund hervorging. An einem frühen Sommertag erhält die Dritte Prinzessin im Beisein Genjis von ihrem Vater junge Bambussprossen als Geschenk.

Fast die Hälfte des linken Schirmes nimmt das 28. Kapitel *Der Herbststurm* (*Nowaki*) ein – vom Vordergrund bis zu den beiden linken Paneelen. In der linken Ecke sitzt Yûgiri, der von seinem Vater Genji geschickt wurde, um am Morgen nach einem Taifun der Kaiserin eine Nachricht zu überbringen. Durch die Jalousien kann er die schönen jungen Mädchen beobachten, die Insektenkäfige in den regenfeuchten Garten stellen, um Tau für die Tiere zu sammeln.

Die verbleibende Stellschirmfläche wird von Szenen aus zwei Kapiteln eingenommen. Rechts oben ist eine Episode aus dem 18. Kapitel *Wind in den Kiefern* (*Matsukaze*) dargestellt, die Genji zeigt, wie er die Beute eines jungen Falkners in Empfang nimmt, die an herbstliches Ried geschnürt ist. In der Mitte oben befindet sich eine der bekanntesten Szenen des Genji-Romans, die das 20. Kapitel *Asagao* repräsentiert. An einem kalten Winterabend beobachten Genji und Murasaki, wie die jungen Dienerinnen im Garten einen großen Schneeball formen.

Jede der sechs Szenen ist entweder durch eine goldene Wolke oder durch Bäume und Hügel von der fol-

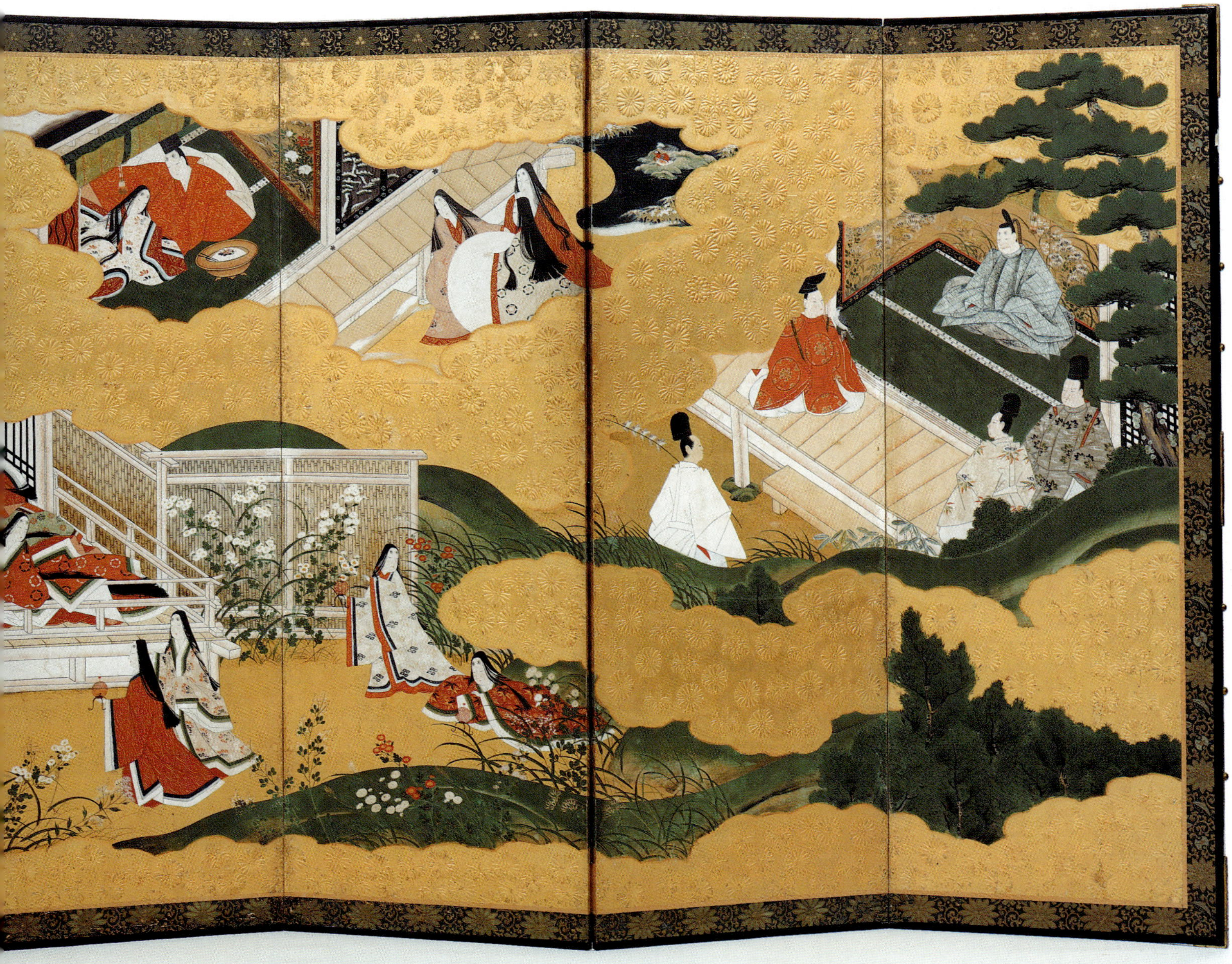

genden getrennt. Dieser kompositionelle Kunstgriff sowie die Prägung der leuchtenden, goldenen Wolken mit dekorativen Mustern (in diesem Fall mit Paulownia und Chrysanthemen) waren bei solchen Stellschirmen üblich. Große, statuenhafte Figuren und prächtige Kiefern verleihen den Szenen eine vornehme und würdevolle Atmosphäre. Kräftige Tuschekonturen definieren die landschaftlichen Elemente und die Stämme der Kiefern. Die länglichen Gesichter der hochgewachsenen Figuren weisen prägnante Gesichtszüge auf. Dies läßt vermuten, daß es sich hier um das Werk eines Künstlers aus der Kanô-Schule handelt.

Publiziert bei Watanabe 1997, S. 21 f.

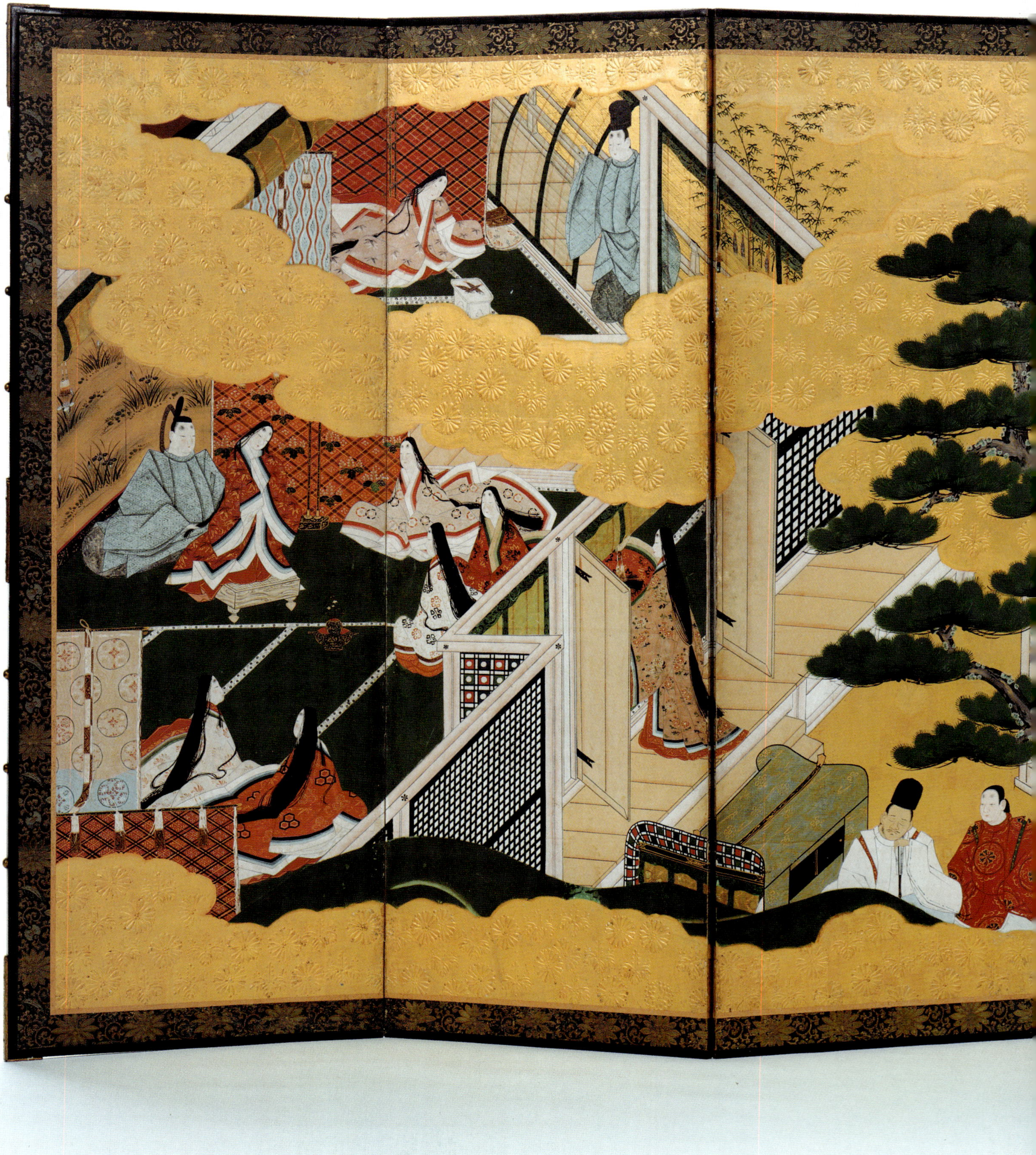

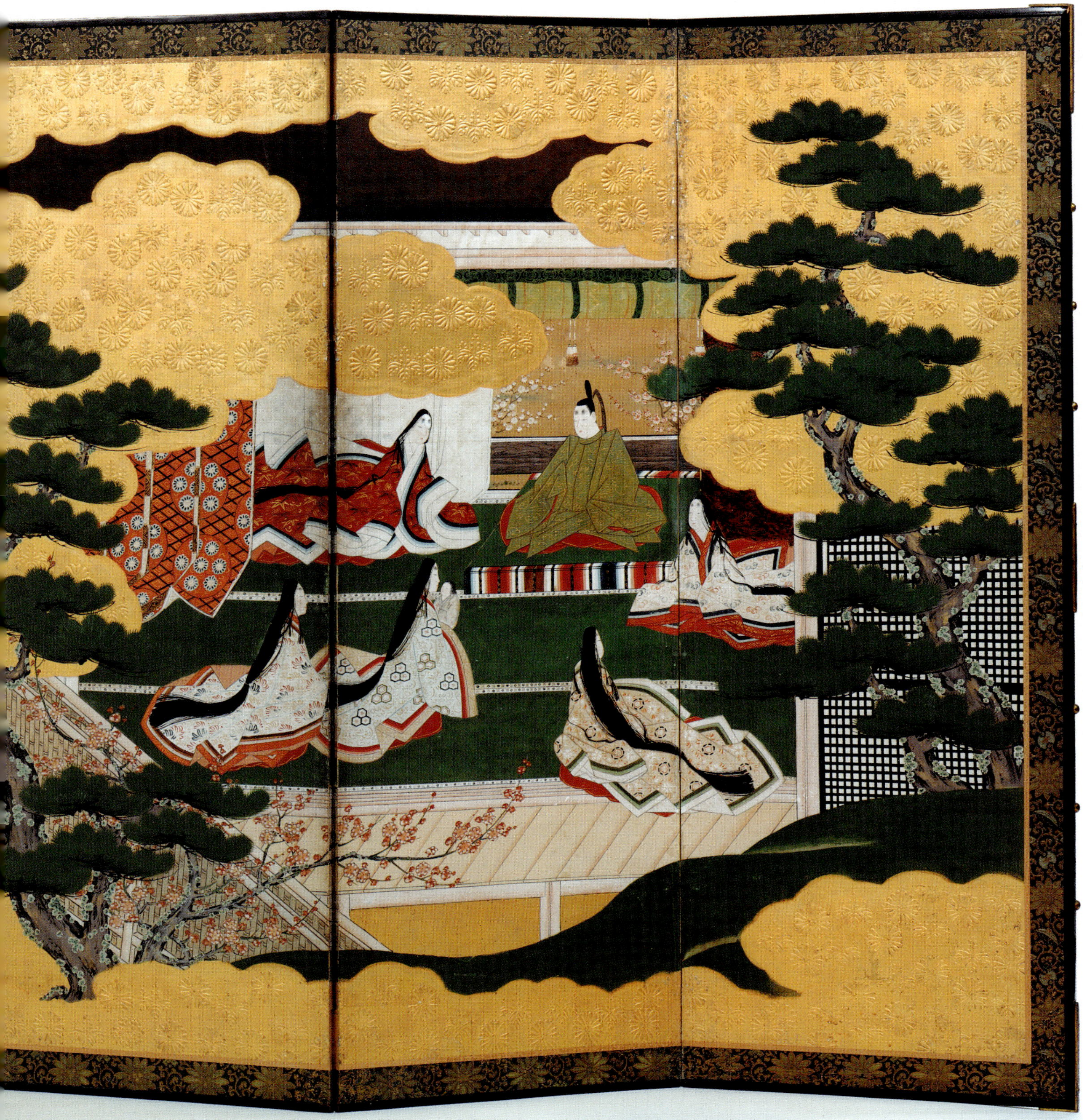

80 a / b

Blumen und Gräser der vier Jahreszeiten

Paar sechsteiliger Stellschirme, Tusche, Farben und Gold auf vergoldetem Papier, je 156 x 340 cm
Edo-Zeit, erste Hälfte 17. Jahrhundert

Dieses Stellschirmpaar verkörpert in seiner glänzenden Pracht und motivischen Schlichtheit den dekorativen Stil der Momoyama-Zeit. Die Komposition ist jeweils mit einfachen Mitteln dramatisch aufgebaut. Die Bildfläche wird von einer in Nahsicht gezeigten Hecke und einem Bambuszaun dominiert, wobei der Kontrast zwischen Vertikalen und Diagonalen betont ist. Die Hecke mit ihren üppig herauswuchernden Ruten und die dicht zusammengebundenen Zweige scheinen greifbar nahe – ein Effekt, der durch den Auftrag einer dicken, stuckartigen Substanz aus pulverisierter weißer Muschel (*gofun*) erzielt wurde. Die so entstandenen Formen in flachem Relief wurden anschließend blattvergoldet. Die Dramatik der Szene wird durch die ornamentalen Zaunspitzen aus grünem Bambus gesteigert, welche die Oberflächen beider Schirme in markanten, klar definierten Diagonalen durchschneiden.

Die Jahreszeiten sind in ihrem Ablauf von rechts nach links dargestellt. Rechts außen befindet sich eine große Kiefer, von der dicke Blütendolden der Glyzinie herunterhängen, die den Frühling ankündigen. Zarte Winden des Sommers ranken im gleichen Schirm links unten empor. Der linke Stellschirm zeigt grünen Efeu, dessen Blätter teilweise herbstlich verfärbt sind. Lange, geschwungene Halme, auf deren Spitzen ein Hauch weißen Schnees liegt, repräsentieren den Winter.

Dieses Stellschirmpaar lehnt sich an die monumentalen, dekorativen Kompositionen in Gold an, die sich während der Momoyama-Zeit im späten 16. Jahrhundert großer Beliebtheit erfreuten. In den 20er Jahren des 17. Jahrhunderts wurden solche Kompositionen durch die Einführung geometrischer Anordnungen, wie hier zu sehen, noch spannungsvoller. Diese Malerei stammt wahrscheinlich von einem Kanô-Meister, der in Kyôto arbeitete, wo solche Muster besonders geschätzt wurden.

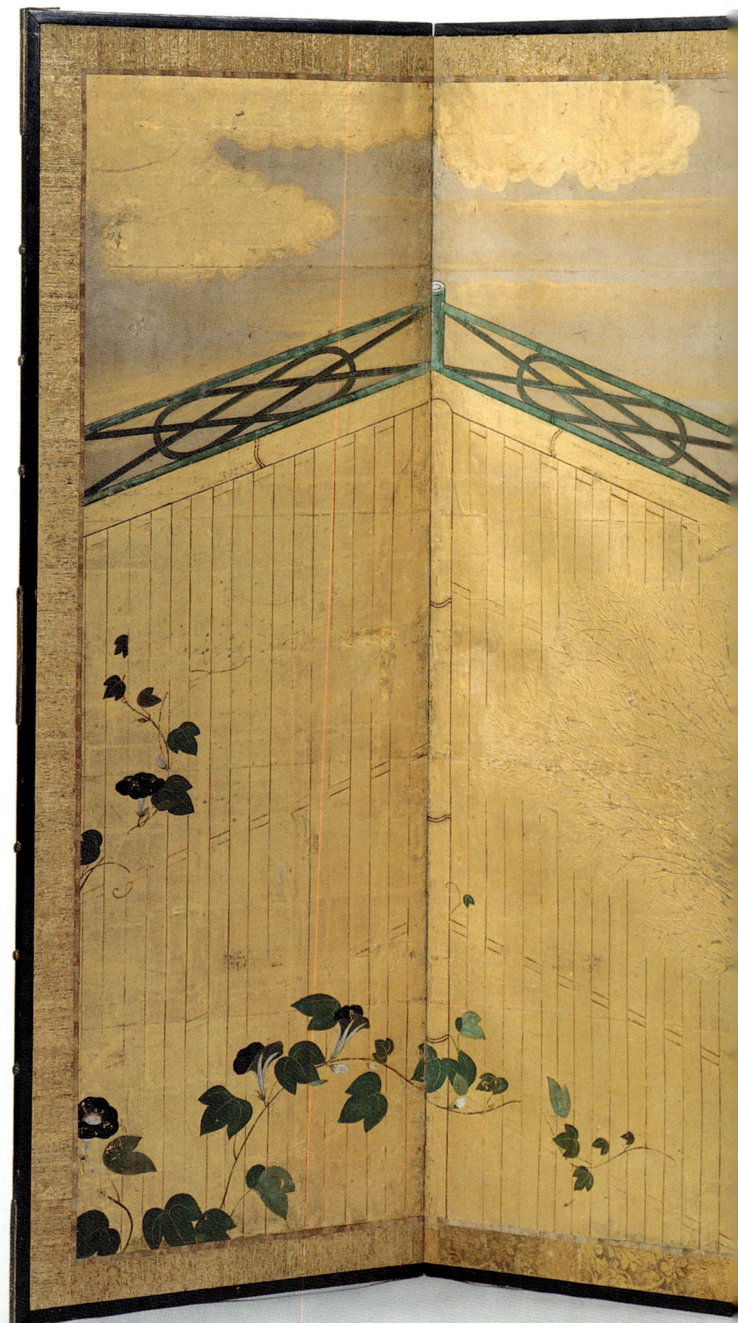

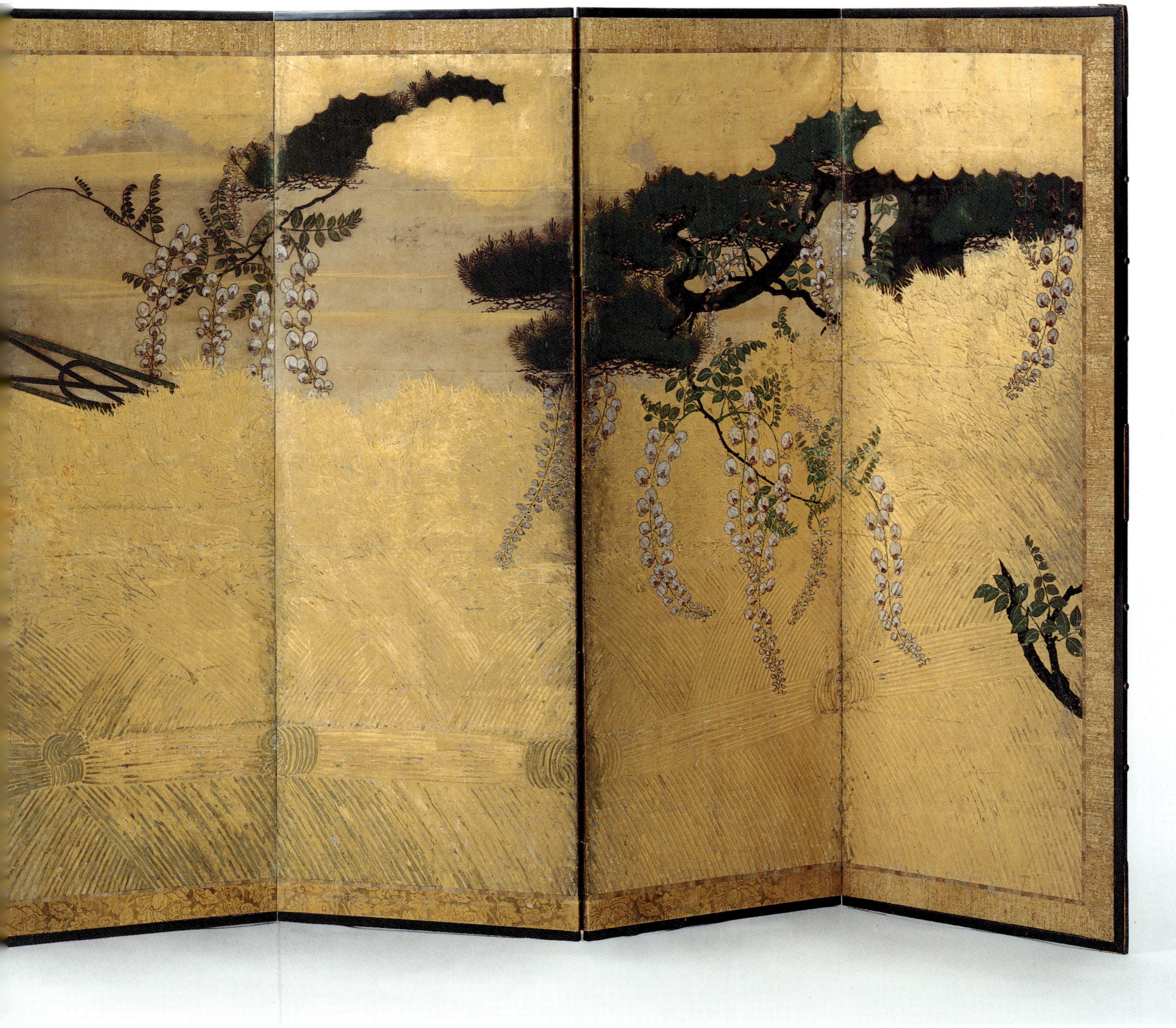

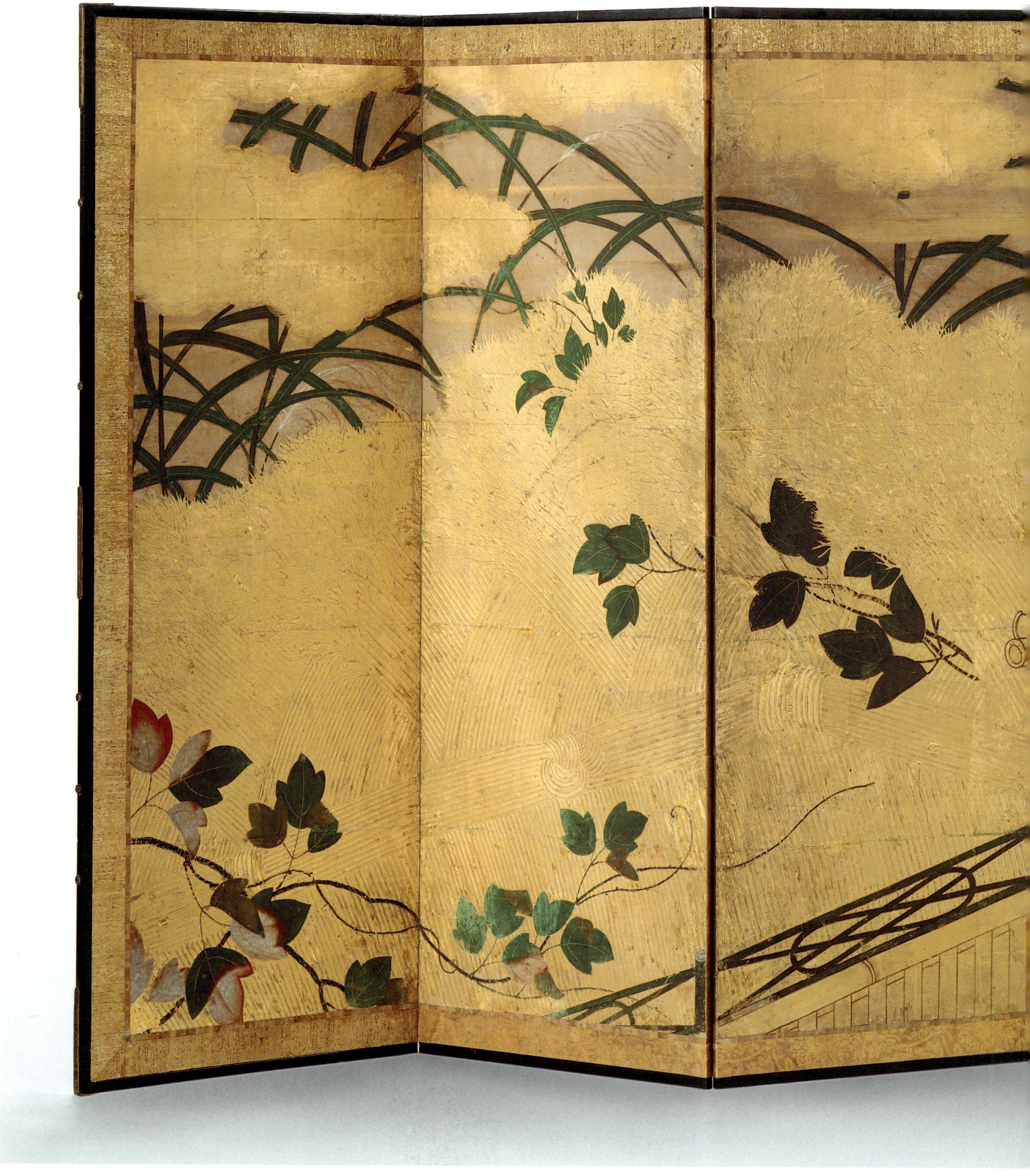

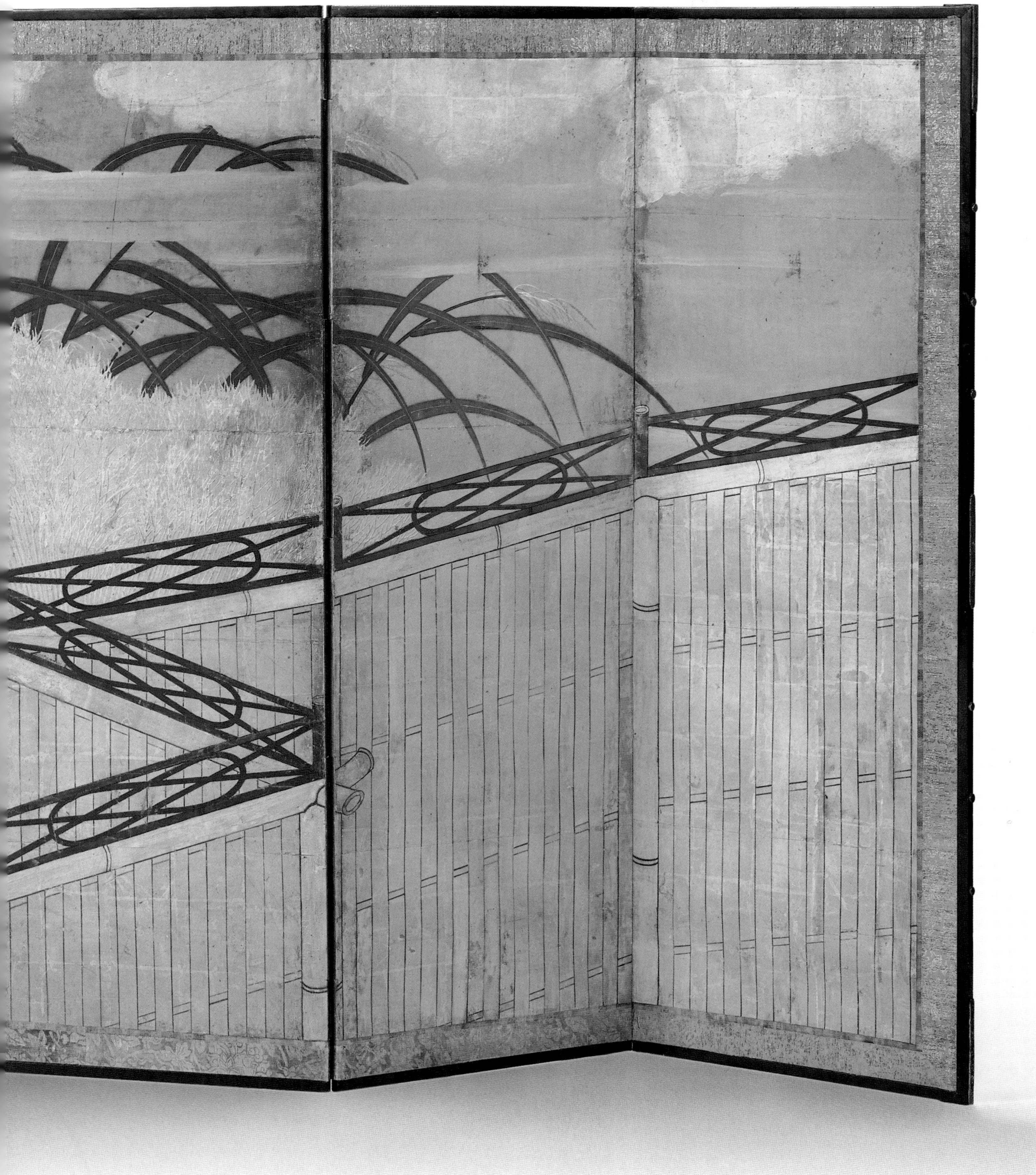

81

Wintergedicht aus der *Neuen Sammlung aus alter und neuer Zeit* (*Shinkokinshû*)

KALLIGRAPHIE VON HON'AMI KÔETSU (1558–1637), MALEREI VON TAWARAYA SÔTATSU (GEST. UM 1640)

Gedichtblatt (*shikishi*), auf Hängerolle montiert,
Tusche und Gold auf Papier, 17,5 x 16 cm
Edo-Zeit, frühes 17. Jahrhundert
Ehemals Sammlung Shiobara
J 15

Hon'ami Kôetsu schrieb dieses heianzeitliche Gedicht auf ein Papier, das von seinem langjährigen und engen Mitarbeiter Tawaraya Sôtatsu bemalt worden war. Kôetsu war in vielen künstlerischen Bereichen tätig, wie Kalligraphie, Malerei, Keramik, und er lieferte ebenso Vorlagen für Lackwaren und Metallarbeiten. Er wurde in eine Familie geboren, die Schwerter reinigte, polierte und begutachtete. Auf diese Weise kam er mit den herrschenden Familien in engen Kontakt und genoß die Gunst einer Kundschaft, zu der sowohl hohe Militärs als auch Mitglieder der kaiserlichen Familie zählten.

Kôetsu interessierte sich besonders für die Teezeremonie, galt aber auch als einer der drei großen Kalligraphen seiner Zeit. Wie auch bei anderen Kalligraphen des frühen 17. Jahrhunderts der Fall zeigt Kôetsus kalligraphischer Stil starke Einflüsse der späten Heian-Zeit. Außerdem war er der klassischen Literatur zugetan, wie aus den Gedichten ersichtlich ist, die er auf Querrollen und Gedichtblätter (*shikishi*) schrieb. Seine Vorliebe für die künstlerische Tradition der Heian-Zeit geht möglicherweise auf die Beziehungen seiner Familie zu Hofadligen und anderen Vertretern der ›Wiederbelebung der Heian-Zeit‹ in der frühen Edo-Zeit zurück.

Die Zusammenarbeit Kôetsus mit dem Maler und Gestalter Sôtatsu begann wahrscheinlich um 1602 und dauerte bis etwa 1615. Aus ihrem gemeinsamen Wirken gingen einige der bedeutendsten Werke japanischer Kunst hervor. Kôetsu wählte Gedichte aus alten Gedichtsammlungen aus und schrieb sie auf Papier, das von Sôtatsu – meist in Gold und/oder Silber – bemalt worden war. Kôetsu suchte nicht den Inhalt des Gedichts dem Motiv von Sôtatsu anzupassen, obwohl eine leise Beziehung zwischen dem Inhalt des vorliegenden Gedichts – dem ersten Schnee des Jahres – und den Ahornblättern besteht. Das Gedicht lautet übersetzt:

Der erste Schnee des Jahres
lastet ungewöhnlich hoch
auf den Dachtraufen meiner Bambushütte –
ist er auch in der Hauptstadt gefallen?

Dieses Gedicht ist aus der *Neuen Sammlung aus alter und neuer Zeit* (*Shinkokinshû*) entnommen, Kôetsus bevorzugter Gedichtsammlung, die Fujiwara Teika und drei weitere adlige Dichter 1205 zusammenstellten. Das Gedicht stammt von Sensai, einem Mönch vom Berg Hiei nordwestlich von Kyôto. Laut der beigefügten Notiz schickte Sensai dieses Gedicht an einem verschneiten Morgen an seinen adligen Freund Fujiwara Mototoshi (gest. 1142). Das erste Schriftzeichen rechts oben und ein weiteres gegen Ende der dritten Zeile von rechts sind mit dicken, kühnen Strichen in dunkler Tusche geschrieben und bilden einen dramatischen Kontrast zu den übrigen Zeichen in feineren Linien. In der ersten Zeile von rechts ließ Kôetsu das Zeichen *mo* aus und fügte es am Rand hinzu.

Kôetsus kalligraphischer Stil – geschmeidig, aber dennoch dynamisch – erinnert hier an seine früheren Werke vom Anfang des 17. Jahrhunderts.

Dieses Blatt, aus einer Gruppe von 22 Gedichtblättern (*shikishi*) der Sammlung Shiobara stammend, muß ursprünglich zu einer Serie von 36 Blättern – der gängigsten Zusammenstellung – gehört haben.

Publiziert bei Yamane 1978, Bd. II, S. 253

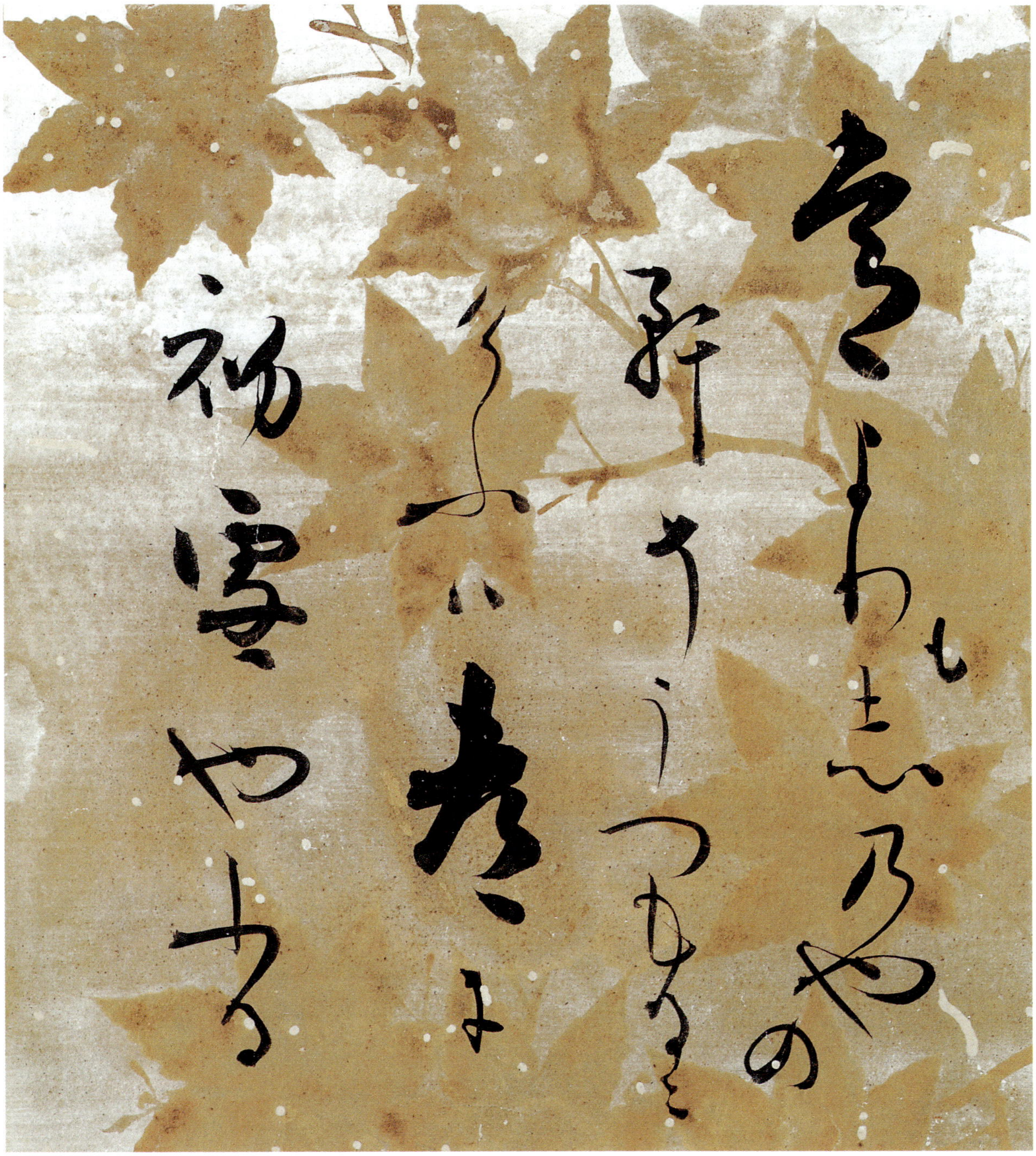

82

Liebeslied aus der *Neuen Sammlung aus alter und neuer Zeit* (*Shinkokinshû*)

KALLIGRAPHIE VON EINEM NACHFOLGER DES HON'AMI KÔETSU, MALEREI AUS DEM ATELIER DES TAWARAYA SÔTATSU

Faltfächer, auf Hängerolle montiert, Tusche, Silber und Gold auf Papier, 17,2 x 56,5 cm (an der breitesten Stelle)
Edo-Zeit, Mitte 17. Jahrhundert
J 19

Wie traurig!
In meiner geheimen Sehnsucht nach dir
werde ich mich verzehren,
und der Rauch meiner Asche
wird ohne Spuren verschwinden
wie die Wolken am Himmel.

Eines von fünfzig auf Wolken anspielende Liebesgedichte, die von einer Tochter des bedeutenden Höflings und Dichters Fujiwara Shunzei (1114–1204) verfaßt wurden, ist in der *Neuen Sammlung aus alter und neuer Zeit* (*Shinkokinshû*) enthalten.

Der Kalligraph, einer der zahlreichen Nachfolger Kôetsus, begann das Gedicht in der Mitte des Fächers, schrieb die nächsten Zeilen links weiter, beendete es jedoch auf der rechten Seite. Ein großer Teil des Gedichts ist heute leider unleserlich, da sich die Silbertusche im Bereich des Himmels durch Oxidation dunkel verfärbte. Eine goldfarbene Wolke, beladen mit feinem ›Goldstaub‹, nähert sich bedrohlich dem goldenen Boot, das hilflos auf den Wellen treibt und an die unerwiderte Liebe im Gedicht denken läßt. Die sanft geschwungenen Wellen erinnern an viele Fächer von Sôtatsu und seinem Tawaraya-Atelier, das für bemalte Fächer berühmt war.

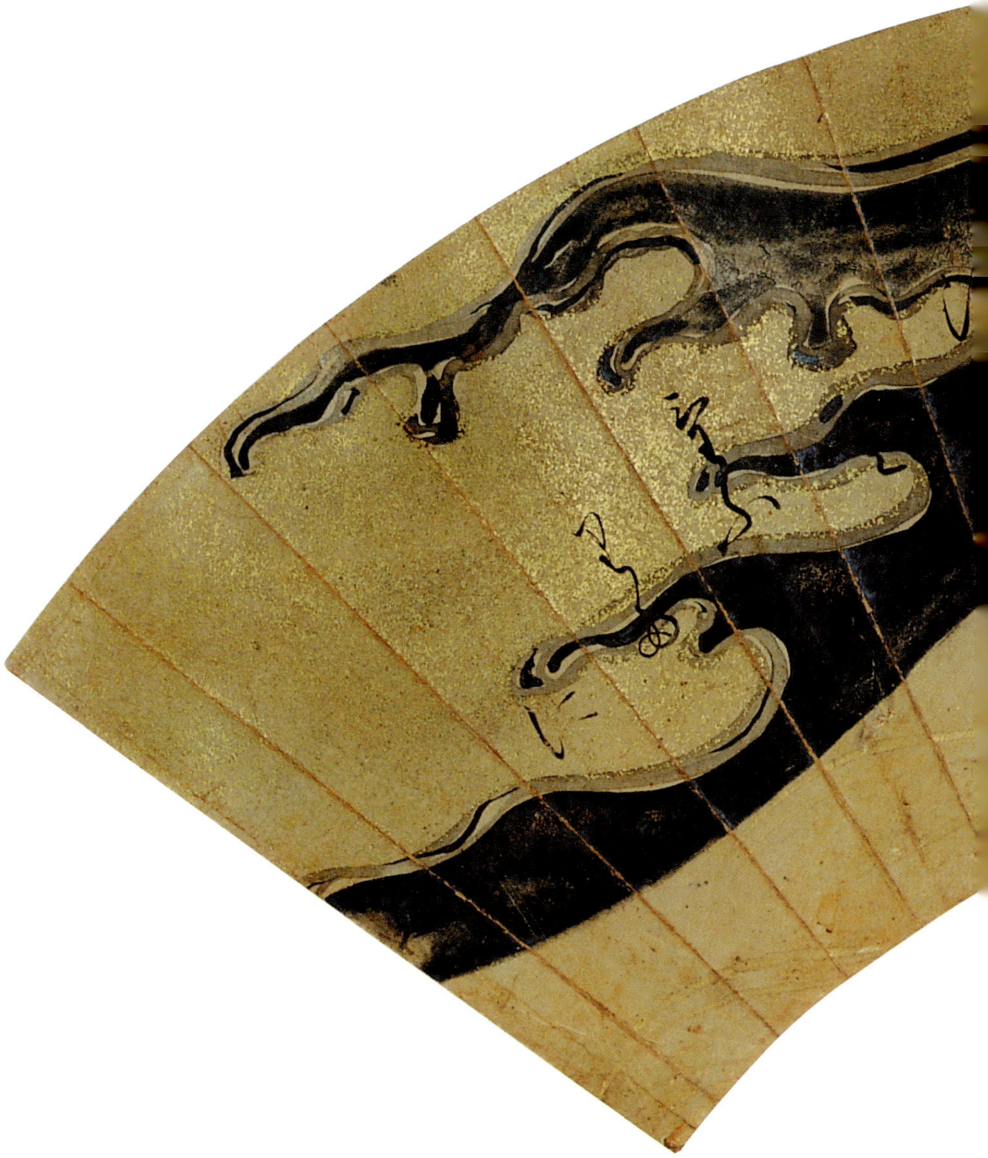

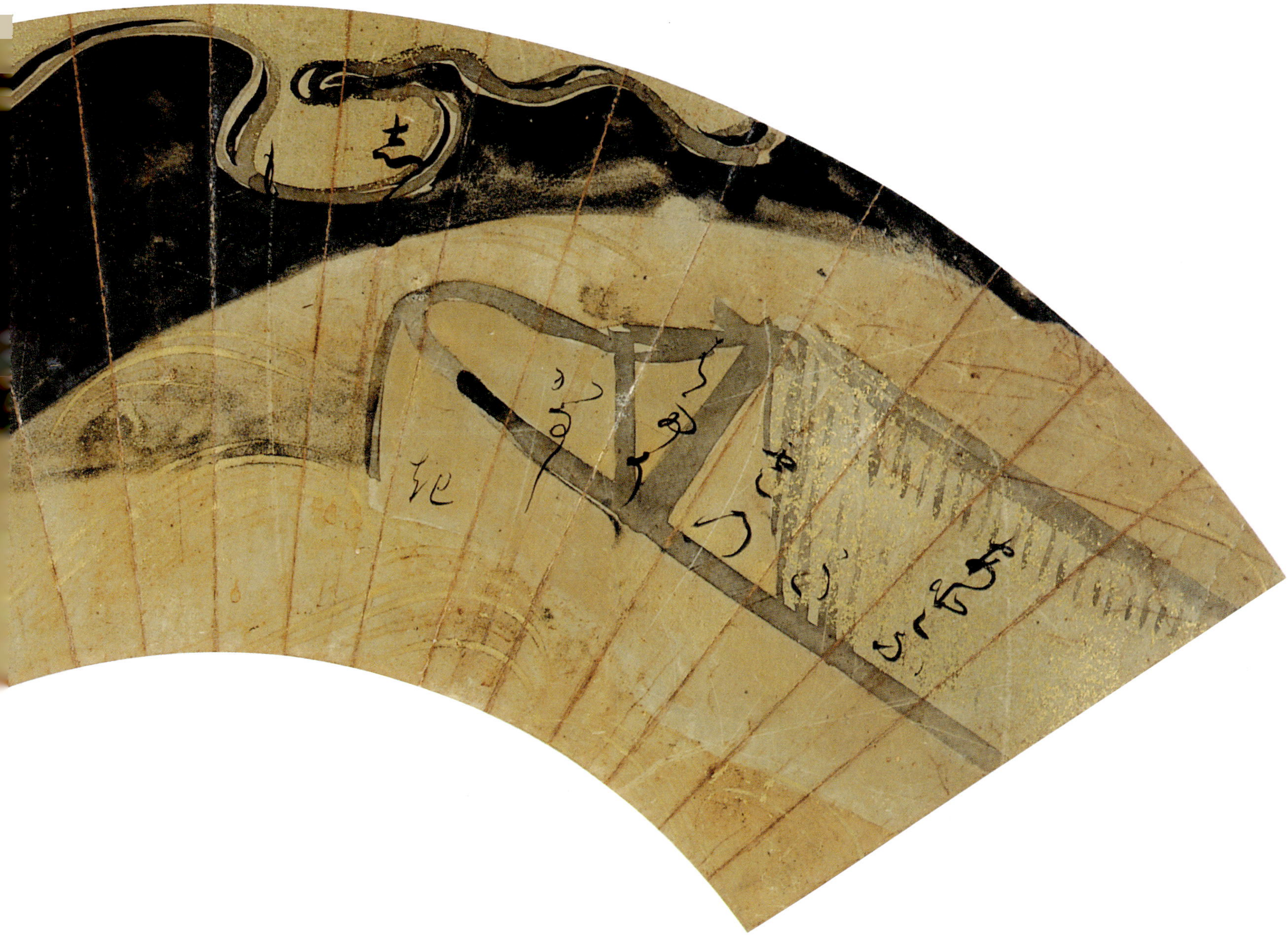

83

Herbstgräser

SCHULE DES TAWARAYA SÔTATSU (TÄTIG IN DER ZWEITEN HÄLFTE 17. JAHRHUNDERT)

Hängerolle, Tusche und leichte Farben auf Papier, 93 x 42,7 cm
Edo-Zeit, zweite Hälfte 17. Jahrhundert
Künstlersiegel: Inen
J 507

Diese Hängerolle sowie eine andere zu einem Diptychon gehörende Hängerolle der Sammlung Langen (Tafel 86 a/b) tragen große, runde Siegel, die *Inen* gelesen werden. Obwohl diese Siegel unterschiedlich groß sind (das erstere 4,3 cm im Durchmesser, das letztere 4,9 cm), sehen sie fast identisch aus und gleichen auch zahlreichen anderen *Inen*-Siegeln auf Werken von Tawaraya Sôtatsu und seinem Atelier (siehe Tafel 81, 82).

Inen-Siegel unterschiedlichen Formats und kalligraphischen Stils wurden außerdem von Sôtatsus legitimen Nachfolgern, Tawaraya Sôsetsu und Kitagawa Sôsetsu, sowie von deren eigenen Ateliers und Nachfolgern bis ins 18. Jahrhundert hinein weiter benutzt.

Zur Verwirrung tragen außerdem die Namen der Nachfolger Sôtatsus bei, Tawaraya Sôsetsu und Kitagawa Sôsetsu, deren Vornamen Sôsetsu mit unterschiedlichen japanischen Schriftzeichen geschrieben werden, in der Aussprache jedoch identisch sind.

Die hier vorliegende Hängerolle stellt Herbstgräser dar, die zu den bevorzugten Themen der Rimpa-Künstler gehörten. Chinesische Glockenblumen, Buschklee und andere Pflanzen schwingen sanft in leichten Bögen. Motivisch und kompositorisch ähnliche Bilder, die ebenfalls *Inen*-Siegel tragen, stammen von Tawaraya Sôsetsu und seinem Atelier. Letzterer, der offensichtlich nach Sôtatsus Tod um 1640 Leiter des Tawaraya-Ateliers wurde, erbte 1642 außerdem den Ehrentitel *hokkyô*. Sôsetsu verließ danach Kyôto und ging in die Provinz Kaga nordöstlich der alten Hauptstadt, wo er für den Fürsten Maeda arbeitete und sein eigenes erfolgreiches Atelier führte. Das *Inen*-Siegel benutzte er weiterhin.

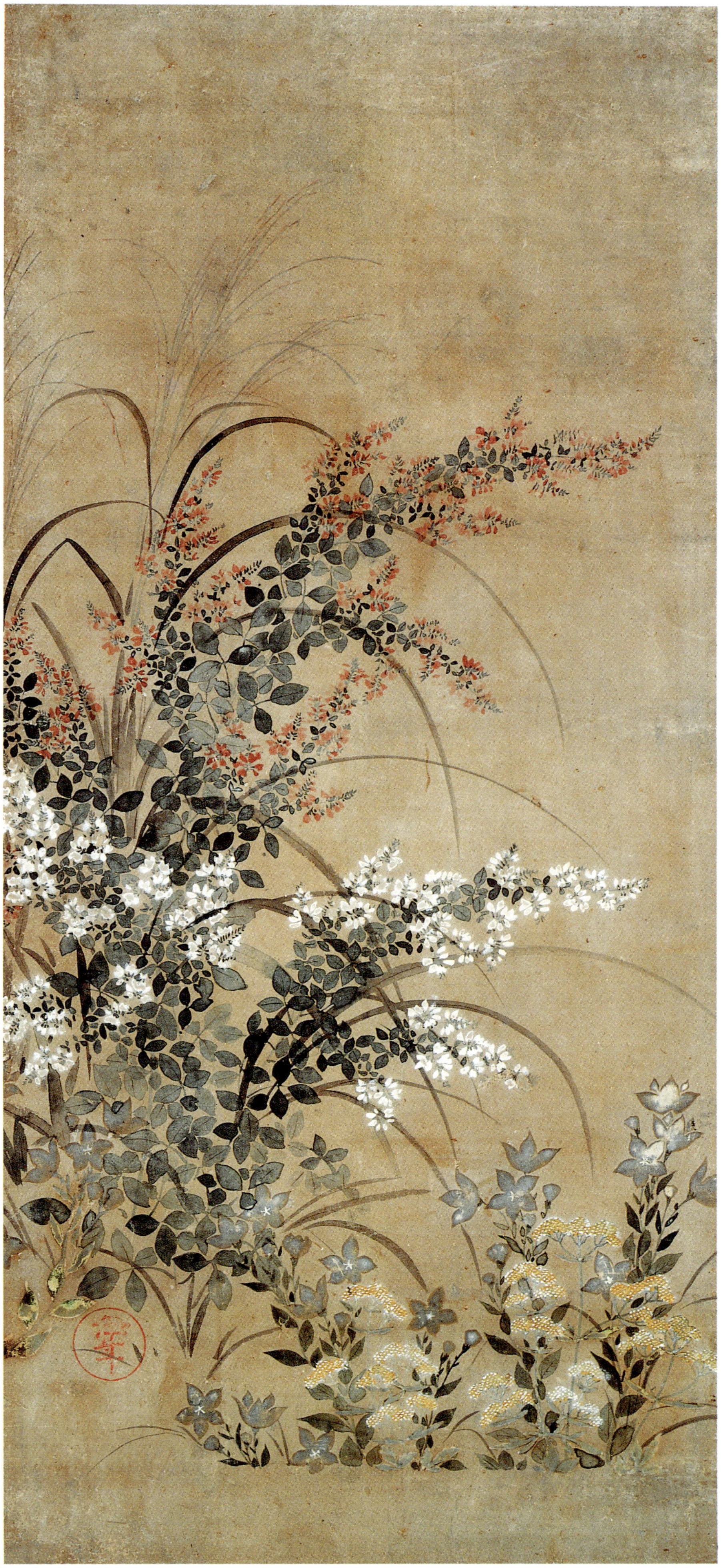

84

Stellschirm mit gemalten Fächern

ATELIER DES TAWARAYA SÔTATSU

Sechsteiliger Stellschirm, Tusche, Farben, Gold und Silber auf vergoldetem Papier, 95,8 x 267,8 cm
Edo-Zeit, Mitte 17. Jahrhundert
J 546

Der von den Japanern erfundene Faltfächer war schon im 15. Jahrhundert ein beliebter Exportartikel nach China und Korea. Maler aller Schulen und jeglicher Herkunft stellten Fächer sowohl in monochromer Tuschmalerei als auch in polychromen Stilen her. Da Fächer am Ende des Jahres im allgemeinen ausgemustert und durch neue ersetzt wurden, bestand eine kontinuierliche Nachfrage – sowohl zum alltäglichen Gebrauch als auch zur Dekoration. Bald wurde es üblich, gebrauchte Fächer auf die Paneele von Stellschirmen zu kleben, vielleicht aus dem Wunsch heraus, besonders schöne oder geschätzte Fächer aufzubewahren.

Im frühen 17. Jahrhundert wurde ein Malatelier, das von Tawaraya Sôtatsu (siehe Tafel 81, 82) geleitet wurde, für seine bemalten Fächer bekannt. Besonders beliebt waren solche, die in leuchtenden Farben Szenen aus der *Geschichte des Prinzen Genji* (siehe Tafel 76–79) darstellten. Sie waren ein beliebtes Souvenir, das man aus der alten Hauptstadt Kyôto mitbrachte. Die auf den vorliegenden Stellschirm gemalten Fächer – einige davon in geöffnetem Zustand, andere halb oder ganz geschlossen – erwecken den Eindruck von tatsächlich aufgeklebten Fächern. Eine Vielzahl von Maltechniken und Themen wurde angewandt, um dieses elegante Fächermuster zu schaffen. Fächer in unterschiedlichen Farben und Formen drehen sich in verschiedene Richtungen, als flögen sie durch einen goldenen Himmel. Einige Fächer zeigen monochrome Tuschmalereien mit Landschaften (viertes Paneel von rechts, unten) oder Kormoranfischern (drittes Paneel, oben). Einer weist ein dramatisches Muster mit schäumenden Wellen auf, die ursprünglich silbern waren, aber nun durch Oxidation dunkel verfärbt sind (zweites Paneel, zweiter von oben). Andere Fächer stellen Szenen aus beliebten Werken der romantischen Literatur dar, wie der *Geschichte des Prinzen Genji* (sechstes Paneel, oben) und den *Erzählungen aus Ise* (*Ise monogatari*; fünftes Paneel, unten), oder aus Kriegserzählungen wie der *Geschichte der Heike* (*Heike monogatari*; viertes Paneel, oben).

Möglicherweise arbeiteten mehrere Künstler bei einem Werk mit so unterschiedlichen Motiven und Techniken zusammen. Es muß jedoch berücksichtigt werden, daß die Maler des 17. Jahrhunderts vielseitig waren und sowohl die chinesische Tuschtechnik als auch farbenfreudige erzählende Darstellungen beherrschten. Dieser Schirm entstand wahrscheinlich im Tawaraya-Atelier, das Sôtatsu leitete.

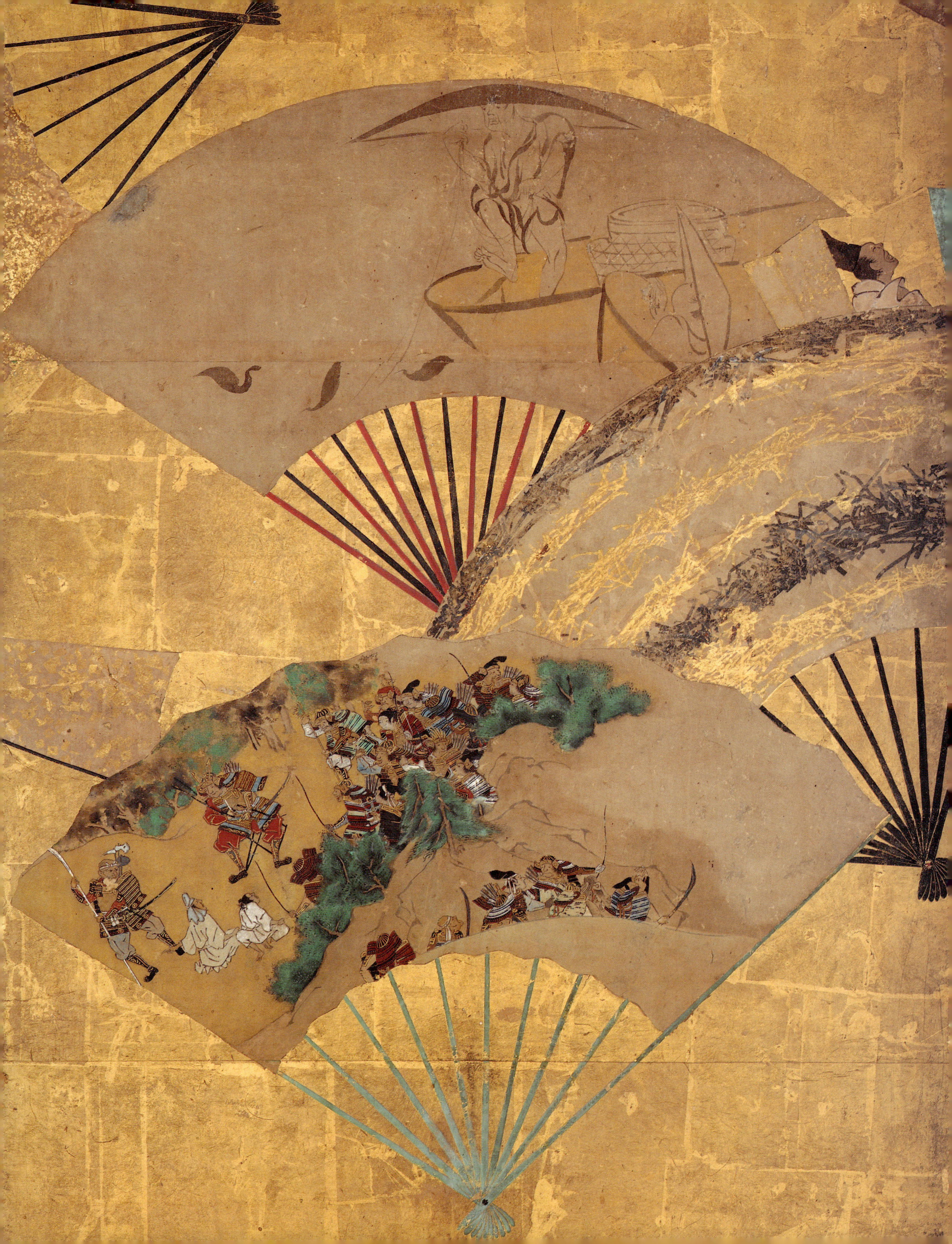

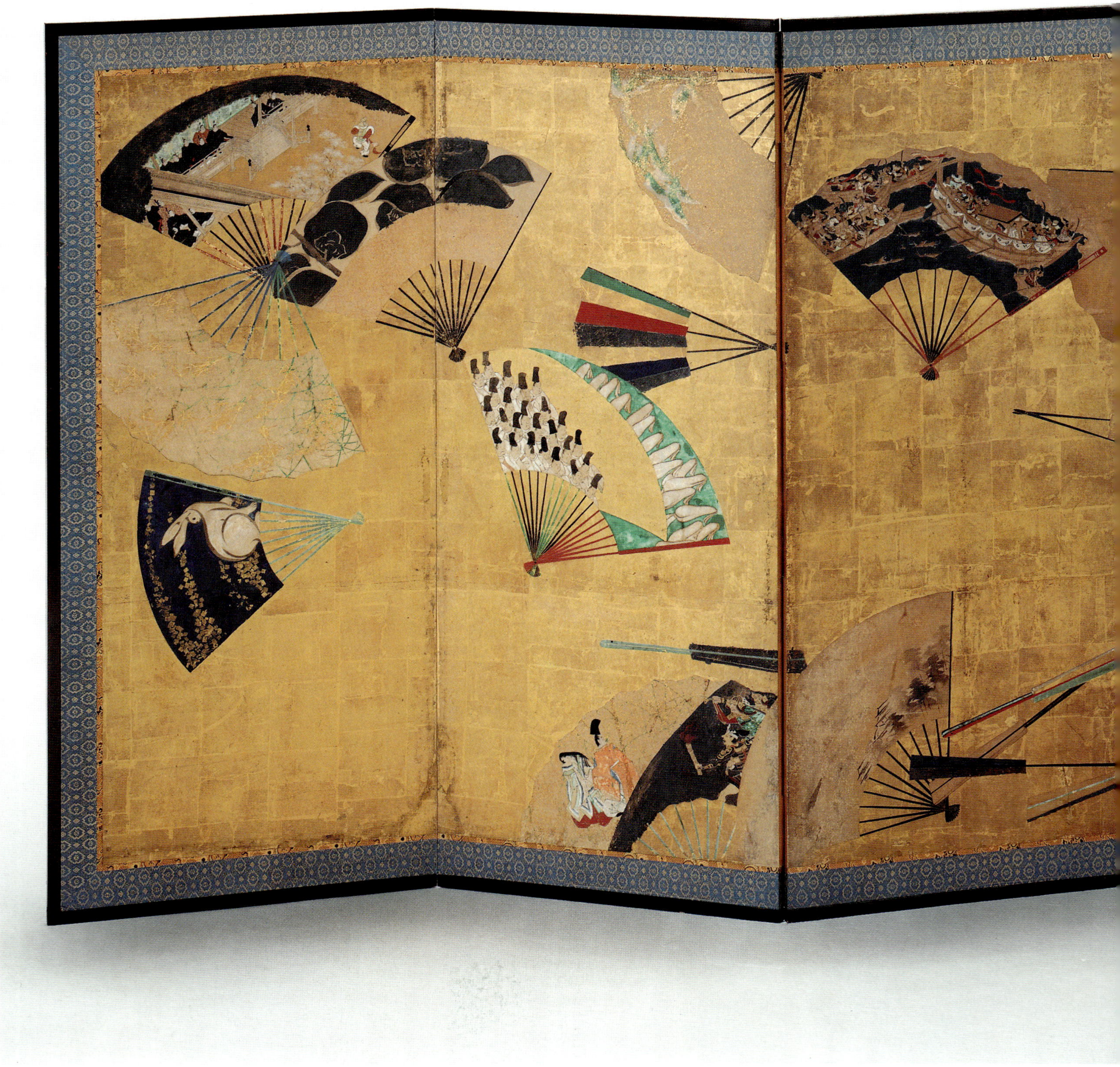

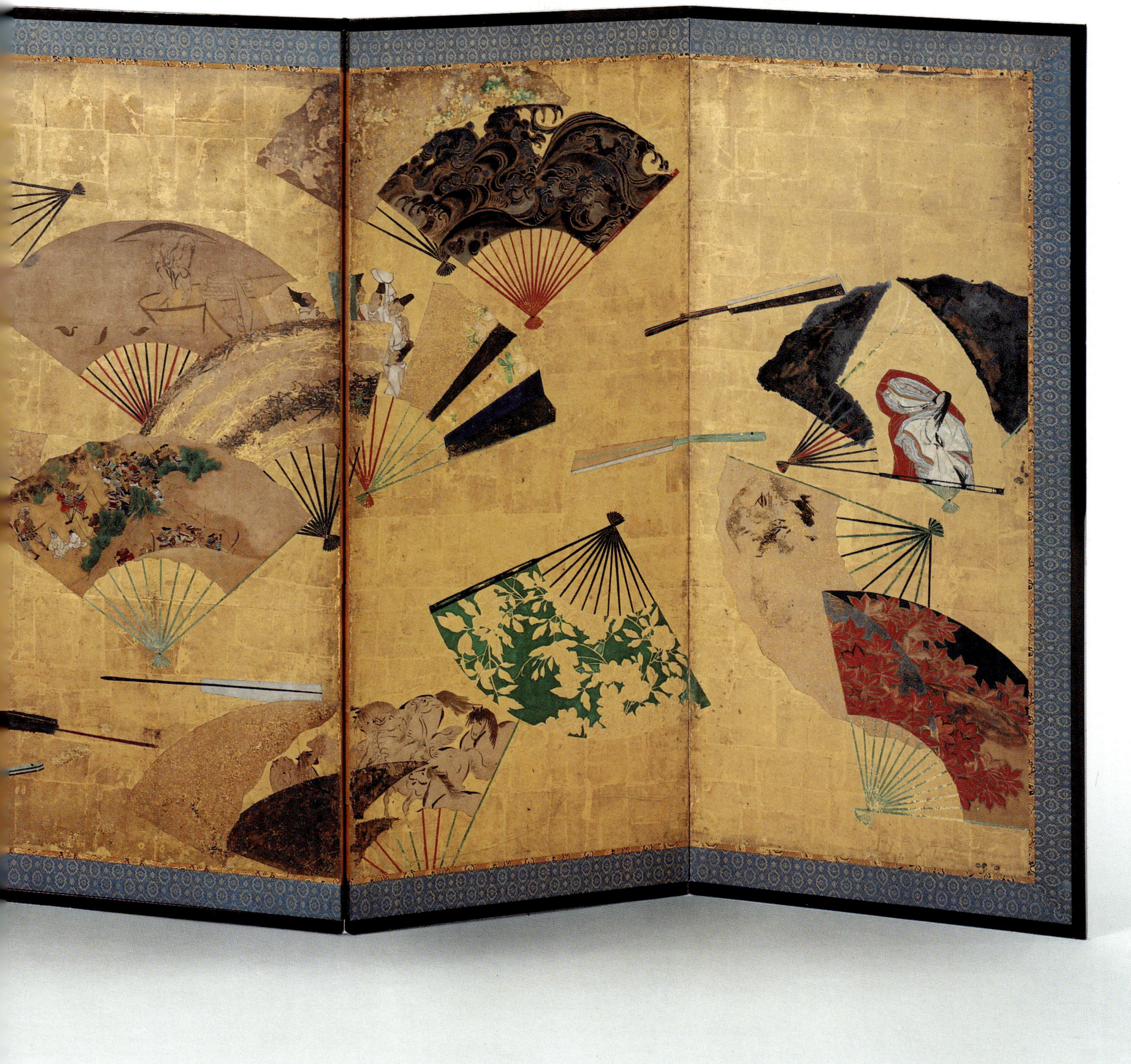

85

Rundfächer mit Chrysanthemen und Buschklee an einem Fluß

OGATA KÔRIN (1658–1716) ZUGESCHRIEBEN

Rundfächer, auf Hängerolle montiert, Tusche, Farben und Silber auf vergoldetem Papier, 32,5 x 40 cm
Edo-Zeit, 18. Jahrhundert
J 58

Kôrin war ein produktiver und äußerst vielseitiger Künstler. Er malte in verschiedenen Stilen und benutzte unterschiedliche Formate und Materialien. Häufig behandelte er Themen aus der japanischen und chinesischen Literatur der Klassik. Kennzeichnend für ihn war aber vor allem eine tiefe Bewunderung für die ästhetischen Ideale von Sôtatsu und Kôetsu (siehe Tafel 81). Mit Kôetsu war Kôrin entfernt verwandt. Obwohl Kôrin zu spät geboren wurde, als daß er bei einem der beiden Meister hätte lernen können, suchte er ihre ästhetische Vision neu zu beleben. So war es später ganz selbstverständlich, daß der hintere Teil seines Namens für das Wort ›Rimpa‹ (*[Ko]rin pa* (*Schule*)) benutzt werden sollte. Dieser Ausdruck bezieht sich jedoch nicht nur auf Kôrin und seine Nachfolger, sondern schließt auch die Werke seiner Vorbilder Kôetsu und Sôtatsu mit ein.

Kôrins Vorfahre aus dem niederen Kriegeradel war ein erfolgreicher Kleiderhändler. Er entwarf und fertigte Kimonos für den kaiserlichen Hof und die Familie des Shôgun. Die Familie Ogata gehörte zu den gebildeten, vornehmen Geschäftsleuten der Hauptstadt, die in verschiedenen Künsten bewandert waren und auch als Förderer der Künste auftraten. Kôrin verbrachte einen Großteil seiner Jugend in Kyôto als wohlbehüteter Sohn eines reichen und etablierten Geschäftsmannes. Er erhielt eine gründliche Ausbildung in den vornehmen Künsten Literatur, Kalligraphie, Malerei und Nô-Theater. Er soll bei dem unbedeutenden Kanô-Künstler Yamamoto Soken (gest. 1706) Malerei gelernt haben. Kôrins glückliche, wenn auch etwas gedankenlose Jugend fand 1687 mit dem Tod seines Vaters ein plötzliches Ende.

1699 begann Kôrins Laufbahn als Maler mit der Verzierung von Keramiken, die sein jüngerer Bruder Kenzan (1663–1743) herstellte. Die beiden arbeiteten in den folgenden Jahren zusammen und schufen einige der schönsten Keramiken der Edo-Zeit. Bald darauf gewannen Kôrins Malereien offensichtlich Anerkennung als eigenständige Arbeiten. Ab etwa 1704 pendelte Kôrin zwischen Kyôto und Edo, eine Entfernung von etwa 350 Kilometern, angezogen von der reicheren Gönnerschaft in der geschäftigen neuen Stadt im Osten. Jedoch waren seine Aufenthalte in Edo nicht besonders glücklich, so daß er es vorzog, die letzten Jahre seines Lebens in Gesellschaft der im Niedergang begriffenen Hofaristokratie von Kyôto zu verbringen.

Trotz mangelnder schriftlicher Belege geht aus den vorhandenen Werken Kôrins immerhin hervor, daß diesem großen Meister mehrere Künstler behilflich waren, um die Aufträge seiner zahlreichen Gönner zu erfüllen. Ein solcher Künstler war z. B. der junge Watanabe Shikô (1683–1755, siehe Tafel 87, 88). Die Gemälde dieser Assistenten, von denen viele dem Meister selbst zugeschrieben werden, tragen sogar das Siegel und/oder die Signatur von Kôrin.

Obwohl er weder Siegel noch Signatur trägt, stammt dieser Rundfächer mit Chrysanthemen und Buschklee (*hagi*) sehr wahrscheinlich von Kôrin selbst. Unter den Kôrin zugeschriebenen Rundfächern tragen nur die Malereien, die auf die Frontseite aufgeklebt sind, seine Signatur und/oder sein Siegel, die auf der Rückseite jedoch nicht. Das vorliegende Fächerbild könnte sich auf der Rückseite eines Fächers befunden haben, während ein anderes Bild auf der Frontseite die Signatur und/oder das Siegel getragen hat. Der gewagte Kontrast in den Farben und Motiven ist charakteristisch für Kôrin. Der Goldgrund, auf welchem Herbstgräser wachsen, ist unvermittelt gegen eine Fläche in dunklem Silber gesetzt, auf der das blaue Wasser eines Flusses fließt. Die Herbstgräser neigen sich üppig über dem Wasser und bilden einen dichten Bogen, der die Umrisse des Fächers aufnimmt. Kôrin verwendete oft solche Bögen oder kreisförmige Muster, sowohl auf kleinen als auch großen Formaten, und schuf auf diese Weise spannungsvolle Kompositionen um einen zentralen, malerischen ›Drehpunkt‹.

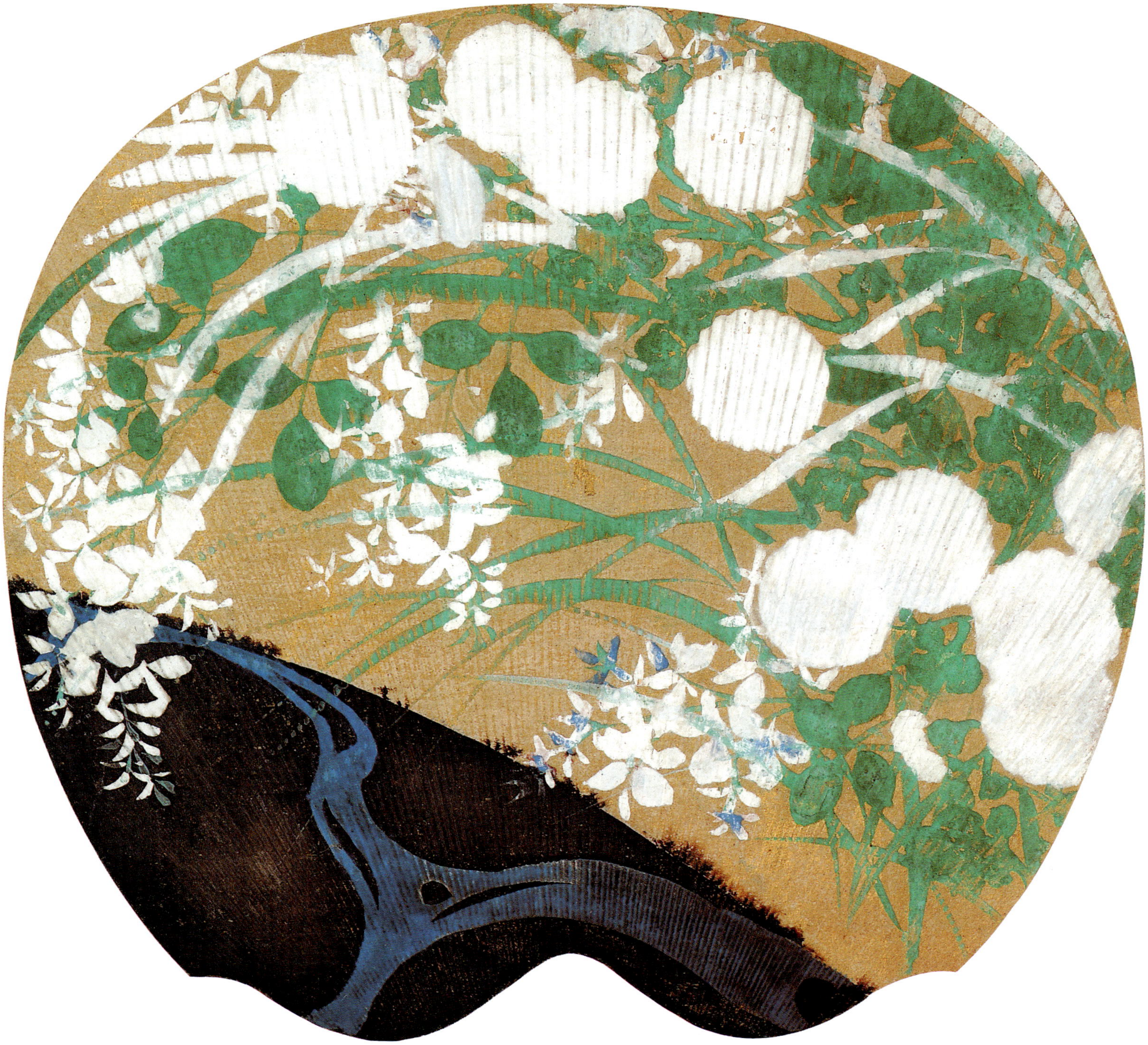

86 a / b

Winden, Weiden und Spatzen

NACH SÔSETSU (TÄTIG SPÄTES 17./FRÜHES 18. JAHRHUNDERT)

Hängerollen-Diptychon, Tusche und leichte Farben auf Papier, je 66,6 x 33,2 cm
Edo-Zeit, spätes 17./frühes 18. Jahrhundert
Signiert: auf beiden Rollen Sôsetsu
Künstlersiegel: Sôsetsu; Inen bei den Winden, Sôsetsu bei den Weiden und Spatzen
J 178

Die Verwirrung um den Gebrauch der *Inen*-Siegel und des von mehreren Künstlern geführten Namens ›Sôsetsu‹ wird durch das Auftauchen von ihnen zugeschriebenen Kunstwerken in den letzten Jahren allmählich aufgeklärt.

Um die beiden ›Sôsetsus‹ zu unterscheiden, die mit verschiedenen Schriftzeichen geschrieben werden, sollen hier der Einfachheit halber alternative Lesungen ihrer Namen angeboten werden. Sôsetsu, der Nachfolger Tawaraya Sôtatsu (siehe Tafel 81, 82) sei ›Muneyuki‹, der andere Sôsetsu, der den Familiennamen Kitagawa führte, ›Aisetsu‹ genannt.

Vor kurzer Zeit wurde eine Gruppe von Bildern mit der Signatur und dem Siegel ›Muneyuki‹, aber in verschiedenen Stilen gemalt, entdeckt, darunter die beiden hier ausgestellten Stücke. Der kalligraphische Stil der Signatur ›Muneyuki‹ auf diesen Bildern unterscheidet sich eindeutig von demjenigen des Tawaraya ›Muneyuki‹, und auch die *Inen*-Siegel sind leicht verschieden (siehe Tafel 83). Von höchstem Interesse ist außerdem, daß die entdeckten Werke, wie das hier gezeigte Paar, einen weltgewandten, verfeinerten Stil mit einem leichten Hauch von Naturalismus verbinden. Dies führt zu der Annahme, daß dieser ›Muneyuki‹ einige Generationen nach Tawaraya ›Muneyuki‹ gearbeitet haben könnte und möglicherweise von Ogata Kôrin (siehe Tafel 85) beeinflußt war.

Publiziert bei *Sôsetsu, Sôsetsu ten – Sôtatsu to Kôrin o tsunagu hitobito* 1975, Abb. 27, 29

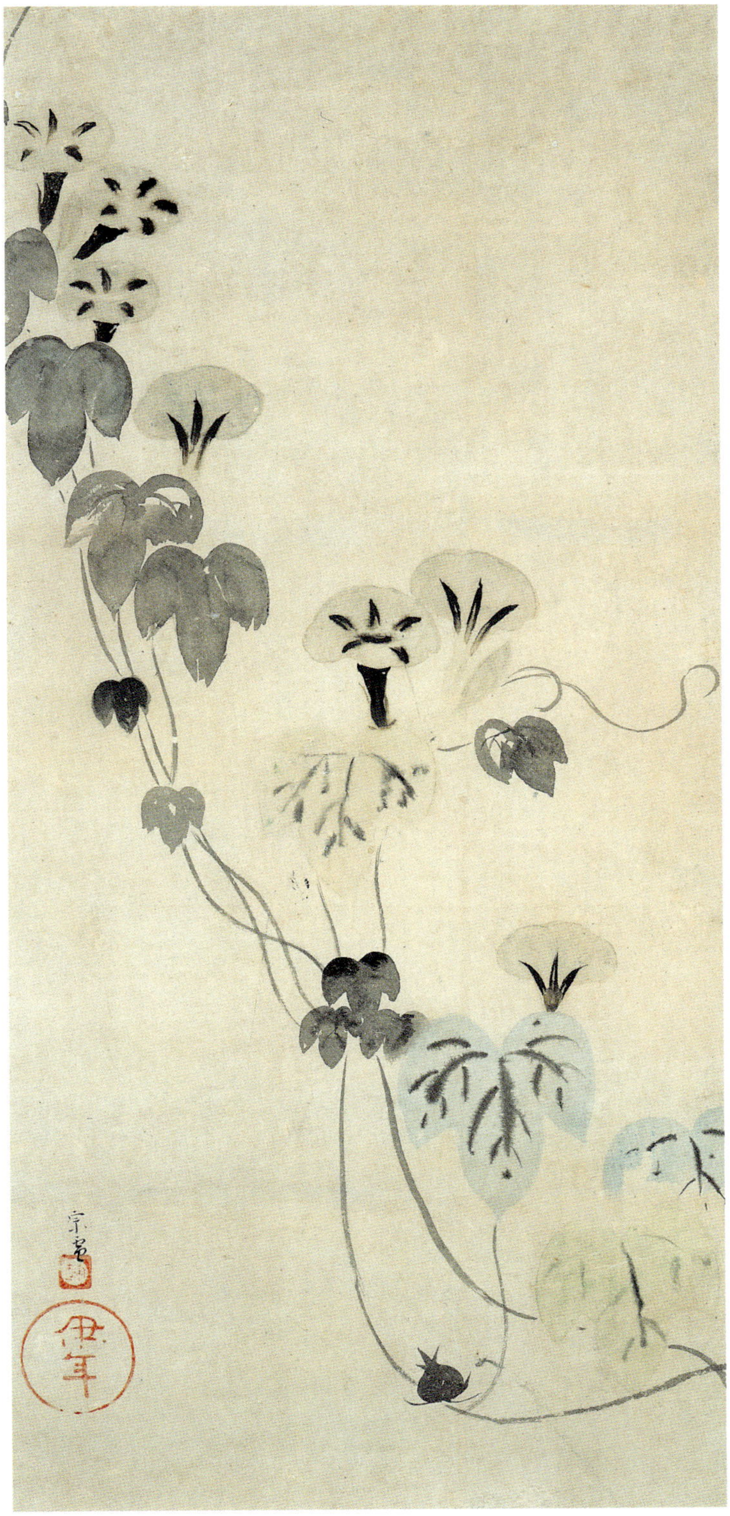

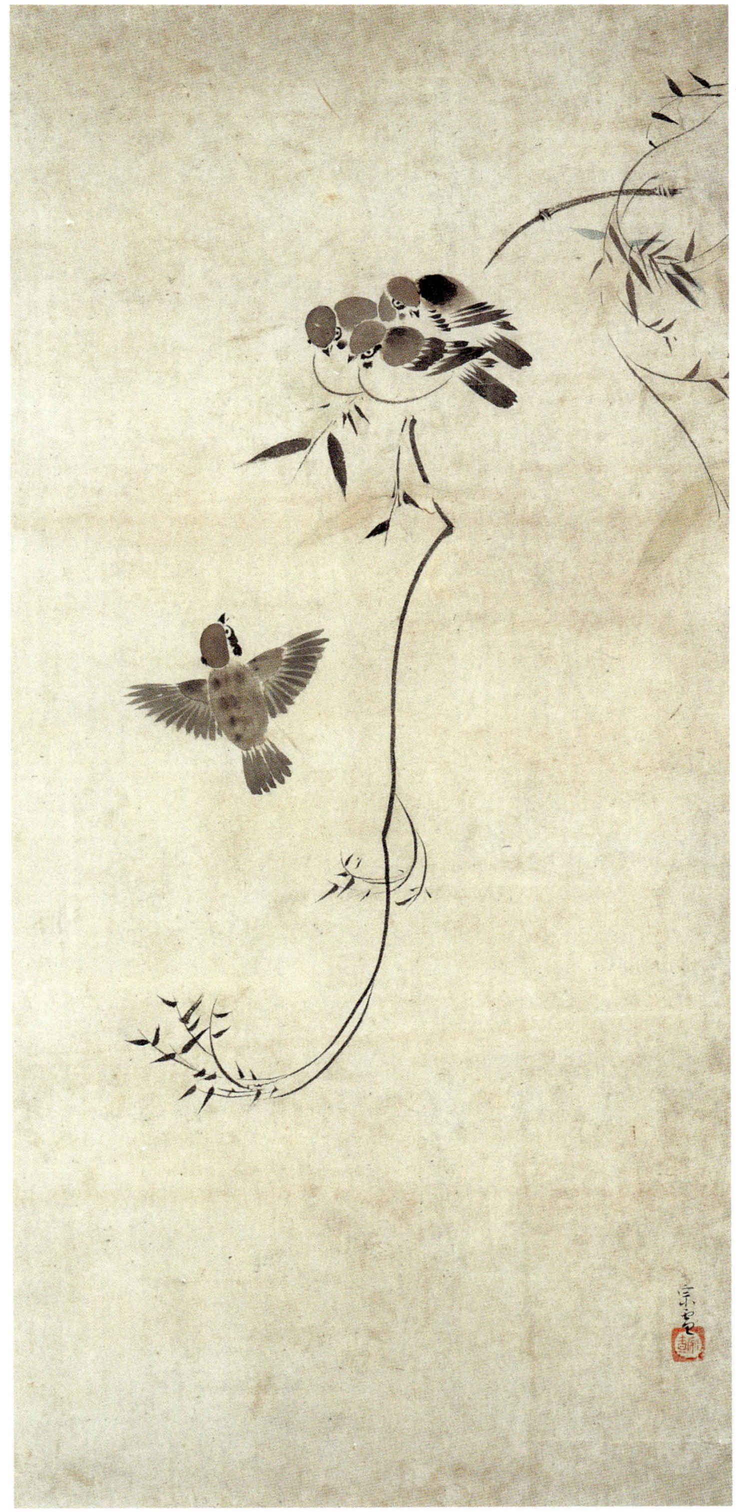

87 a / b

Übergabe eines Pferdes

WATANABE SHIKÔ (1683–1755)

Paar sechsteiliger Stellschirme, Tusche und leichte Farben auf Papier, je 152,7 x 357,8 cm
Edo-Zeit, 18. Jahrhundert
Künstlersiegel: Watanabe-shi; Shikô no in
Ehemals Sammlung Fukui Seiko (Kyôto)
J 533

Dieses Paar von sechsteiligen Stellschirmen stellt einen alten, alljährlich gefeierten Brauch am Kaiserhof dar. Am 16. August jedes Jahres wählte der Kaiser unter zahlreichen Pferden, die aus verschiedenen Teilen Japans gebracht wurden, einige Tiere zum persönlichen Gebrauch aus. Zu diesem Anlaß traf sich ein Beamter der Pferdebehörde mit den für Auswahl und Überbringung der Pferde Verantwortlichen an einem Ort namens Awataguchi außerhalb von Kyôto. Ein rotes Schreintor (*torii*) ist im rechten Stellschirm links zu sehen. Auf diesem Schirm wird ein Pferd überreicht, während auf dem Gegenstück der Überbringer aus der Provinz dem Beamten der Pferdebehörde seine Ehrerbietung erweist.

Außer dem blassen, mit dem Pinsel aufgetragenen Gold im Hintergrund und den leichten Farben auf den Gewändern und Blättern ist das Bild vorwiegend in Tusche ausgeführt. Die mit kräftigen, dunklen Umrißlinien gezeichneten Gewandfalten lassen Shikôs Ausbildung in der Kanô-Schule erkennen. Der für die Technik der Kanô-Schule charakteristische Linienstil ist jedoch bei der Darstellung der Baumstämme und in der abkürzenden Beschreibung des Blattwerks zu vermissen, was den Künstler als einen Meister des Rimpa-Stils erkennen läßt. Dieses Werk zeigt Shikôs reifen, späteren Stil, als er die Techniken beider Schulen vollkommen beherrschte.

Publiziert bei Shirahata 1970, S. 77–78, 82–84 – Murashige 1980, Nr. 133

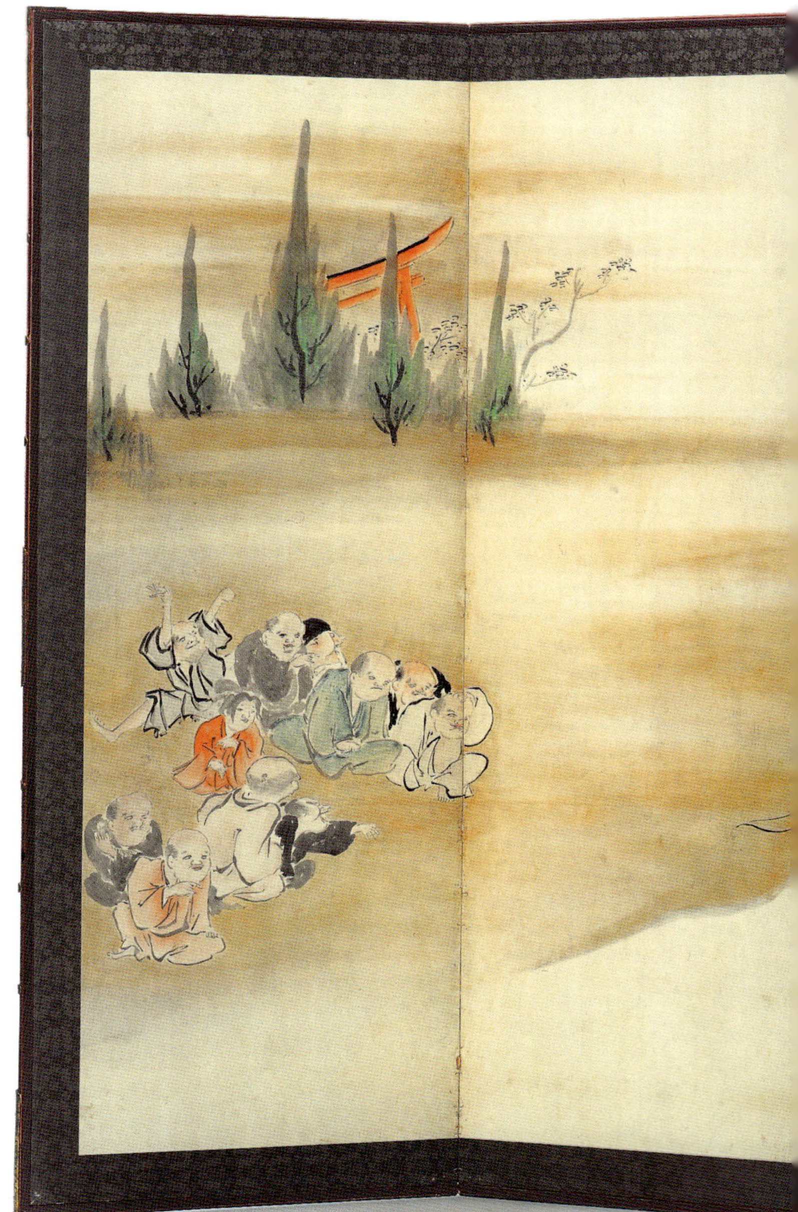

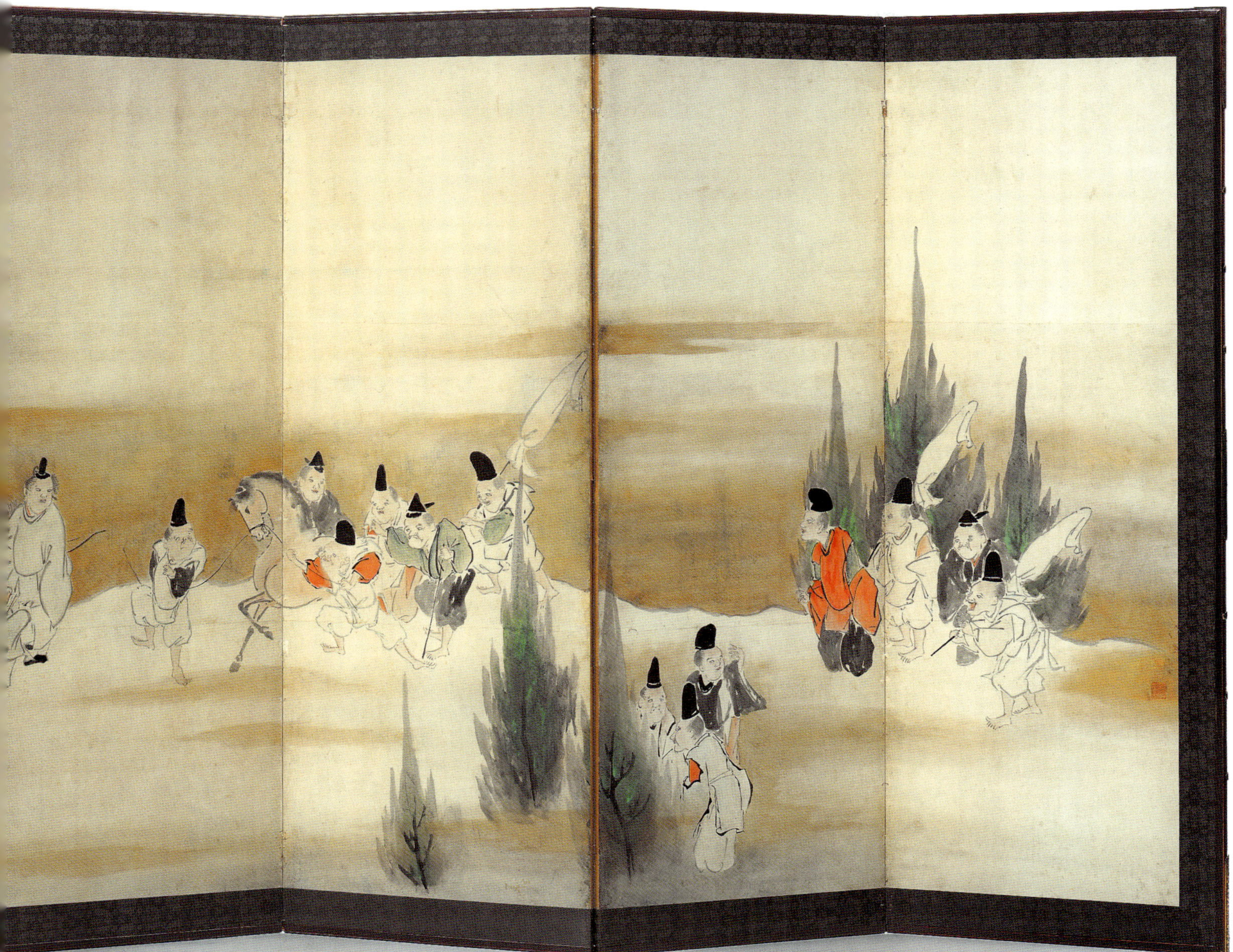

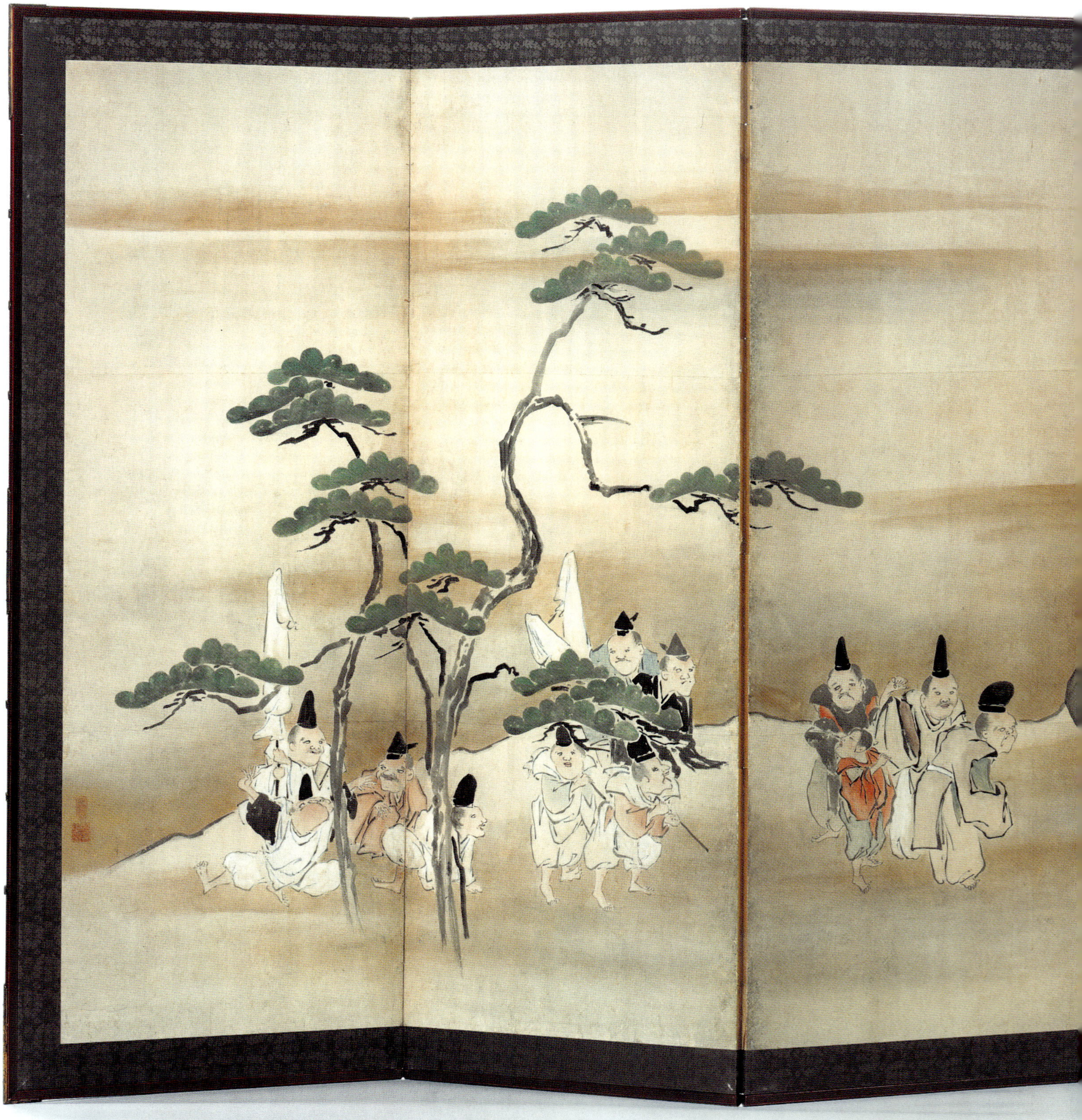

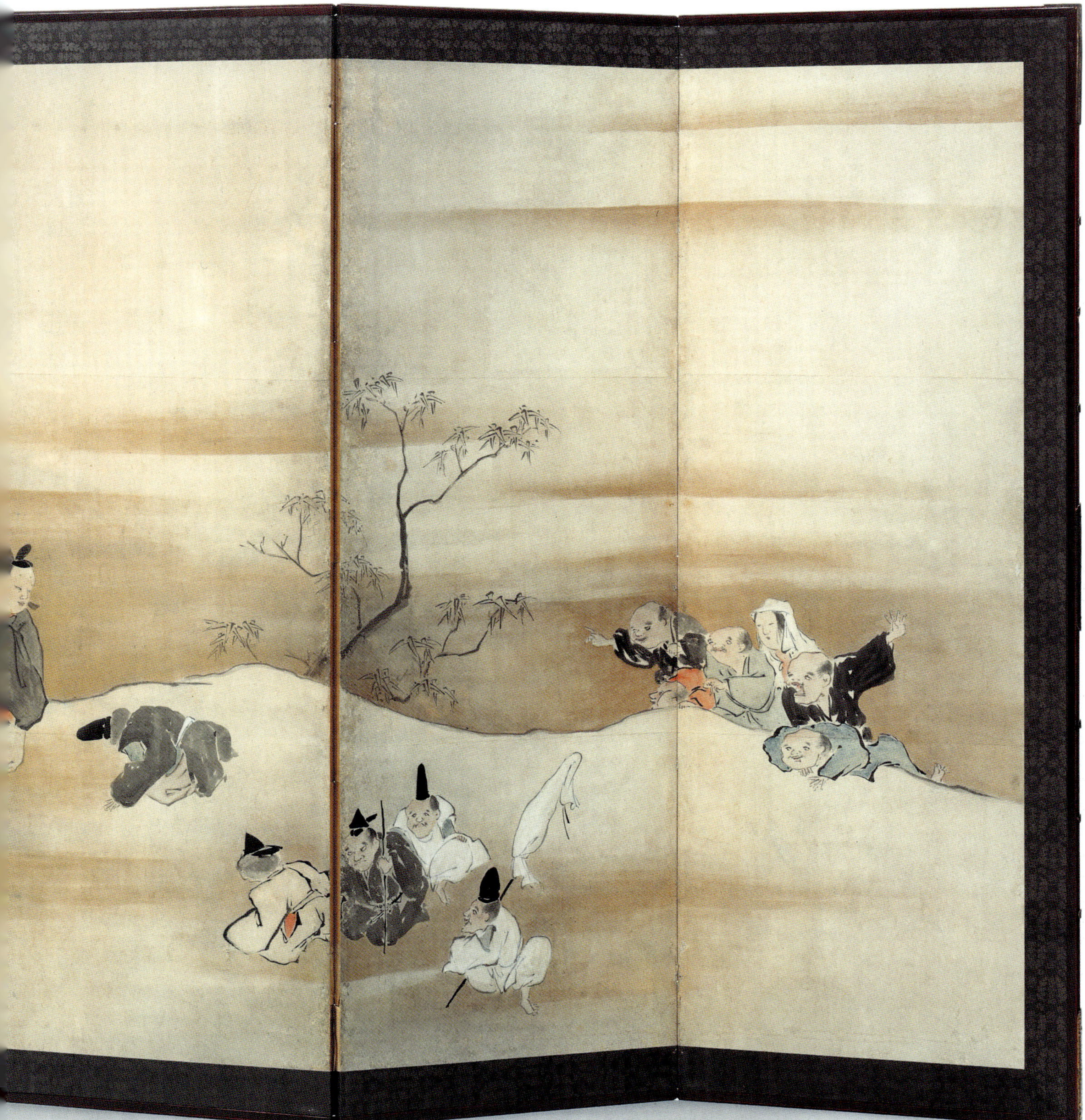

88

Rundfächer mit Buschklee

WATANABE SHIKÔ (1683–1755) ZUGESCHRIEBEN

Rundfächer, auf Hängerolle montiert, Tusche und Farben
auf vergoldetem Papier, 22,4 x 23 cm
Edo-Zeit, 18. Jahrhundert
J 536

Watanabe Shikô soll für die großen Rimpa-Künstler Ogata Kôrin (siehe Tafel 85) und dessen jüngeren Bruder Kenzan (1663–1743) gearbeitet haben. Als Jugendlicher half Shikô den beiden Älteren bei ihrem Versuch, sich als Keramik-Künstler zu etablieren. Auf diese Weise lernte er die Ästhetik der Rimpa-Schule kennen. Außerdem soll er eine Malausbildung im strengen Kanô-Stil begonnen haben, noch bevor er mit den Brüdern Ogata zusammenarbeitete. Später machte Shikô die Bekanntschaft von Konoe Iehiro (auch als Yorakuin bekannt), einem adligen Gelehrten und bekannten Kalligraphen, über den sich dem Künstler sämtliche Türen öffneten. Iehiro ermöglichte es ihm, alte Malereien in der Kaiserlichen Sammlung zu studieren und Kopien davon anzufertigen. Er war auch mit den westlichen Naturstudien vertraut und inspirierte Shikô, direkt von der Natur zu malen. Solch unterschiedliche Erfahrungen und Ausbildungen führten in Shikôs Kunst zu einer großen Vielfalt.

In seinen Werken lassen sich zwei Stilgruppen unterscheiden: im Rimpa- bzw. im Kanô-Stil. Die Sammlung Langen verfügt über zwei Beispiele seiner Malerei: einen Rundfächer im Rimpa-Stil und ein Stellschirmpaar, das beide Techniken kombiniert.

Obwohl sich auf diesem Rundfächer weder Signatur noch Siegel befindet, steht er stilistisch bekannten Werken von Shikô im Stil der Rimpa nahe, so daß er als Urheber gelten kann. Der Buschklee erinnert oberflächlich an Kôrins Werk (Tafel 85), bei näherer Betrachtung werden jedoch Unterschiede deutlich. So sind bei Shikô die Gräser und Zäune in Reihen angeordnet, die sich horizontal über das Blickfeld hinaus zu erstrecken scheinen. Kôrin sucht diese Art der Komposition in seinen Rundfächern eher zu vermeiden, statt dessen bevorzugte er die kreisförmige Anordnung der Motive. Außerdem sind die Pflanzenblätter in den Kôrin zugeschriebenen Fächern oft ohne Adern gemalt, während dieser Fächer klare, mit Gold gemalte Blattadern aufweist. Kleine, rosa Blüten tragen zur zarten, dekorativen Wirkung bei und geben dem Motiv zugleich eine realistische Note. Diese Besonderheiten weisen auch Werke auf, die Shikô mit größerer Sicherheit zugeschrieben sind.

Rechts läßt sich die Tuschezeichnung eines sitzenden Höflings erkennen. Durch einen hohen Pfosten von ihm getrennt, befindet sich links ein Becken nebst der unvollständig gezeichneten Figur einer Frau. Bei dieser Zeichnung könnte es sich um eine Szene aus den *Erzählungen aus Ise* (Abschnitt 27) handeln, einem Gedichtbuch aus dem 10. Jahrhundert, in welchem ein Mann seine Dame nach langer Abwesenheit besucht. Warum diese Zeichnung auf vergoldetem Grund aufgegeben und durch die Malerei des Buschklees überdeckt wurde, ist ein Rätsel.

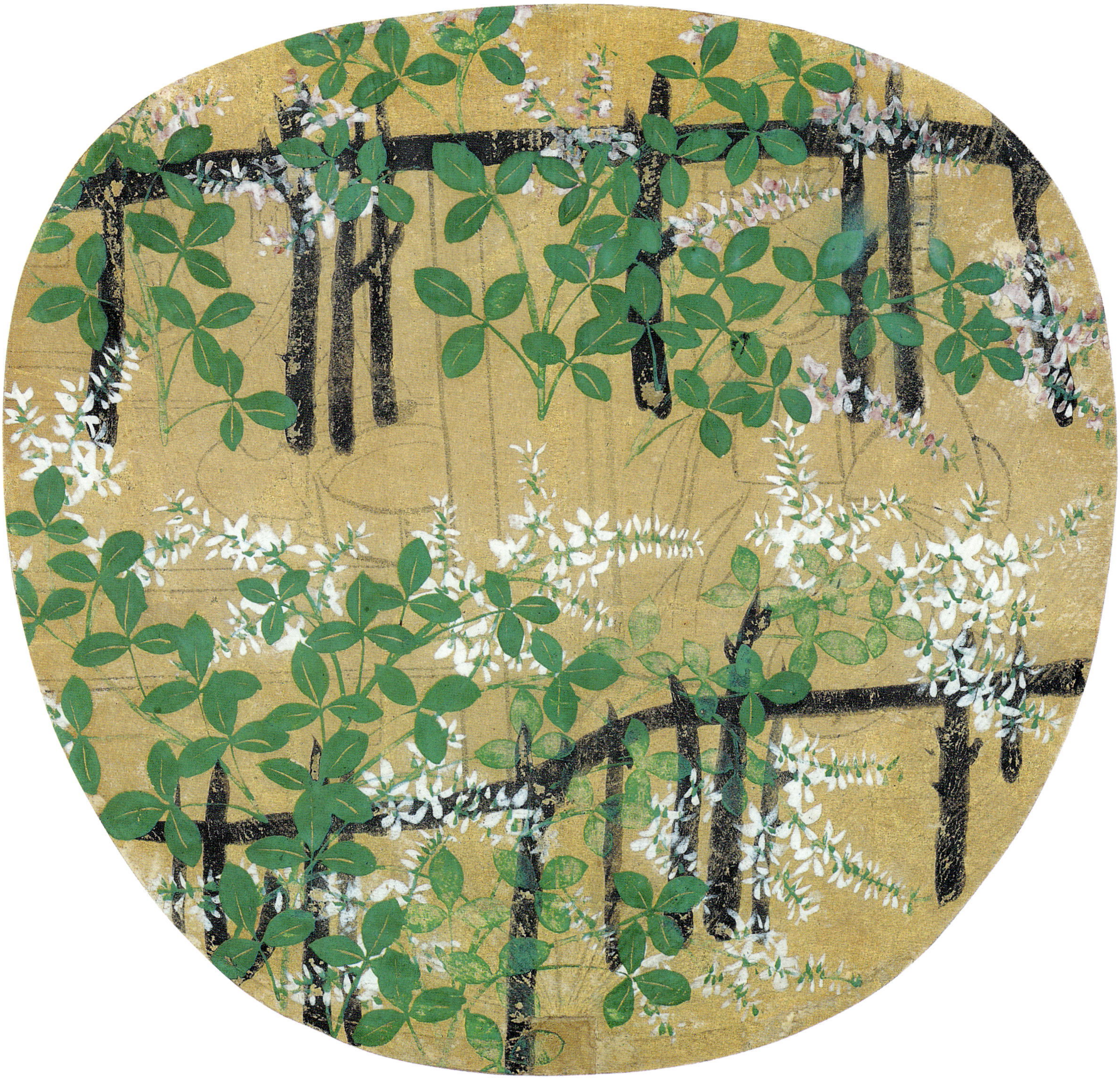

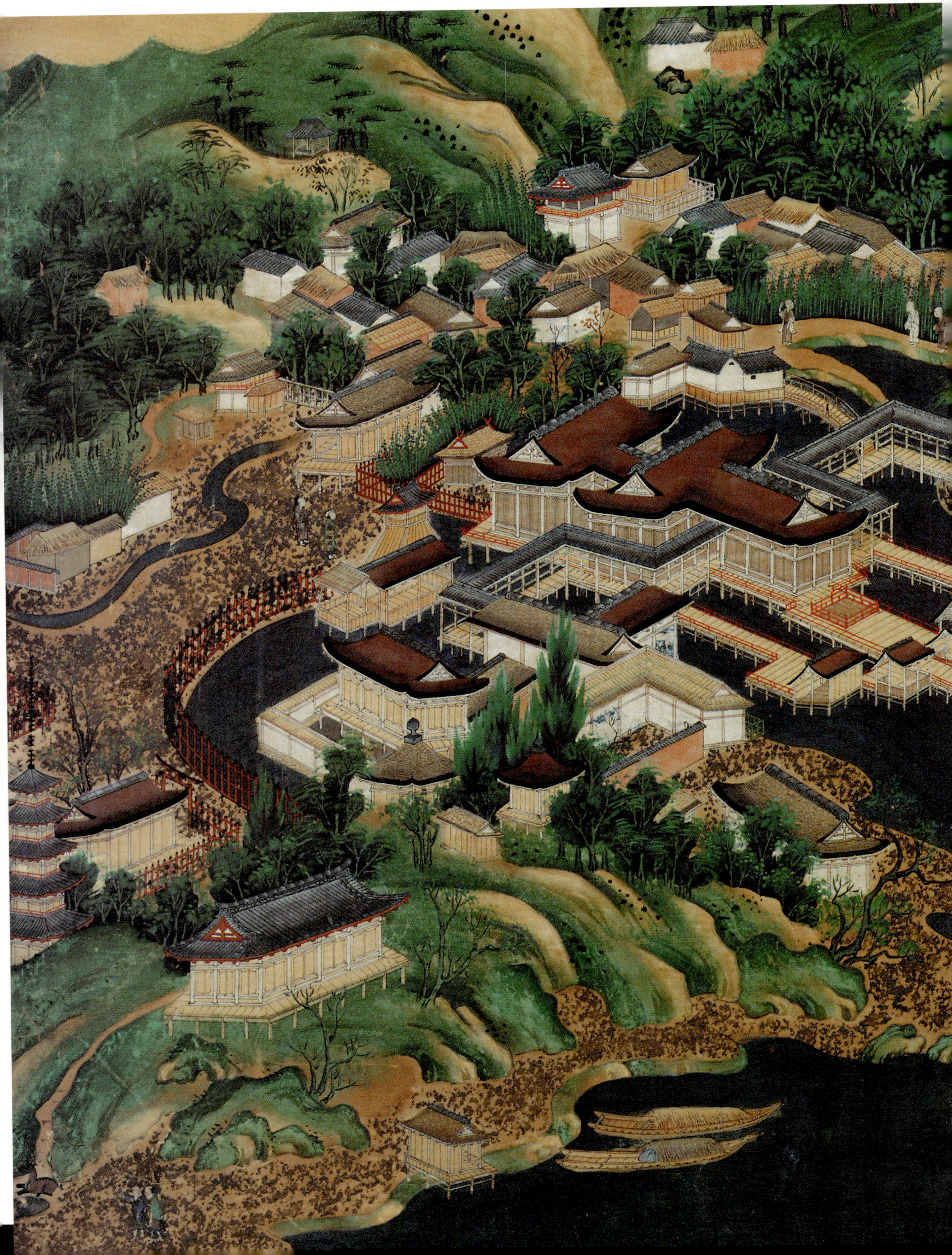

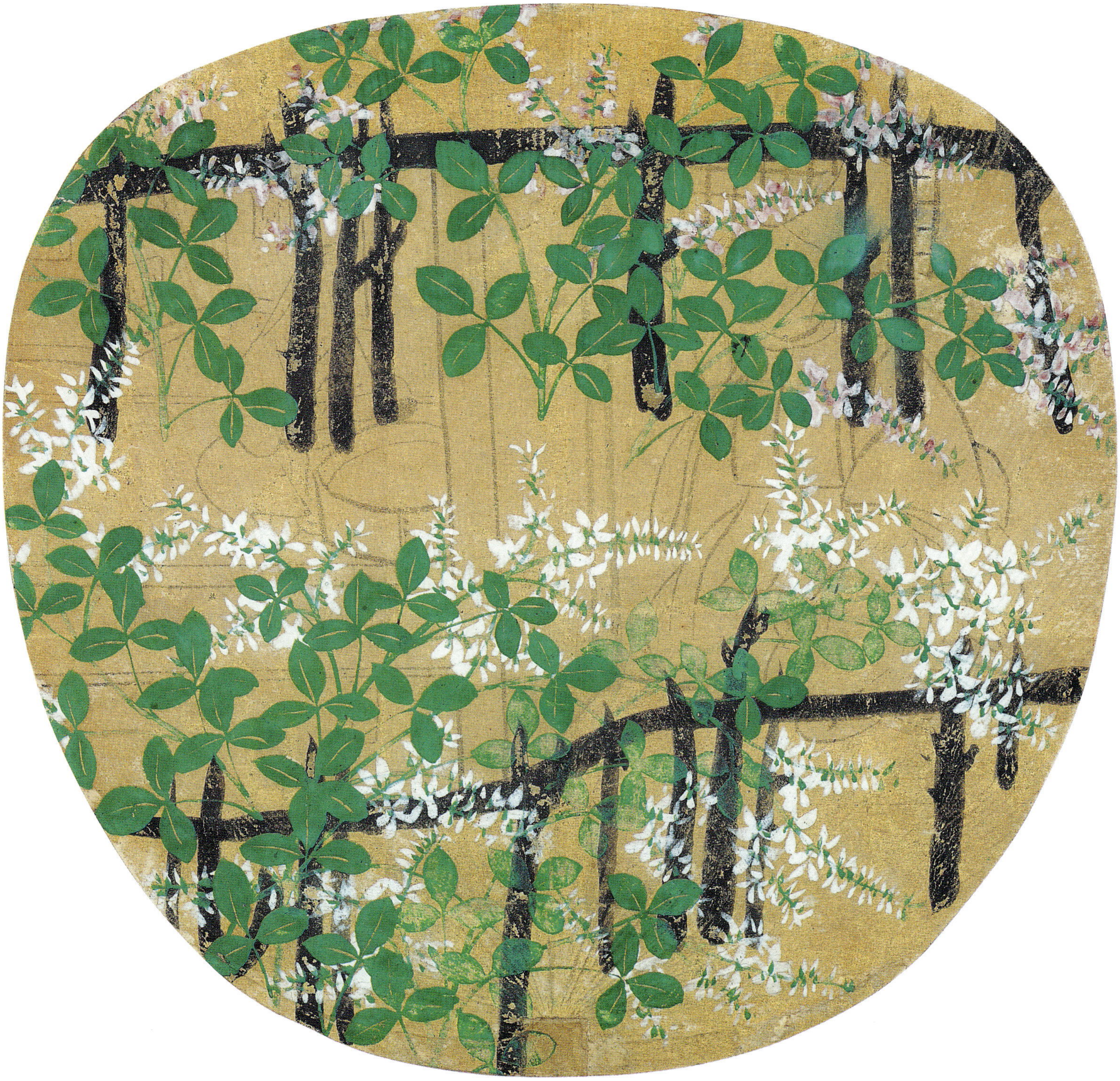

89

Die Pilgerfahrt zum Itsukushima-Schrein

Sechsteiliger Stellschirm, Tusche, Farben, Gold und Silber auf Papier, 77 x 240 cm
Edo-Zeit, frühes 18. Jahrhundert
J 537

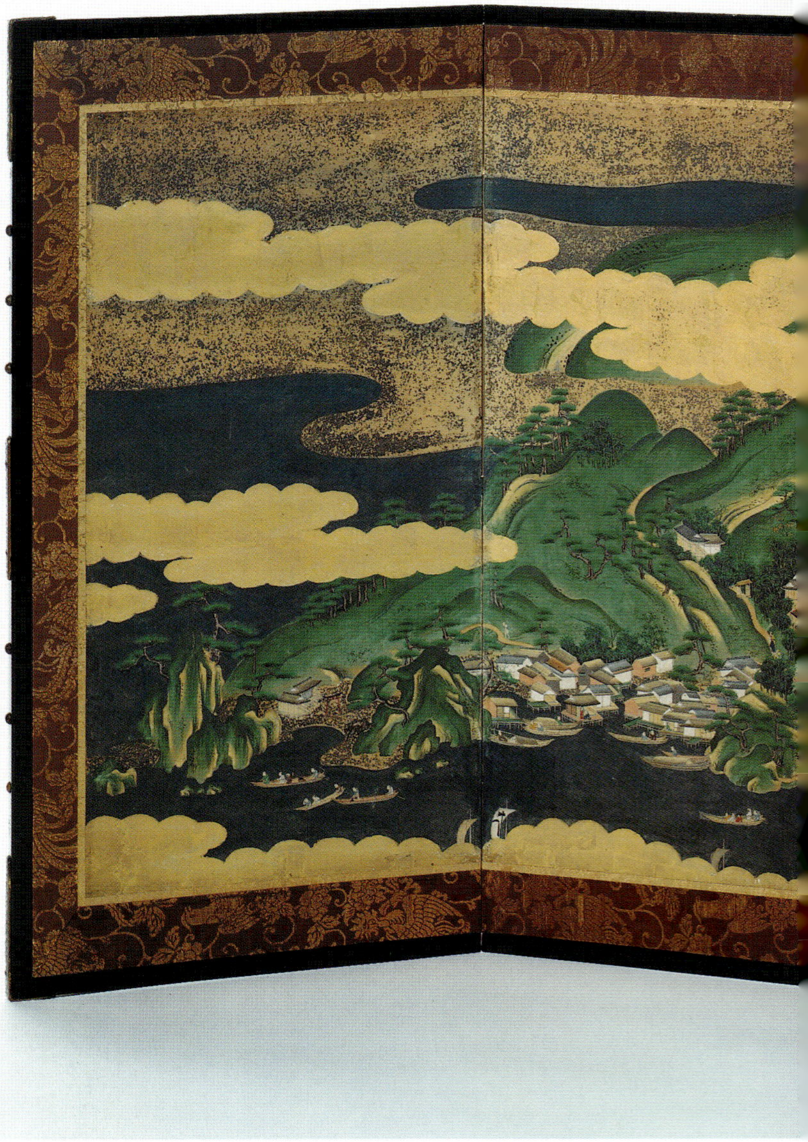

Dieser kleine Stellschirm zeigt Pilger zu Schiff auf dem Weg zum Itsukushima-Schrein, der bis zum heutigen Tag zu den berühmtesten und beliebtesten touristischen Zielen gehört. Ein großer Teil der anmutigen, weitläufigen Anlage dieses in Westjapan (Präfektur Hiroshima) gelegenen Shintô-Schreines wurde im 12. Jahrhundert im Palaststil der späten Heian-Zeit errichtet. Der zwischen Hügel gebettete Schrein an der Inlandsee, der Shintô-Göttinnen geweiht ist, weist symmetrische Flügel auf, laternenbehangene Galerien, verbindende Stege und als berühmteste Besonderheit eine über dem Wasser gebaute Nô-Bühne. Bei Flut war dieser malerische Komplex über das Meer zugänglich, von der Bucht von Hiroshima aus. Pilger kamen mit dem Boot und fuhren unter dem großen, rot bemalten Schreintor (*torii*) hindurch, das vor dem Schrein im Wasser steht.

Goldbedeckte Wolken, ein unter den Stellschirm-Malern seit dem 16. Jahrhundert beliebter dekorativer Kunstgriff, und eine wogende Küstenlinie mit winzigen, silbernen Sprenkeln geben der Szene den Anschein eines überweltlichen Ortes, wie es für einen heiligen Schrein angemessen ist. Dieser Stellschirm hatte wahrscheinlich ein Pendant mit der Darstellung einer anderen berühmten Landschaft (*meisho*). Die Malerei, die in der altehrwürdigen Tradition der ›Bilder berühmter Orte‹ (*meisho-e*) steht, ist das Werk eines anonymen Künstlers aus dem frühen 18. Jahrhundert, der in einer Malerwerkstatt gearbeitet haben könnte, die Hängerollen und Stellschirme als gebrauchsfertige Massenware produzierte.

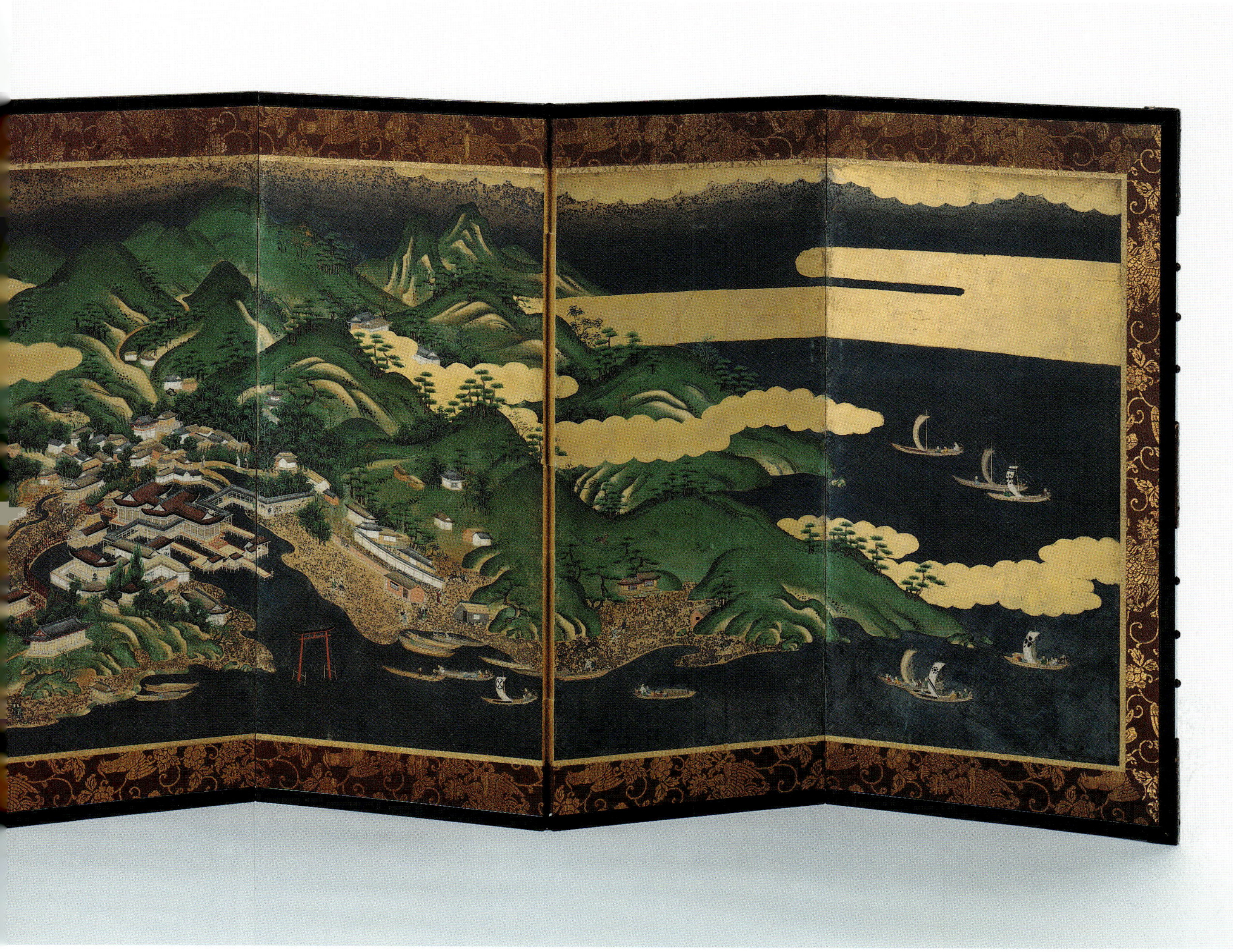

Folgende Doppelseite:
Der Itsukushima-Schrein,
Ausschnitt aus Tafel 89

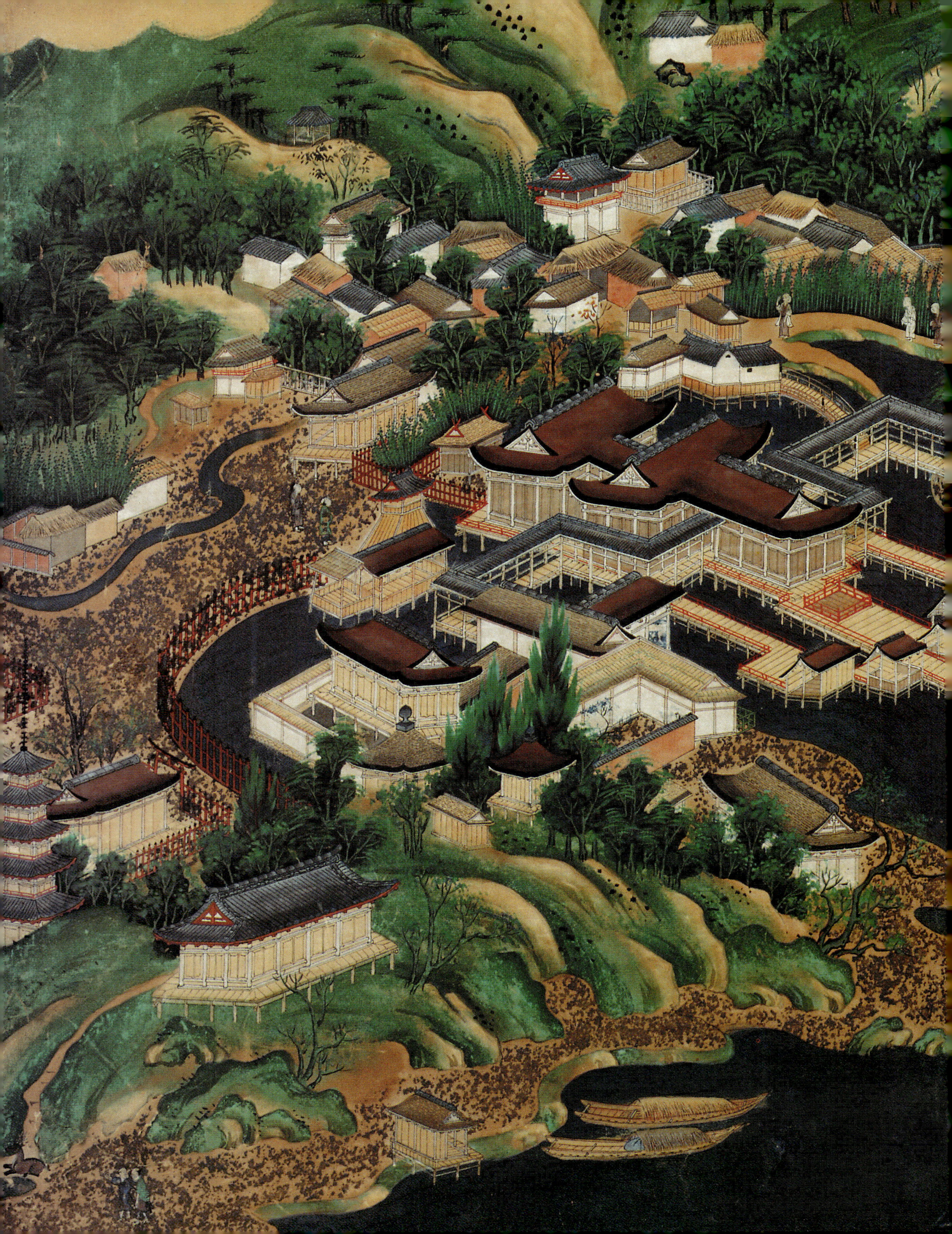

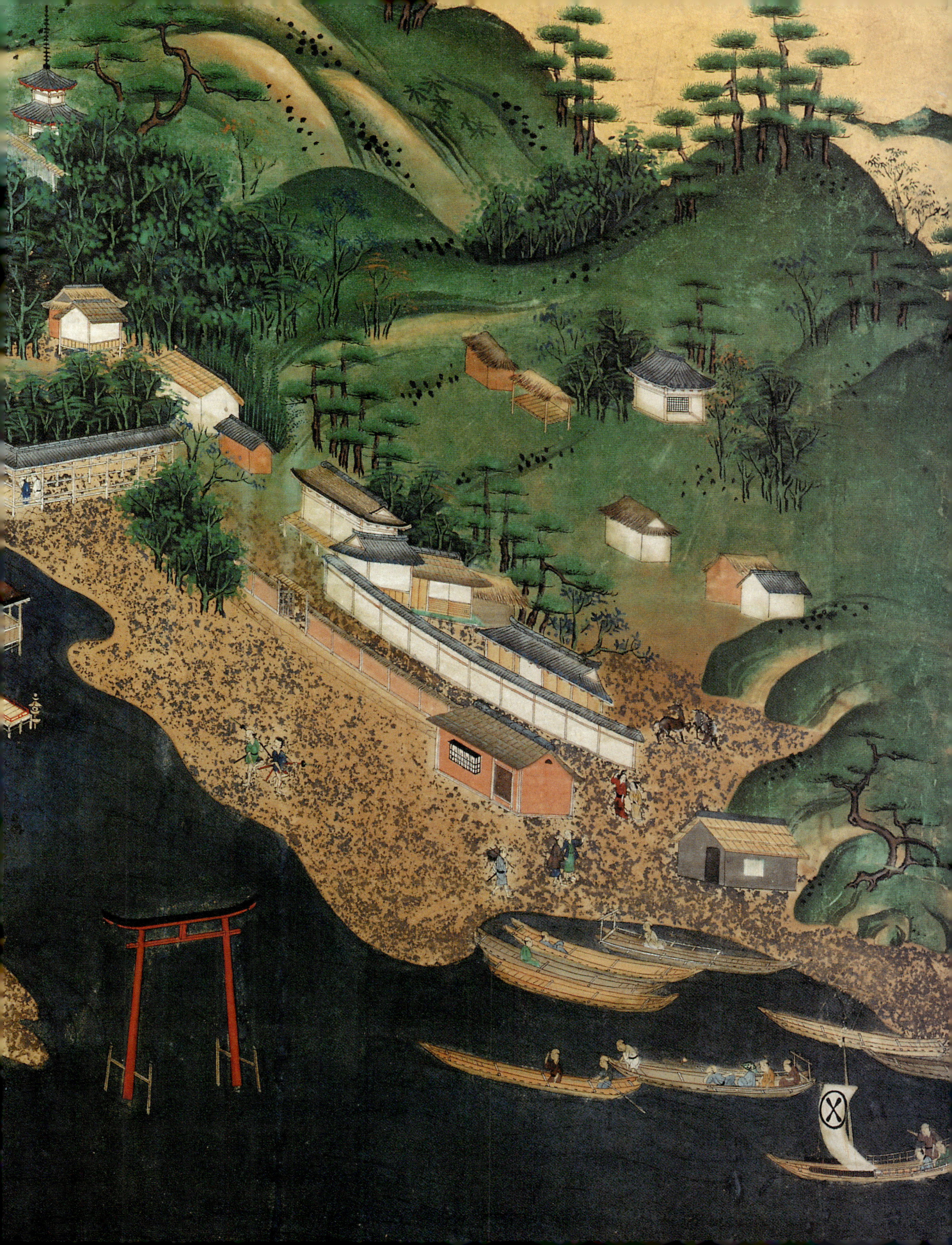

90 a – b

Berühmte Ansichten von Kyôto

Zwei Querrollen, Tusche und Farben auf Seide, Querrolle 1: 31,9 × 1791,3 cm, Querrolle 2: 31,8 × 1841,2 cm
Edo-Zeit, frühes 19. Jahrhundert
Ehemals Sammlung Tokugawa (Wakayama)
J 80 a und b

Die heianzeitliche Tradition der ›Bilder berühmter Orte‹ (*meisho-e*) lebte im späten 16. und frühen 17. Jahrhundert wieder auf und erfreute sich großer Beliebtheit. Alte Themen wurden in großzügigen Kompositionen neugestaltet und auf Stellschirmpaaren angeordnet. Stellschirme, die als Bilder der Hauptstadt und ihrer Umgebung (*rakuchû-rakugai zu*) bekannt sind, stellten die Straßen und die umgebenden Gebiete von Kyôto in einem Panorama wie auf einem Stadtplan dar. Einwohner und Besucher der Stadt wurden bei ihrer täglichen Arbeit gezeigt oder bei der Teilnahme an besonderen Ereignissen. Das große Stellschirmformat wurde später durch bescheidenere Formate ersetzt, wie dem hier gezeigten Paar von Querrollen.

Die auf diesen beiden Querrollen dargestellten Orte gehören zu den beliebtesten von Kyôto – sowohl bei den Einwohnern der alten Hauptstadt als auch bei den modernen Touristen. Auf der ersten Querrolle sind die Berge von Arashiyama zur Kirschblüte und der

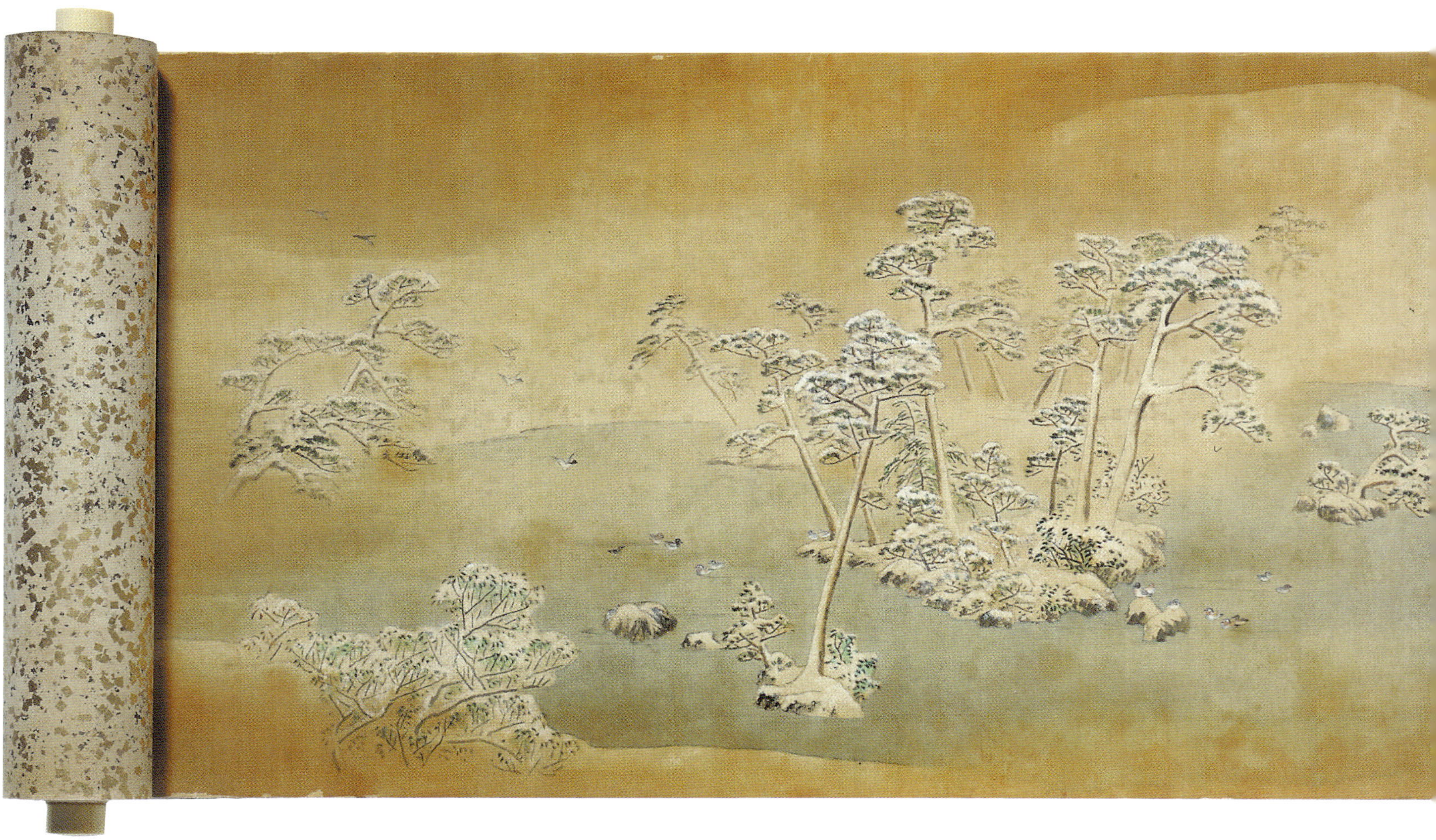

schneebedeckte Goldene Pavillon (*Kinkakuji*) zu sehen, die zweite Querrolle zeigt den berühmten Tempel Kiyomizudera, den nahegelegenen Gion-Schrein sowie die nostalgische Szene eines nächtlichen Bogenwettkampfes in der Tempelhalle Sanjûsangendô.

Die Anordnung der Orte auf diesen Querrollen ist topographisch nicht korrekt. Jeder Ort ist vom nächsten durch Nebelschwaden getrennt, und auch die Jahreszeiten entsprechen nicht der natürlichen Abfolge. Vielmehr vermittelt diese Gruppierung den Eindruck einer Kopie nach einem anderen Werk, das verschiedene Orte in einzelnen Bildern darstellte.

Die Kassette zur Aufbewahrung der beiden Querrollen trägt ein Dokument, das als vorherigen Besitzer die Familie Tokugawa von Kishû (der heutigen Präfektur Wakayama) nennt, enge Verwandte der herrschenden Shôgune. Außerdem schreibt dieses Dokument die Querrollen Maruyama Ôkyo (1733–1795) und dessen Schüler Matsumura Goshun (1752–1811) zu. Die zweite Querrolle könnte tatsächlich von Goshun selbst ausgeführt worden sein, da die gedrungenen Figuren und die überaus lyrische Wiedergabe der Landschaften von vielen seiner Werke bekannt ist. Andererseits erinnert die dreidimensionale Darstellung der schneebeladenen Baumstämme in der ersten Querrolle nur entfernt an Ôkyos bevorzugten Stil. Der Naturalismus seiner Landschaften fehlt hier. Möglicherweise kopierte ein Mitglied von Goshuns Shijô-Schule ein Original Ôkyos, das beschädigt war und ersetzt werden sollte.

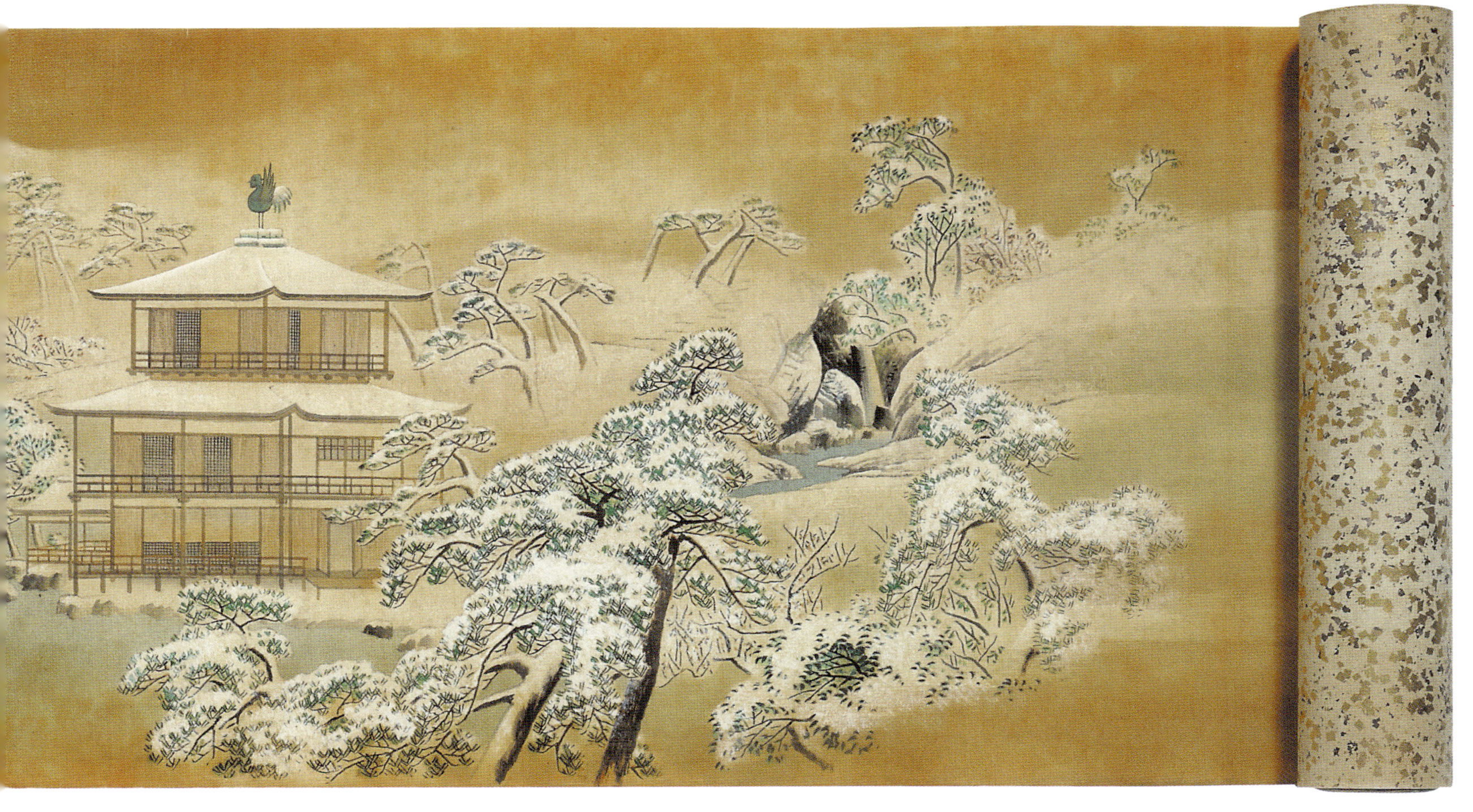

Querrolle 90 a:
Goldener Pavillon (*Kinkakuji*)

Querrolle Tafel 90 b:
Tempelhalle Saniûsangendô (oben)
und Gion-Schrein (unten)

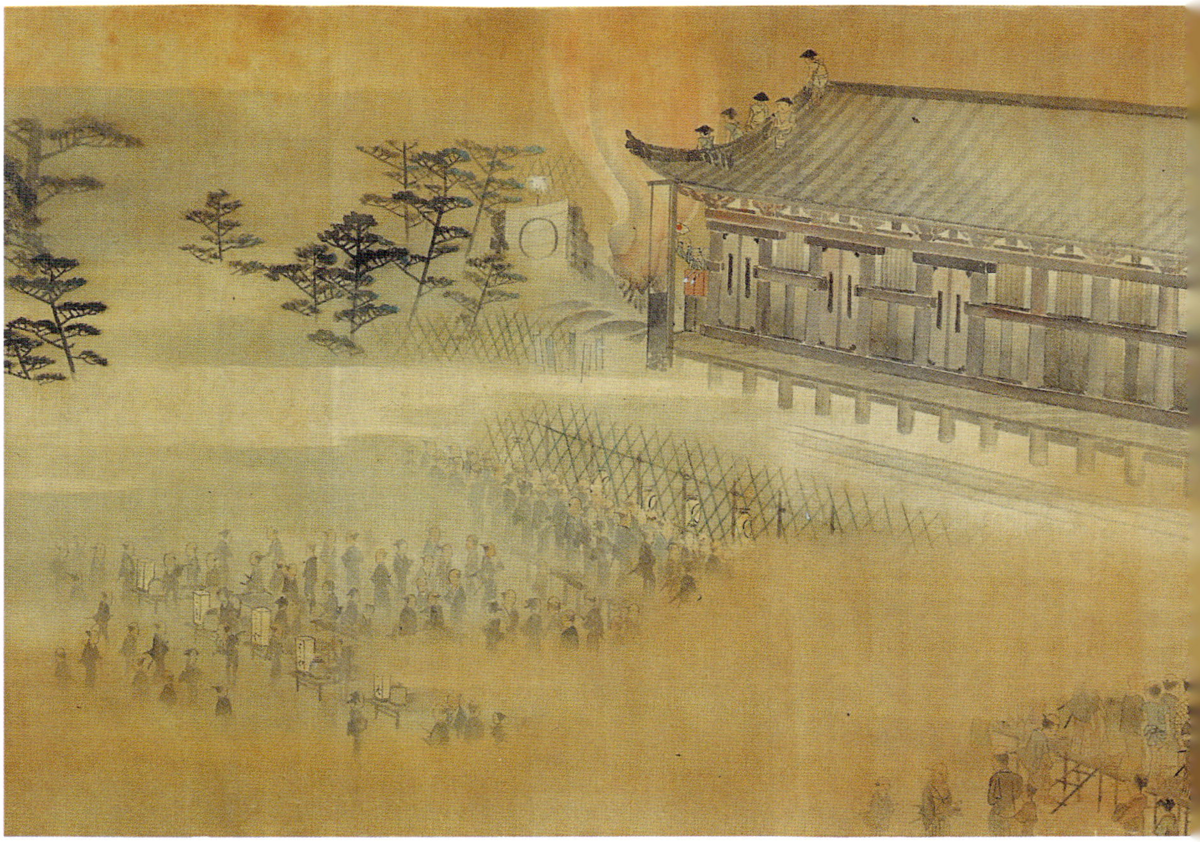

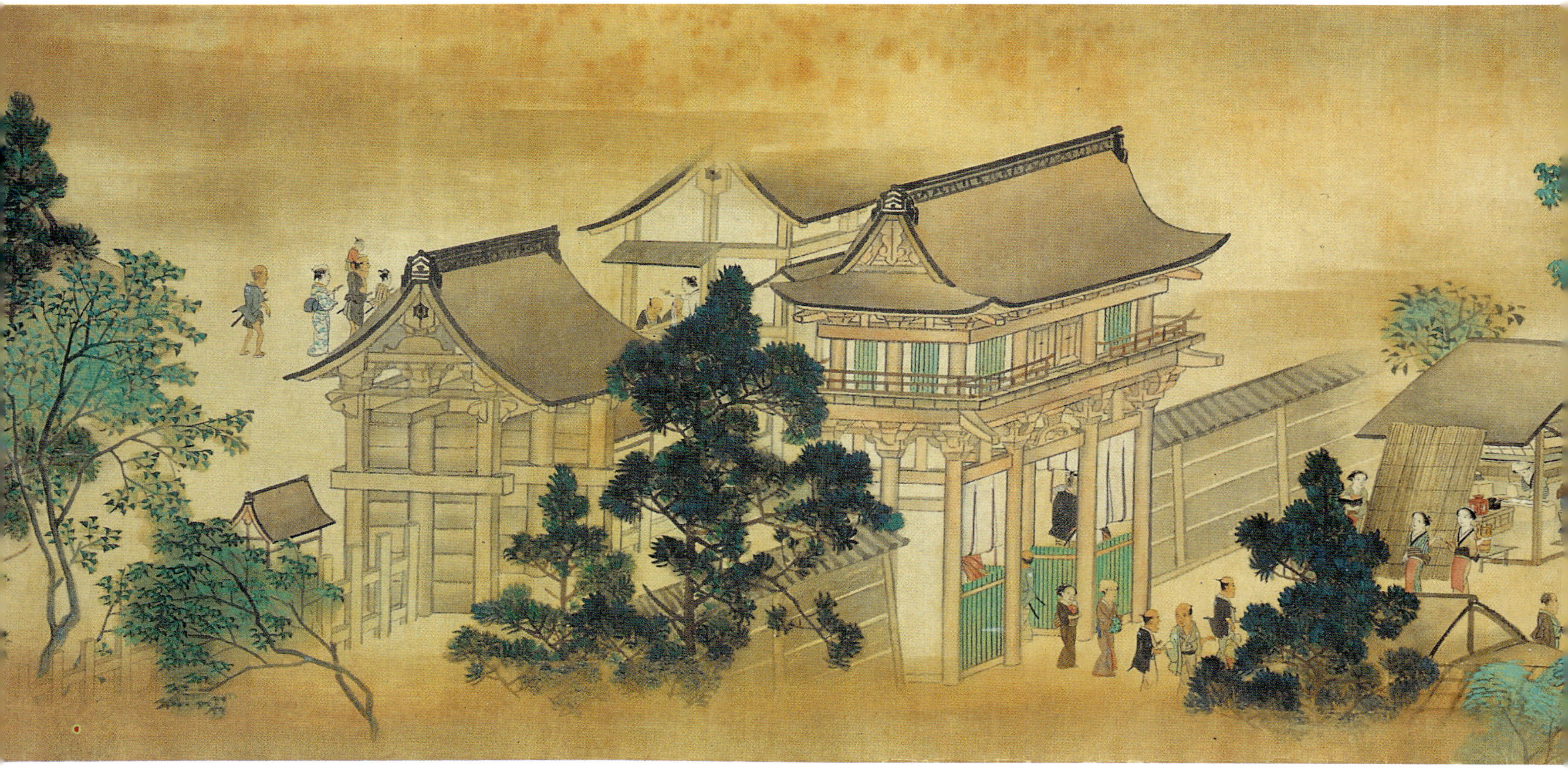

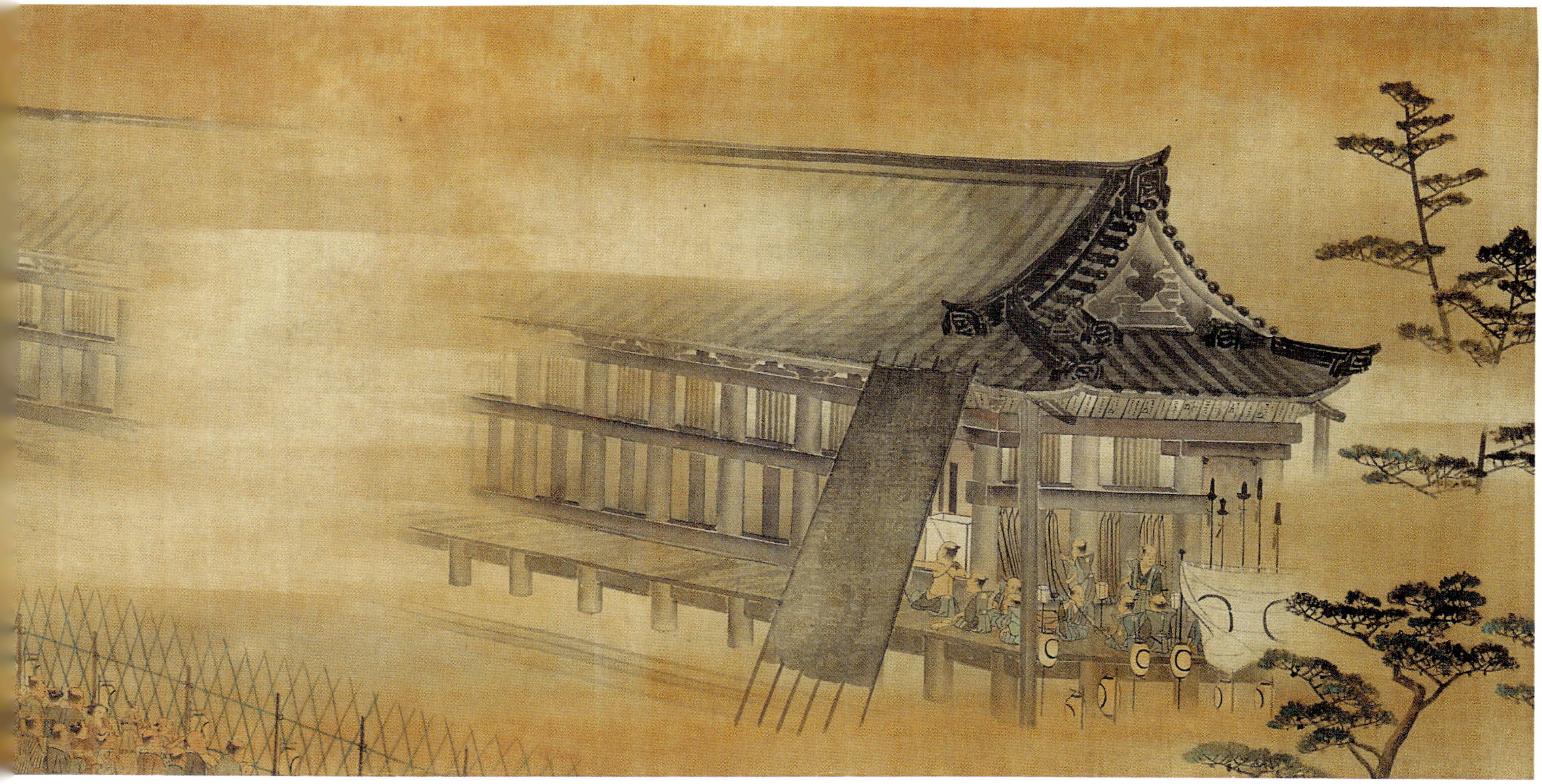

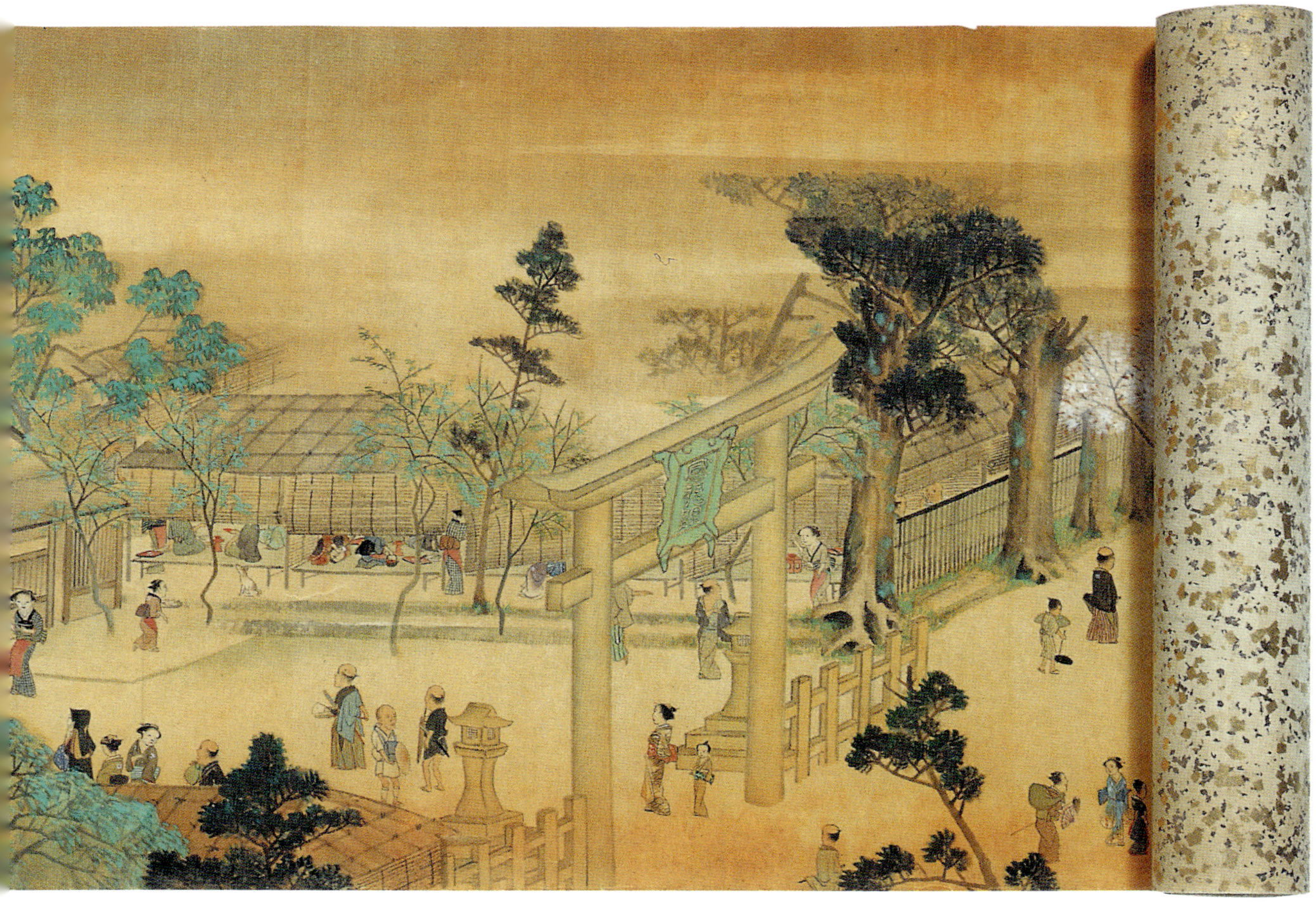

91

Falkenjagd im Frühling und Sommer

Querrolle, Tusche und Farben auf Papier, 52 x 2097,6 cm
Edo-Zeit, frühes 18. Jahrhundert
J 515

Der erste Abschnitt dieser langen Querrolle zeigt eine wilde Falkenjagd, gefolgt von einer ruhigeren Szene, in der die Beute bei einem Festmahl verzehrt wird. Die traditionsreiche Falkenjagd war schon im späten 8. Jahrhundert Gegenstand der Malerei. Üblicherweise wurde das Thema als Zeitvertreib während des Spätherbstes oder Winters geschildert. Diese Querrolle von fast 21 Metern Länge stellt die Jagd jedoch im Frühling und Sommer dar. Pflaumen- und Kirschblüten im Hintergrund der ersten Hälfte verweisen auf den Frühling, Glyzinien und Iris im zweiten Teil repräsentieren den Sommer. Die an der Hülle der Querrolle angebrachte Aufschrift nennt als Titel ›Falkenjagd im Frühling und Sommer‹. Wahrscheinlich gehörte diese Querrolle zu einem Paar, wobei die zweite Querrolle die Jagd im Herbst und Winter geschildert hätte. Somit zeigt das vorliegende Werk zwar nicht die übliche Darstellungsweise des Themas, ist jedoch Beleg für die alte, ungebrochene Tradition der Jahreszeitenbilder (*shiki-e*), welche die für die einzelnen Jahreszeiten typischen Tätigkeiten darstellen.

Nach etwa zwei Dritteln der Querrolle ist deutlich eine Änderung des Malstils zu erkennen. Der erste Künstler benutzte kräftigere Farben für den Landschaftshintergrund und überlud seine Kompositionen oft mit hohen Bergen und schroffen Felsen. Seine wild gestikulierenden Figuren weisen sich durch große Köpfe und kräftige Gesichtszüge aus. Die Figuren des zweiten Künstlers sind stereotyper und mit fließenden, gleichmäßigen Linien umrissen. Ihre kleinen Gesichter wirken gelassen, und sie bewegen sich ruhig vor einem sparsam gestalteten Hintergrund. Die beteiligten Künstler arbeiteten wahrscheinlich für eine Werkstatt, die im frühen 18. Jahrhundert serienmäßig Bilder herstellte.

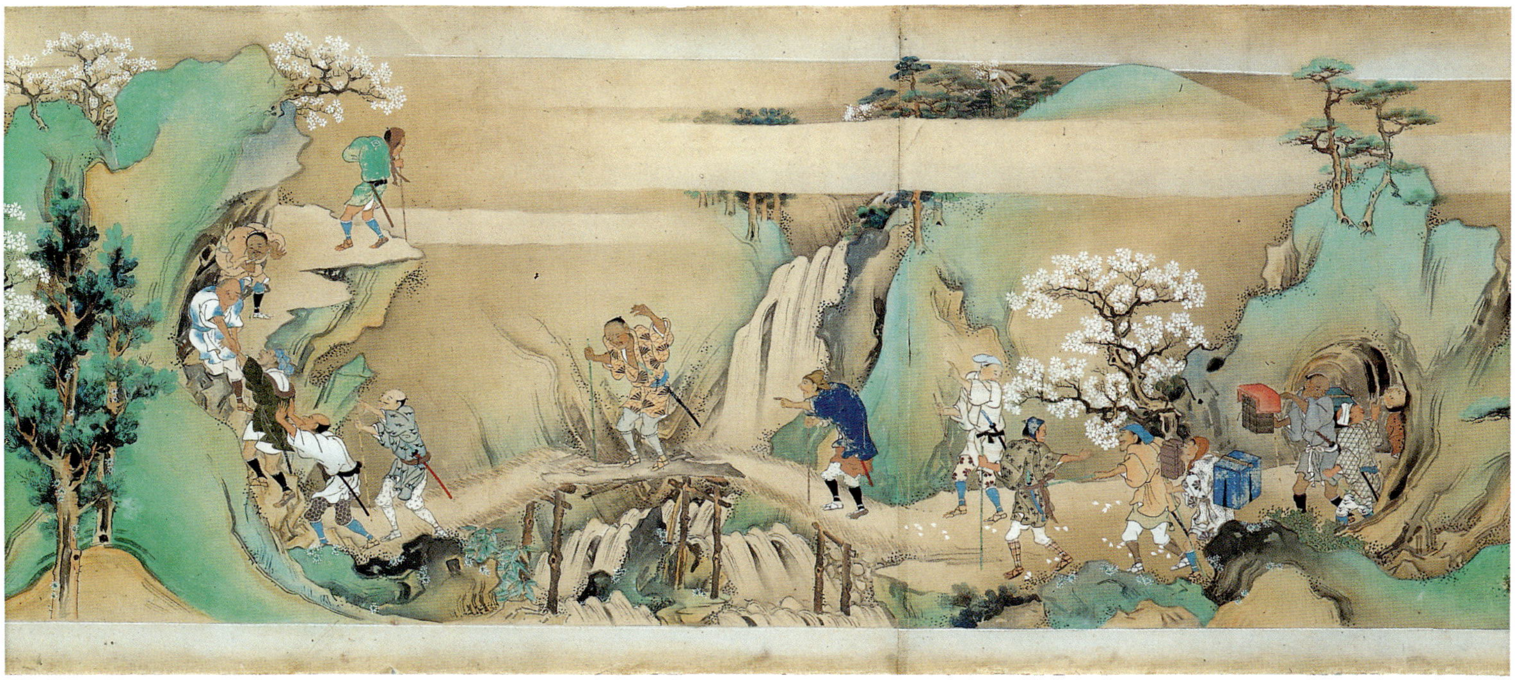

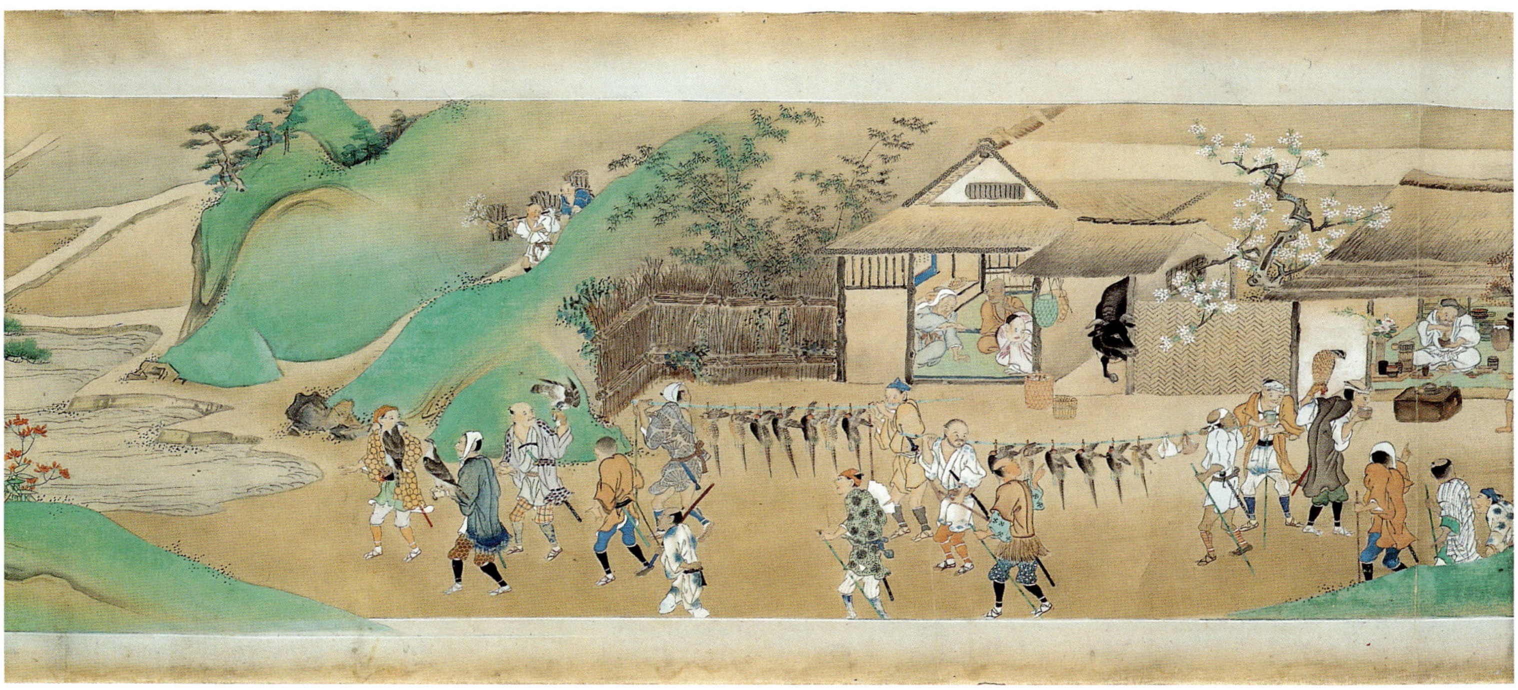

92

Zwei Akrobaten und ihr Pferdeführer

KÔ SÛKOKU (1730–1804)

Hängerolle, Tusche und leichte Farben auf Seide, 36,1 x 53,8 cm
Edo-Zeit, spätes 18. Jahrhundert
Signiert: Kô Sûkoku ga
Künstlersiegel: Sûkoku no in
J 172

Die Hängerolle zeigt zwei Reisende, die akrobatische Späße aufführen, während ihr Pferdeführer zusieht. Kô Sûkoku, der Maler dieser amüsanten Szene, glänzte vor allem in Darstellungen, die das gewöhnliche Leben der Bürger von Edo einfingen. Dabei lehnte er sich stilistisch wie auch motivisch eng an Hanabusa Itchô (1652–1724) an. Hanabusa Itchô, der als Meister der Genremalerei galt, unterrichtete Sûkokus Lehrer Sawaki Sûshi. Während dieser jedoch in Vergessenheit geraten ist, wird Sûkoku als der wahre Nachfolger von Itchô betrachtet, der zur großen Popularität von Itchôs Kunst in Edo beitrug.

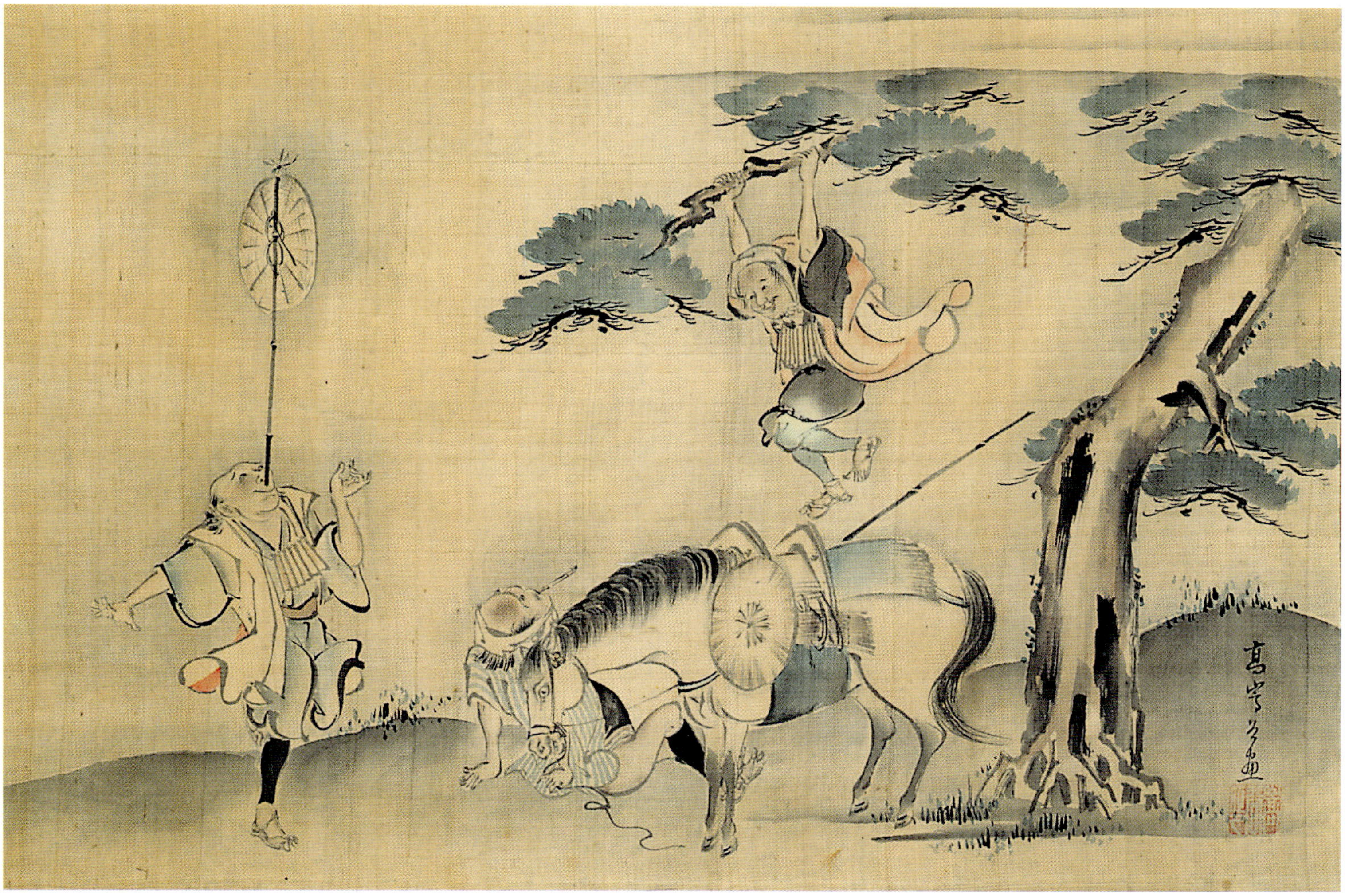

93

Tänzerin

HINAYA RYÛHO (1599–1669)

Hängerolle, Tusche, Farben und Gold auf Papier, 88 x 28,5 cm
Edo-Zeit, frühes 17. Jahrhundert
Signiert: Kyounshi hitsu kore
Künstlersiegel: Shôô
J 191

Nonoguchi Ryûho ist besser unter dem Namen seines Puppengeschäftes ›Hinaya‹ bekannt, das er in Kyôto betrieb. Er war ein äußerst vielseitiger Künstler, nicht nur für seine Buchillustrationen und für seine Malerei berühmt, die er bei einem Kanô-Meister gelernt hatte, sondern auch für seine Dichtung und Kalligraphie.

Der kalligraphische Stil des Gedichts über der Tänzerin stimmt mit dem der Signatur überein, so daß wir annehmen können, daß sowohl die Malerei als auch das Gedicht von Ryûho stammen. Das Gedicht lautet:

So wie die Berge
nicht nur durch ihre Höhe vornehm sind,
so werden die Eigenschaften der Frauen
als wertvoll erachtet,
Schönheit allein ist nicht genug,
auch Mitgefühl findet Gefallen.

Der Berg namens Otowa
ist bedeckt mit Kirschblüten wie Schnee.
Wer kennt ihre tiefen Empfindungen?
Sie singt mit gefühlvoller Stimme,
ihre schwingenden Ärmel beim Tanz gleichen Blüten.

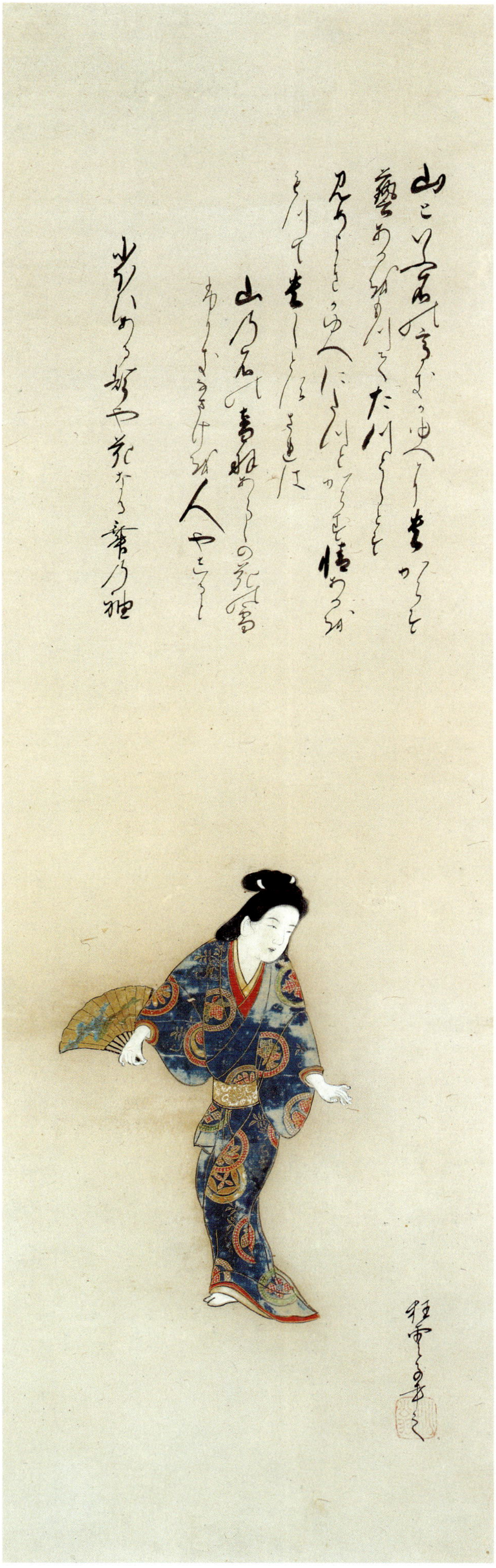

94

Schöne Kurtisane

OKUMURA MASANOBU (1686 – 1764)

Hängerolle, Tusche und Farben auf Papier, 86,9 x 34,9 cm
Edo-Zeit, 18. Jahrhundert
Signiert: Okumura Masanobu hitsu
Künstlersiegel: Okumura Masanobu
J 163

Okumura Masanobu gehörte zu den führenden Malern im Edo des 18. Jahrhunderts. Zusammen mit Künstlerpersönlichkeiten wie Hishikawa Moronobu, Torii Kiyomasu, Miyagawa Chôshun und Kaigetsudô Andô verhalf er dem Genre der *ukiyo-e*, den ›Bildern der fließend-vergänglichen Welt‹, zum Durchbruch. Masanobu war Inhaber des Verlags ›Okumuraya‹, wurde jedoch vor allem als Maler und Künstler von Holzschnitten bekannt. Außerdem bemühte er sich um die Verbesserung der Drucktechnik, was wohl den größten Teil seiner Zeit in Anspruch nahm, so daß heute nur wenige Bilder von ihm bekannt sind.

Diese Kurtisane ist in einer beliebten Haltung dargestellt, die in zahlreichen Gemälden und Drucken von Schönheiten dieser Zeit wiederkehrt. Sie steht mit nach hinten geschwungenem Oberkörper, während ihr Kopf zur Seite geneigt ist. Ihre linke Hand hält sie in ihrem Ärmel versteckt, mit der rechten rafft sie geziert ihren Kimono nach oben.

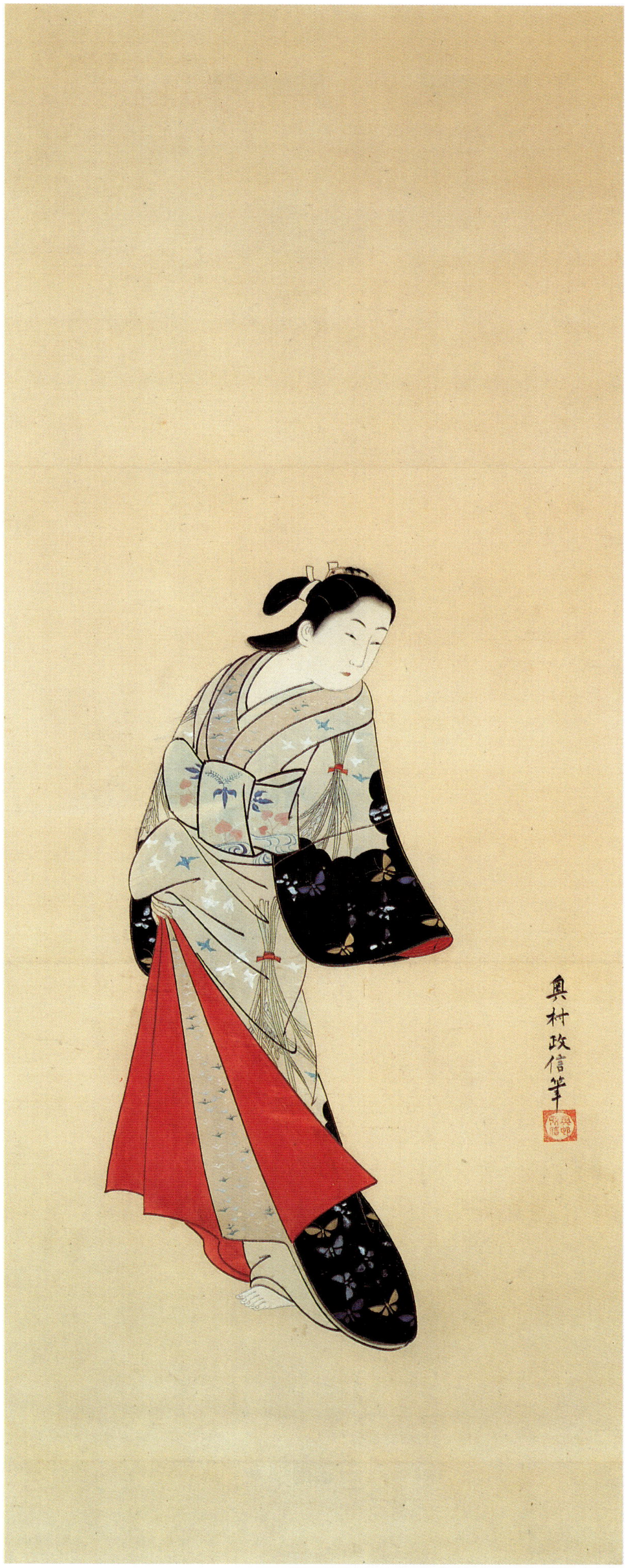
奥村政信筆

95

Zwei Frauen

WATANABE NANGAKU (1767–1813)

Hängerolle, Tusche und Farben auf Papier, 126 x 39,0 cm
Edo-Zeit, spätes 18. oder frühes 19. Jahrhundert
Signiert: Nangaku
Künstlersiegel: Gen in; Iseki shi
J 151

Nangaku gehörte zu den ›Zehn führenden Schülern‹ von Maruyama Ôkyo (1733–1795), dem Gründer der berühmten Maruyama-Schule in Kyôto. Nangakus Bedeutung lag in der naturalistischen Wiedergabe von Blumen und Vögeln sowie in der Darstellung schöner Frauen. Er ist vor allem für die Einführung des Stiles der Maruyama-Schule in Edo bekannt, wo er später arbeitete.

Nangaku entwickelte jedoch wie viele andere Schüler Ôkyos seinen eigenen, unverkennbaren Stil, was auch in diesem Bild deutlich wird. Seine Frauengestalten sind von denjenigen seines Lehrers leicht zu unterscheiden. Nangaku verlieh ihnen markante Gesichtszüge: große Augen, dichte Augenbrauen und klare Nasenumrisse innerhalb eines weichen Gesichtsovals. Er wandte sich somit von dem geschmeidigen, gekünstelten Schönheitstyp ab, den Ôkyo bevorzugte. Nangakus Frauen vermitteln ein Gefühl der Lebendigkeit und Individualität. Sie tragen leicht unordentliche Kimonos, die durch betonte und ausdrucksstarke Linien in dunkler Tusche umrissen sind – ein Stil, dessen sich mehrere Künstler dieser Schule bedienten, unter anderem auch der berühmte Nagasawa Rosetsu.

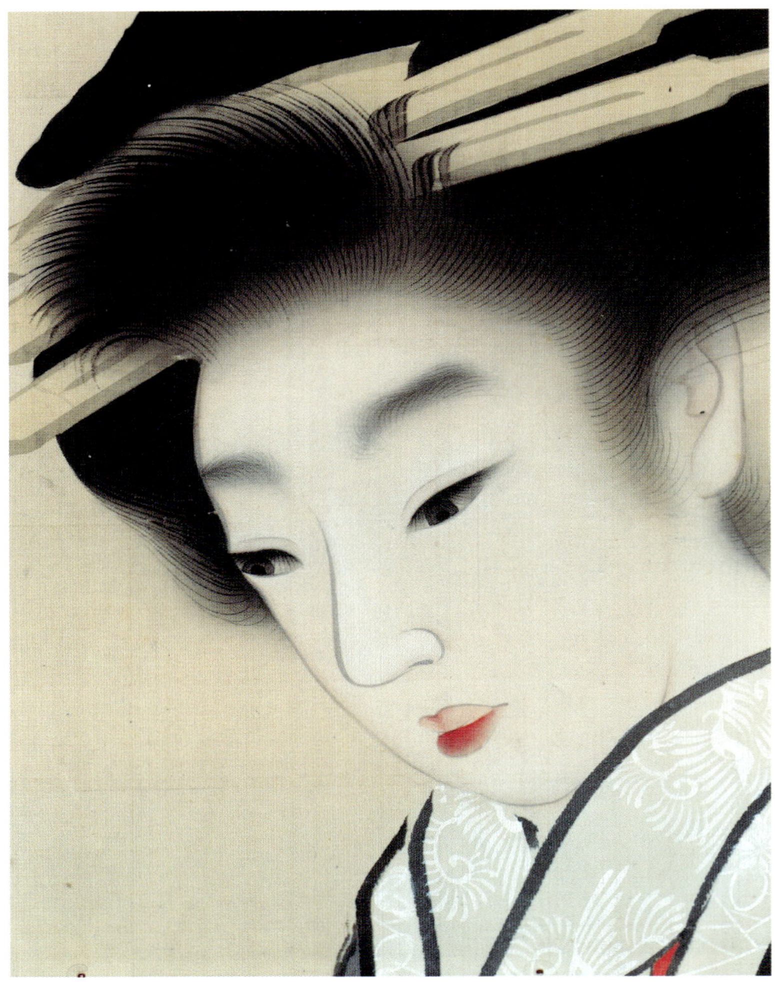

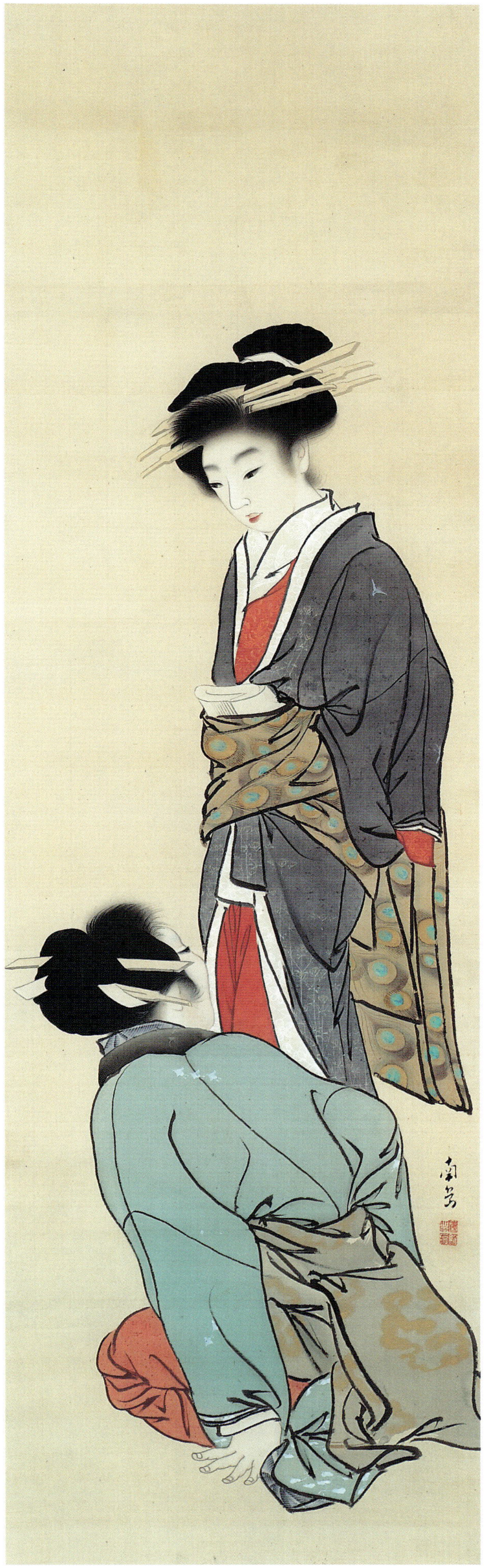

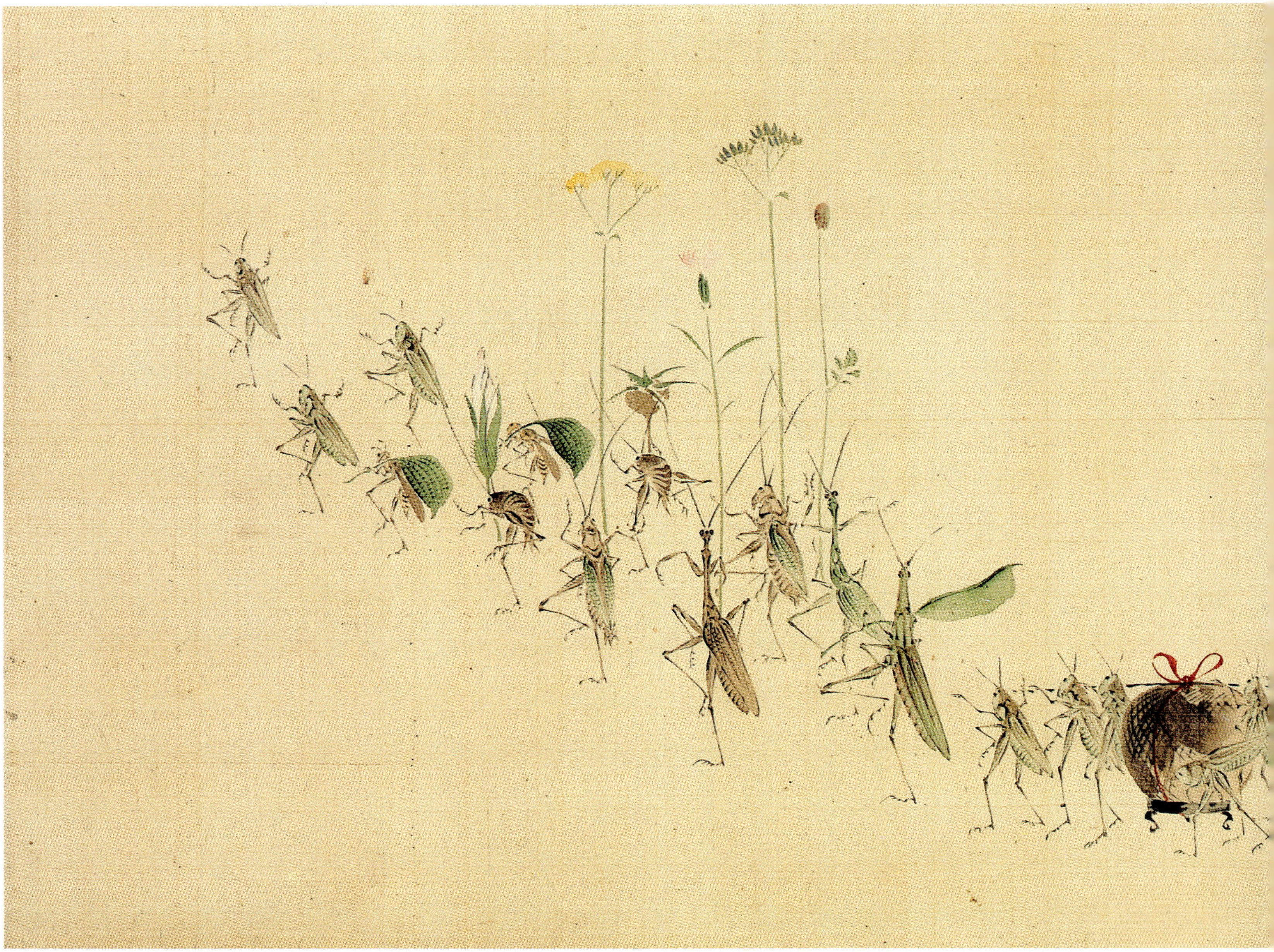

96

Prozession von Insekten als Feudalherren

YAMAGATA SOSHIN (1818–1862)

Hängerolle, Tusche und leichte Farben auf Seide, 34 x 91 cm
Edo-Zeit, erste Hälfte 19. Jahrhundert
Signiert: Ôkyo zu
Künstlersiegel: Soshin mosha
J 502

Grashüpfer und andere Insekten marschieren in einer langen Prozession. Sie tragen Blütenstengel gleich Bannern oder Lanzen, eine Lastenstange mit Honigwaben und einen Insektenkäfig als Sänfte. Es handelt sich hier offensichtlich um eine Parodie auf die Feudalherren (*daimyô*) bei ihren obligaten Reisen von ihren Lehen in die Stadt Edo, wo sie dem Shôgun ihre Reverenz zu erweisen hatten.

Solche Karikaturen und Parodien mit Tieren, wie Vögeln oder Insekten, stellten eine beliebte Kunstform dar, die sich schon im 12. Jahrhundert etabliert hatte.

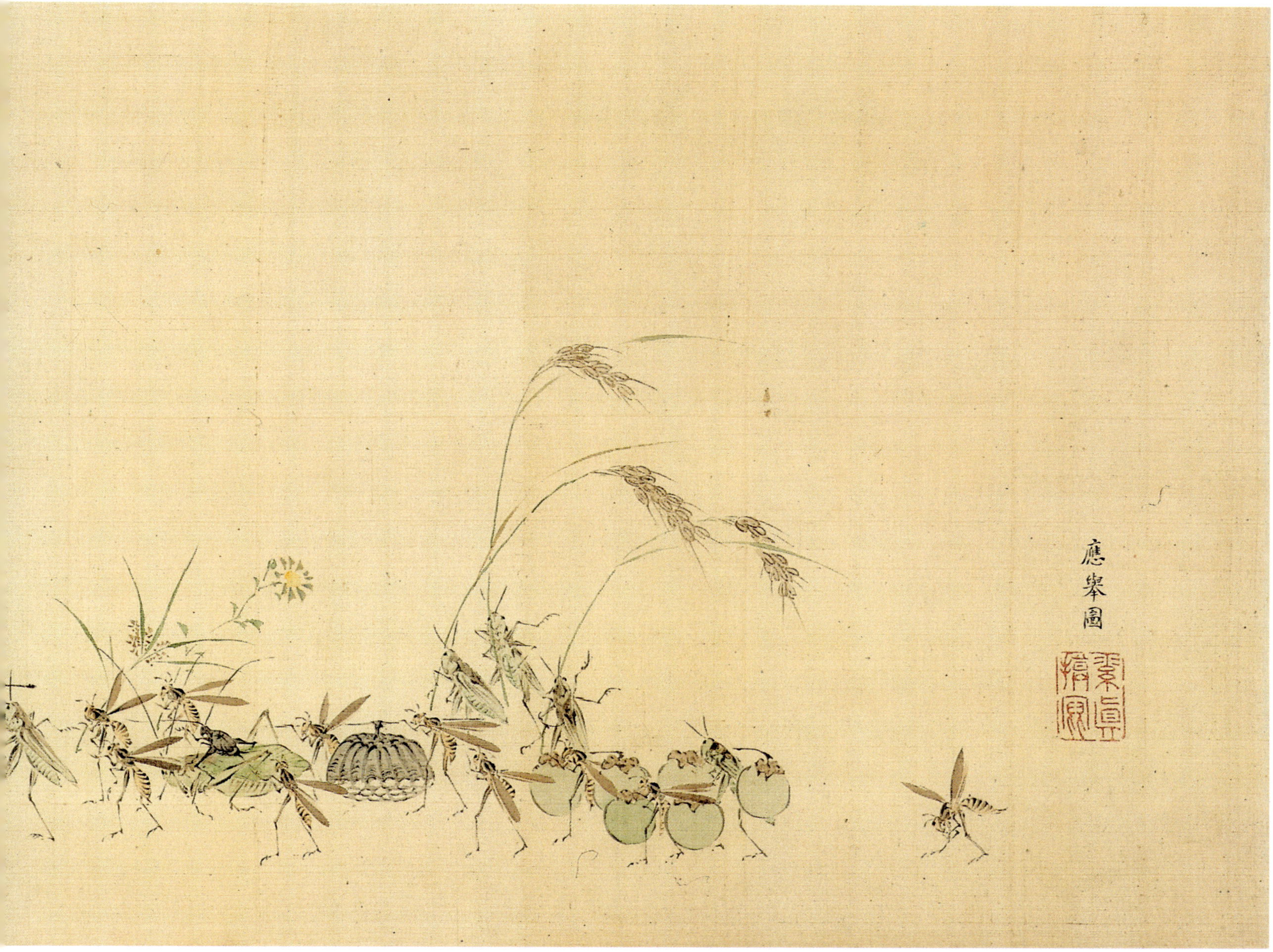

Vertreter des Tierreichs erschienen als die Konkurrenten in Dichterwettbewerben oder später auch als Krieger im Kampf gegen die mächtigen amerikanischen Kriegsschiffe, die in japanisches Küstengebiet eindrangen. Solche Malereien waren besonders in der ersten Hälfte des 19. Jahrhunderts beliebt, als die Shôgunatsregierung in den letzten Jahren der Feudalherrschaft um ihren Fortbestand kämpfte.

Der kaum bekannte Künstler Yamagata Soshin kopierte in dieser Hängerolle ein Bild von Maruyama Ôkyo (1733–1795). Die Signatur wurde offensichtlich getreu vom Original übernommen, aber Soshins eigenes Siegel mit dem Vermerk *mosha* (Kopie) weist ihn als eigentlichen Urheber aus. Mehrere fast identische Versionen sind bekannt, was die Beliebtheit des Themas und der Komposition bestätigt.

ANHANG

Zeittafel

JAPAN

Nara-Zeit	710–794
Heian-Zeit	794–1185
Kamakura-Zeit	1185–1333
Muromachi-Zeit	1333–1573
(Nanbokuchô-Zeit	1333–1392)
Momoyama-Zeit	1573–1615
Edo-Zeit	1615–1868
(Genroku-Zeit	1688–1704)
Meiji-Zeit	1868–1912
Taishô-Zeit	1912–1926

CHINA

Han-Dynastie	206 v. Chr.–220 n. Chr.
Drei Reiche	220–265
Nord-/Süd-Dynastien	265–589
Sui-Dynastie	589–618
T'ang-Dynastie	618–907
Fünf Dynastien	907–960
Liao-Dynastien	907–1125
Sung-Dynastien	960–1279
(Nördliche Sung-Zeit	960–1127)
(Südliche Sung-Zeit	1127–1279)
Yüan-Dynastie	1279–1368
Ming-Dynastie	1368–1644
Ch'ing-Dynastie	1644–1911

KOREA

Große Silla-Periode	669–935
Kôryô-Periode	935–1392
Yi-Periode	1392–1910

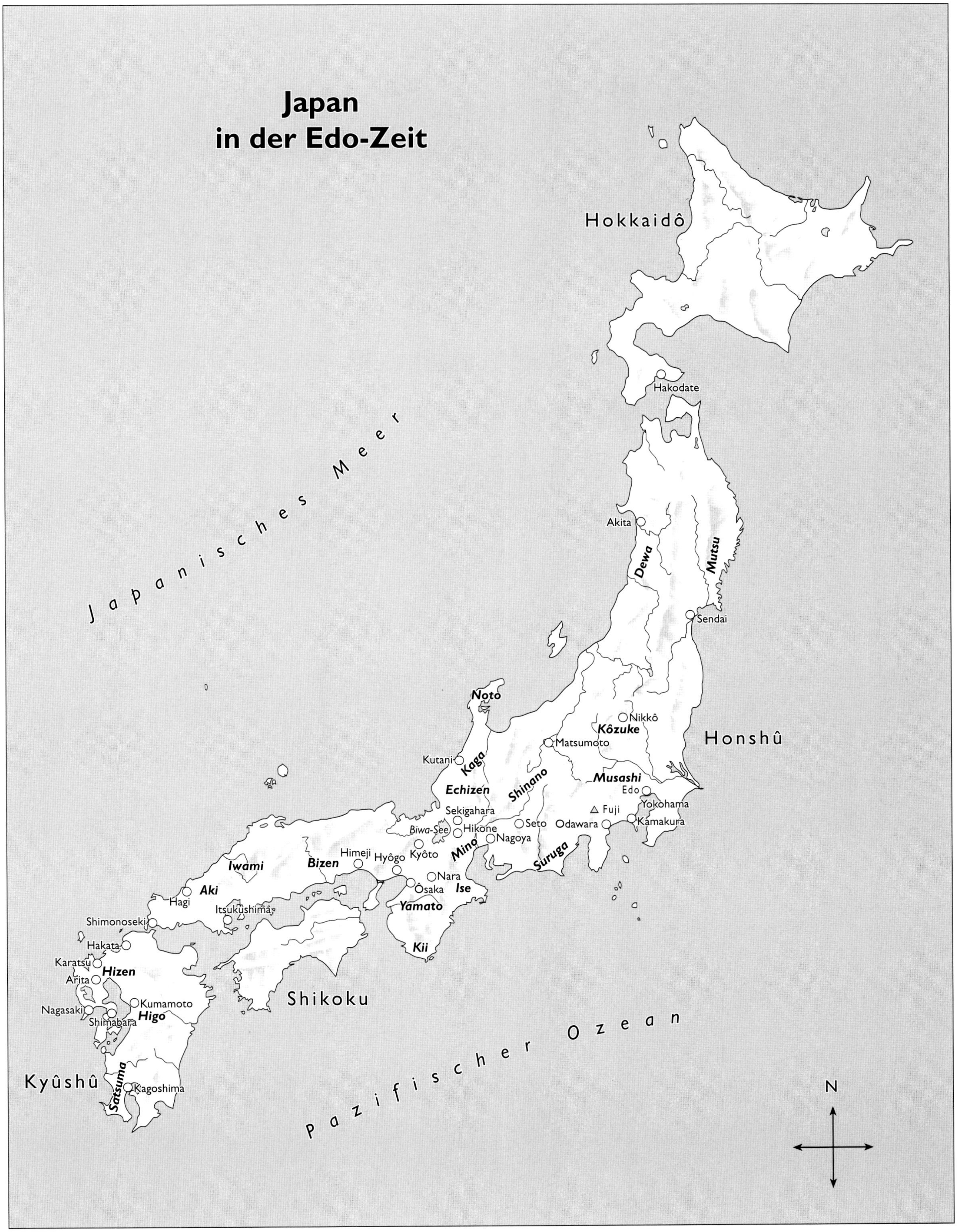
Japan
in der Edo-Zeit
Hokkaidô
Hakodate
Japanisches Meer
Akita
Dewa
Mutsu
Sendai
Noto
Nikkô
Kôzuke
Honshû
Matsumoto
Kutani
Kaga
Echizen
Shinano
Musashi
Edo
Fuji
Yokohama
Kamakura
Sekigahara
Biwa-See
Hikone
Seto
Odawara
Nagoya
Mino
Suruga
Himeji
Hyôgo
Kyôto
Nara
Iwami
Bizen
Aki
Hagi
Itsukushima
Ôsaka
Ise
Yamato
Kii
Shimonoseki
Hakata
Karatsu
Hizen
Arita
Kumamoto
Nagasaki
Shimabara
Higo
Shikoku
Kyûshû
Satsuma
Kagoshima
Pazifischer Ozean
N

Glossar

a-gyo Wächtertier mit geöffnetem Mund → *un-gyo*
ajari Buddhistischer Lehrer
angô Ateliername eines Künstlers
anraku matsuri Fest des Friedens und des Trostes
bakufu ›Zeltregierung‹, Militärregierung, Regierungsapparat und Regierungssitz des Shôgunats
benizuri-e ›Rosa-Druck-Bild‹, Zwei- oder Dreifarbendruck
bijin Schöne Frauen in der *ukiyo-e*-Malerei und im *ukiyo-e*-Holzschnitt
bosatsu (sanskr. *bodhisattva*) ›Erleuchtungswesen‹, Heilsvermittler, der seinen Eingang ins Nirvana zurückstellt, um andere leidende Geschöpfe zu erlösen
bunjin-ga ›Malerei der Literaten‹, von den chinesischen Literaten der Ming- und Ch'ing-Zeit beeinflußte japanische Malerei der Edo-Zeit
butsu (sanskr. *buddha*) ›Der Erwachte‹, durch Erkenntnis vollkommen erleuchteter Mensch, der vom Kreislauf der Existenzen befreit ist
byôbu ›Schutz vor Wind‹, Stellschirm
chanoyu ›Heißes Wasser für den Tee‹, Teezeremonie
chiken-in Gestus der Weisheitsfaust
chinzô Porträt eines Zen-Meisters
cintâmani (sanskr., jap. *nyoi hôshu*) Wunschjuwel bzw. Juwel der Lehre
daibutsu-den Große Buddhahalle
daiitoku-tenpôrin-hô ›Zeremonie des Rad-drehenden Daiitoku‹
daimitsu Esoterischer Buddhismus der Tendai-Schule
daimyô ›Großer Namen‹, Feudalherren der japanischen Provinzen von der Kamakura- bis zur Edo-Zeit
dainichi ›Große Sonne‹
danda-in Gestus, bei dem die vorderen beiden Hände vor der Brust verschränkt sind und jeweils die mittleren drei Finger aneinanderliegen
darani Magisch-mystische Bannformeln und Silben des esoterischen Buddhismus, die die Inhalte eines *Sûtra* enthalten
densô Rechteckige Bereiche in einem → *mandara*
dôgô Weihename
dokkosho Stab mit jeweils einem Zacken an jedem Ende
emaki Bildrolle
fusuma Schiebetür
ga ›Bild‹, nach Künstlersignatur ›gemalt von‹
gachirin ›Mondscheibe‹, mondförmiger Körpernimbus bei bildlichen Wiedergaben von Göttern
gasshô-in Anbetungsgestus mit zusammengelegten Händen
gofun Pulverisiertes Muschelweiß
gonrisshi Amt, das die Oberaufsicht über die Klosterregeln umfaßt
gumonji-hô Ritual zur Intelligenzschärfung und Gedächtnisstärkung
haboku (*hatsuboku*) Kursivstil in lavierender Tusche
hachidai-dôji Die ›Acht Großen Kindlichen Begleiter‹
hagi Buschklee
haiga ›Haiku-Malerei‹, skizzenhafte Tuschzeichnungen, die Haiku-Kurzgedichte begleiten
hakubyô ›Weiße Malerei‹, monochrome Tuschzeichnung mit stark kontrastierenden dunkelschwarzen Umrißlinien
hakubyô zuzô Ikonographische Umrißzeichnung
hihakutai ›Fliegendes Weiß‹, Schriftzeichen mit wenig Tusche und weißen Aussparungen im Pinselduktus
hikime kagihana ›Striche für jedes Auge und ein Haken für die Nase‹, Konvention in der japanischen Malerei zur Darstellung von Gesichtszügen
hinoki Japanisches Zypressenholz
hiragana Eine der japanischen Silbenschriften
hitsu ›Pinsel‹, mit Künstlersignatur ›gemalt von‹
hôgen ›Auge des Gesetzes‹, ursprünglich ein buddhistischer Titel, auch Ehrentitel für Künstler und Kunsthandwerker
hôin ›Siegel des Gesetzes‹, ursprünglich ein buddhistischer Titel, höchster Ehrentitel für Künstler und Kunsthandwerker
ho'ojiro Wiesenammer
hokkaikyô-in Gestus der Meditation über die Welt der absoluten Realität
hokke Nördlicher Zweig bzw. Hauptzweig der Fujiwara-Familie
hokkyô ›Brücke des Gesetzes‹, ursprünglich ein buddhistischer Titel, auch Ehrentitel für Künstler und Kunsthandwerker
hongan Ursprünglicher Schwur eines → *bosatsu*
honji-butsu Buddhistische Entsprechung der Shintô-Götter der vier Hauptschreine und des Nebenschreins
honji-shin Ursprüngliche Gestalt, Urform
honji-suijaku ›Herabgelassene Spuren‹, Identifizierung einer Shintô-Gottheit (→ *suijaku*) durch eine Figur des buddhistischen Pantheons (*honji*)
hori nuri ›Ungemalte Linien‹, Maltechnik zur Darstellung von Metallgegenständen, bei der Goldfarbe über eine braune Grundierung gelegt wird; dabei werden dünne Linien ausgespart, die die braune Grundierung sichtbar lassen
hôsôge Blumenmuster
hossu Wedel
hôsui ›*Dharma*-Wasser‹, Wasser zur buddhistischen Initiation
hyakumantô 1 Million Miniaturholzpagoden
ichiboku (*ichiboku zukuri*) Aus einem Stamm geschnitzte Holzskulptur
ikebana Blumenstecken
Inen Künstlersiegel, das von mehreren Vertretern der *Rimpa*-Schule benutzt wurde
inka ›Siegel der Befähigung‹, Zertifikat für einen Zen-Schüler
issai-kyô Sämtliche buddistische *Sûtren* mit Kommentaren
jidai fudô uta awase Imaginärer Dichterwettstreit
jô Vertikale Reihen in einem Mandala
jôdo ›Reines Land‹, Paradies des Buddha Amida, das vollkommene Land unendlichen Glücks, in dem seine Anhänger nach ihrem Tod wiedergeboren werden
jô-in (*myôkansatchi-in*) Gestus der Meditation
jôjin-e ›Versammlung zur Erlangung der Buddhaschaft‹; die ›Versammlung‹ ist das zentrale Bild des ›Mandalas der 81 Darstellungen‹, in dem buddhistische Gottheiten in einer bestimmten Anordnung gruppiert sind
jûgyû-zu ›Zehn Ochsenbilder‹ im Zen-Buddhismus
jûni-in Zwölf rechteckige ›Höfe‹ in einem Mandala
junmitsu Orthodoxer esoterischer Buddhismus
kakebotoke ›Scheiben-Buddha‹ oder ›Hängender Buddha‹, Votivgabe in Scheibenform mit figürlichen Darstellungen buddhistischer und shintôistischer Gottheiten
kami Shintô-Gottheiten
kana Japanische Silbenschriften mit jeweils fünfzig Silbenzeichen

Kanô-Schule Führende Malschule Japans, die seit dem 15. Jahrhundert den chinesischen Stil der Tuschmalerei pflegte
kanyô-hô Buddhistisches Initiationsritual
kara-e ›Tang-Malerei‹, Malerei im chinesischen Stil
kara-tori ›Chinesische Vögel‹
kara-tsûji Offizieller Übersetzer für Chinesisch
kasakake-hô Ritual des herabhängenden Hutes
kasen Unsterbliche Dichter
kasen-e Fiktive Porträts der unsterblichen Dichter
kebori Haarfeine Gravuren
kegaki Haarfeine Pinselstriche
keiai-hô Zeremonie, in der man durch Gebete um Harmonie, Respekt und Liebe bittet
keka-e Bußzeremonie, durch die Schaden abgewendet und eine gute Ernte herbeigeführt werden soll
kensaku Seil, im esoterischen Buddhismus Schutzsymbol der Buddhas und Bodhisattvas
kesa Mönchs- oder Priesterstola
kesa dasukimon Kleinteiliges Gitternetzmuster
kirikane ›Geschnittenes Gold‹, aus dünnem Blattgold geschnittene Ornamente
kishin ›Die Acht Zerstörerischen Gottheiten‹
kôan Meditationsrätsel im Zen-Buddhismus
koji Laienmönchtitel
kokû Leerer Himmelsraum
komadori Rotkehlchen
koma-inu ›Koreanischer Hund‹, Wächterlöwe
kongô-kai ›Diamantwelt‹, eines der beiden Hauptmandalas des esoterischen Buddhismus, → *taizô-kai*
kongô-ken Diamantfaust
ku-e ›Neun Versammlungen‹, im Diamantwelt-Mandala dargestellte Versammlungen zahlreicher Gottheiten
kyokuroku Abtstuhl
Kyô-Kanô-Schule Zweig der *Kanô*-Schule in Kyôto
Kyôto-Schule Von Maruyama Ôkyo im 18. Jahrhundert begründete realistische Schule, → Maruyama-Shijô-Schule
kyôzô ›Spiegelfiguren‹, Bronzespiegel mit eingeritzten buddhistischen Figuren oder Silben
mandara (sanskr. *mandala*) ›Kreis‹, streng geometrisch angeordnete, gemalte Kultbilder oder Reliefs, die buddhistische und shintôistische Gottheiten darstellen
manji tsunagi monyô Muster aus verknüpften Swastika-Symbolen
Maruyama-Shijô-Schule Im 18. Jahrhundert entstandene realistische Schule, die auf Maruyama Ôkyo und Matsumura Goshun zurückgeht
meisho Berühmte Landschaft
meisho-e Ansichten berühmter Orte
mikkyô ›Geheimlehre‹, der esoterische Buddhismus
mokkotsu ›Knochenlos‹, Maltechnik ohne Konturlinien
môryô-ga ›Geisterhafte Malerei‹, Maltechnik mit zartem Tuschauftrag und feinen Konturlinien
mosha ›Kopie‹
mudrâ (sanskr., jap. *in*) ›Siegel‹, symbolische Hand- und Fingergesten buddhistischer Gottheiten, die deren Handlungen versinnbildlichen
myô-jin Buddhistisch inkarnierte Shintô-Gottheit
myôô ›Große Könige‹, Schutzgottheiten esoterischen Wissens
Nagasaki-Schule Verschiedene Malschulen, die in der Edo-Zeit in Nagasaki entstanden und neue Einflüsse aus China und dem Westen in ihre Malerei aufnahmen, → *Nanpin*-Schule
naigubu (*jûzen-ji*) Offizieller buddhistischer Lehrmeister des Hofes
nanga Malerei der südlichen Schule, → *bunjin-ga*
nanako ›Fischrogen-Muster‹, feinkörniges Metallmuster, das durch Punzierung erzielt wird
Nanpin-Schule Malschule, die auf den chinesischen Maler Shen Nan'pin zurückgeht; sie pflegte einen realistisch-naturalistischen Malstil, der in der Edo-Zeit durch Kumashiro Yûhi große Verbreitung fand
nehan (sanskr. *nirvâna*) ›Verlöschen‹, höchste Stufe der Erleuchtung, Befreiung aus dem irdischen Dasein und dem Kreislauf der Wiedergeburten
nehan-zu (*nehan-e*) Bild vom Sterben des historischen Buddha Shaka
nenbutsu Anrufung des Namens Buddha Amidas, Grundlage für die Praktizierung des Reinen-Land-Buddhismus
nyoi-hôju Wunschjuwel
nyo-i Szepter der Barmherzigkeit
ôgu ›Jemand, der wertvoll und verehrenswert ist‹
oku-eshi Die vier offiziellen Ateliers der Kanô-Maler für das Tokugawa-Shôgunat in Edo: Kobikichô-, Kajibashi-, Nakabashi- und Hamachô-Atelier
raigô Herabkunft eines Buddha, vor allem des Buddha Amida, um die Seelen der Verstorbenen ins Paradies zu führen
raigô-zu Bildnisse der Herabkunft eines Buddha alleine oder in Begleitung seines Gefolges
rakkan Erleuchtete Schüler Buddhas
rakuchû-rakugai zu ›Hauptstadt von innen, Hauptstadt von außen‹, Ansichten von Kyôto und seiner Umgebung
renge Lotusblüte
renge karakusa monyô Lotusblumendekor
rinji-ôjô Der Glaube an eine Erscheinung des Buddha Amida im Moment des Todes
rinne Zyklus von Geburt, Tod und Wiedergeburt
Rimpa ›Schule (*pa*) des Kôrin (*rin*)‹, Malschule im 18.–19. Jahrhundert, nach Ogata Kôrin (1658–1716) benannt, einem Erneuerer der künstlerischen Ideale von Hon'ami Kôetsu und Tawaraya Sôtatsu
roku-dô Sechs untere Daseinsformen: Hölle, Hungergeister, Tiere, sich bekriegende böse Halbgötter, menschliche Gestalten sowie göttliche Wesen
ryôkai mandara Mandalas der beiden Sphären, Mutterschoß- (*taizô-kai*) und Diamantwelt-Mandala (*kongô-kai*)
sangaku-doja ›Der Ästhet der drei Berge‹, Name Ikeno Taigas, nachdem er die drei Berge Fuji, Tateyama und Hassan erklommen hat
sanjû-banshin Dreißig shintôistische Wächtergottheiten
sansei Gruppierung exzentrischer Zen-Priester wie Jittoku, Kanzan und Bukan
segan-in Gestus der Wunschgewährung und des Gebens
seijun mikkyô Orthodoxer esoterischer Buddhismus
shakujô Rasselstab mit Ringen
shichi fukujin ›Sieben Glücksgötter‹: Daikoku-ten, Ebisu, Bishamon-ten, Benzai-ten, Fukurokuju, Jurôjin und Hotei
shijimi Eßbare Muscheln
shiki-e Jahreszeitenbilder
shikishi Quadratische Gedicht- oder Albumblätter
shikkai konjikishin Vergoldung des gesamten Körpers und des Gewandes einer Figur
shinkei-zu ›Bilder der wahren Ansicht‹, topographische Bilder von *Nanga*-Malern der Edo-Zeit
shinkô Körpernimbus
shippei Lackbambusstab
shishi Löwe
shôhaku Blattgoldverzierung

Shôheikô Offizielle Akademie des Shôgun in Edo
suiboku Wasser (*sui*) und Tusche (*boku*)
suiboku-ga ›Bilder aus Wasser und Tusche‹, Tuschmalerei
suijaku Shintôismus
sûtra ›Leitfaden‹, Lehrreden Buddhas
taizô-kai Mutterschoß-Welt, eines der beiden Hauptmandalas des esoterischen Buddhismus → *kongô-kai*
ten (sanskr. *deva*) ›Götter‹, Schutzgottheiten des buddhistischen Pantheons
tenne ›Himmlischer Schal‹, langer, gemusterter Schal, Teil der Bekleidung von → *bosatsu* oder → *ten*
tômitsu Esoterischer Buddhismus der Shingon-Schule
torii Eingangstor zu einem shintôistischen Schrein
Tosa-Schule Im 14. Jahrhundert aus dem *yamato*-e entstandene Richtung der rein japanischen, höfischen Malerei
ukiyo-e ›Bilder der fließenden und vergänglichen Welt‹, Bezeichnung für Genremalerei und Holzschnitte der Edo-Zeit
ungen zaishiki Lotussockelblätter in mehrmals abgestuften Farbtönen in Blau, Rot, Grün und Rosa
un-gyo Wächtertier mit geschlossenem Mund, → *a-gyo*
ura-haku Technik, bei der Seide mit Metallfolie (Gold oder Silber) hinterlegt wird
uta-awase Dichterwettstreit
vajra (sanskr., jap. *kongô*) ›Diamantszepter‹, Symbol des unzerstörbaren, kristallklaren Absoluten
vinaya (sanskr., jap. *ritsu*) Klosterregeln für Mönche und Nonnen
wabi ›Abbitte‹, gedämpfte Schlichtheit als zentrales ästhetisches Konzept der Tee-Zeremonie
waka ›Japanisches Gedicht‹, Kurzgedicht aus 31 Silben
yamato-e ›Malerei im japanischen Stil‹, rein japanische Malerei, die sich in der Heian-Zeit entwickelte und höfische Szenen sowie historische Begebenheiten darstellte
yogan-in Gestus der Segensgewährung
yosegi (*yosegi zukuri*) Aus mehreren zusammengesetzten Holzblöcken geschnitzte Skulptur
yotsumebishi Rautenmuster, bestehend aus einer großen Raute mit vier eingefügten kleinen Rauten
zen (chin. *chan*) ›Meditation‹, eine der bedeutendsten Strömungen des Mahâyâna-Buddhismus; neben der kontemplativen Meditation gelten auch praktische Arbeit und Ausübung der Künste als mögliche Wege zur Erlangung der Erleuchtung
zen-ga Zen-Malerei
zenki-ga (*zenki-zu*) didaktische Gemälde, die Zen-Themen behandeln
zô Mutterschoß, in welchem die Quelle allen Wohlstands, Friedens und aller Freude aufbewahrt ist
zu ›Zeichnung‹, nach Künstlersignatur ›gemalt von‹
zukô Kopfnimbus

Künstlerregister

Ziffern sind Seitenangaben

Literaturauswahl

Addiss, Stephen. *Nanga Painting.* London: Robert G. Sawers, 1975

ders. *The Art of Zen: Paintings and Calligraphy by Japanese Monks, 1600–1925.* New York: Harry N. Abrams, 1989

ders. *Haiga: Takebe Sôchô and the Haiku Tradition.* Richmond: Marsh Art Gallery University of Richmond, 1995

Akiyama Terukazu. *Japanese Painting.* New York: Rizzoli, 1990

Benl, Oskar (Übers.). *Die Geschichte des Prinzen Genji (Genji Monogatari),* 2 Bände. Zürich: Manesse, 1966

Brinker, Helmut. *Zen in der Kunst des Malens.* Bern/München/Wien: Otto W. Barth, 1994

Bunjin-ga suihen (Ausgewählte Werke der Literatenmalerei), 20 Bände. Kyôto: Tankôsha, 1974–75

Cahill, James. *Scholar Painters of Japan: The Nanga School.* New York: The Asia Society, 1972

Covell, Jon C. *Under the Seal of Sesshû.* New York: De Pamphilis Press, 1941

Croissant, Doris. *Sôtatsu und der Sôtatsu-Stil: Untersuchungen zu Repertoire, Ikonographie und Ästhetik der Malerei des Tawaraya Sôtatsu (um 1600–1640).* Wiesbaden: Franz Steiner, 1978

Cunningham, Michael. *The Triumph of Japanese Style: 16th Century Art in Japan.* Cleveland: Cleveland Museum of Art, 1991

Doi Tsugiyoshi. *Momoyama Decorative Painting.* Tôkyô/New York: Weatherhill, 1973

ders. *Sanraku to Sansetsu (Sanraku und Sansetsu). Nihon no Bijutsu 172.* Tôkyô: Shibundô, 1980

Dumoulin, Heinrich. *Zen-Buddhism: A History.* New York: Macmillan, 1990

ders. Spiritualität des Buddhismus: Einheit in lebendiger *Vielfalt.* Mainz: Grünewald, 1995

French, L. Calvin. *The Poet-Painters: Buson and His Followers.* Ann Arbor: University of Michigan Museum, 1974

Gabbert (Avitabile), Gunhild. *Buddhistische Plastik aus China und Japan, Bestandskatalog des Museums für Ostasiatische Kunst der Stadt Köln.* Wiesbaden: Franz Steiner, 1972

Goepper, Roger. *Shingon: Die Kunst des Geheimen Buddhismus in Japan.* Köln: Locher, 1988

Götze, Heinz (Hrsg.). *Chinesische und Japanische Kalligraphie aus zwei Jahrtausenden: Die Sammlung Heinz Götze Heidelberg.* München: Prestel, 1987

Grilli, Elise. *The Art of the Japanese Screen.* Tôkyô/New York: Weatherhill, 1970

Guth Kanda, Christine. *Shinzô.* Cambridge: Council on East Asian Studies, 1985

Haseo Shôkyû. *Nihon meisho fûzoku zue (Berühmte Ansichten in der japanischen Genremalerei),* 18 Bände und Suppl. Tôkyô: Kadokawa, 1979–87

Hillier, Jack. *The Uninhibited Brush: Japanese Art in the Shijô Style.* London: H. M. Moss, 1974

Hosono Masanobu. *Edo no Kanô-ha (Die Kanô-Schule in Edo).* Tôkyô: Shibundô, 1988

Ienaga Saburô. *Painting in the Yamato Style.* Tôkyô/New York: Weatherhill, 1973

Impey, Oliver. *The Art of the Japanese Folding Screen.* Oxford: Ashmolean Museum, 1997

Inagaki Hisao. *A Dictionary of Japanese Buddhist Terms.* Kyôto: Nagata Bunshodo, 1988

Ishida Hisatoyo. *Esoteric Buddhist Painting.* Tôkyô/New York: Kodansha, 1987

Kageyama Haruki/Christine Guth Kanda. *Shintô Arts: Nature Gods and Man in Japan.* New York: The Japan Society, 1976

Kamei Katsuchiro u. a. (Hrsg.) *The Heibonsha Survey of Japanese Art,* 31 Bände. Tôkyô/New York: Heibonsha, 1972–79

Kidder, J. Edward. *Masterpieces of Japanese Sculpture.* Tôkyô: Bijutsu Shuppansha, 1961

Kobayashi Tadashi (Hrsg.). *Rimpa Painting,* 5 Bände. Tôkyô: Shikosha, 1991

Koshinaka Tetsuya/Tokuyama Hikaru/Kimura Shigekazu (Hrsg.). *Nagasaki ha no kachô-ga: Chin Nanpin to sono shûhen (Die Blumen und Vogelmalerei der Nagasaki-Schule: Shen Nan-p'in und sein Umfeld),* 2 Bände. Kyôto: Fuji Art Shuppan, 1981

Kokinshû: A Collection of Poems-Ancient and Modern. Übersetzung und Kommentar von Laurel Rasplica Rodd und Mary Catherine Henkenius. Princeton: Princeton University Press, 1984

Kondô Ichitarô. *Japanese Genre Painting: The Lively Art of Renaissance Japan.* Tôkyô/Rutland: Tuttle, 1961

Kono Motoaki. *Kanô Tan'yû, Nihon no Bijutsu 194.* Tôkyô: Shibundô, 1982

Kuno Takeshi (Hrsg.). *A Guide to Japanese Sculpture.* Tôkyô: Mayuyama, 1963

Kuroda Taizô/Melinda Takeuchi/Yûzô Yamane. *Worlds seen and imagined: Japanese Screens from the Idemitsu Museum of Arts.* New York: The Asia House, 1995

Kyôto Nationalmuseum (Hrsg.). *Kinsei Nihon no Kaiga: Kyôto gaha no katsuyaku (Die Malerei der neueren Zeit: Die Aktivitäten der Kyôto-Schule).* Kyôto: Kyôto Nationalmuseum, 1984

Langen, Viktor und Marianne. *Japan: 1000 years of painting – Collection of Viktor and Marianne Langen,* München: Hirmer, 1982

Lee, Sherman E. *Reflections of Reality in Japanese Art.* Cleveland: Cleveland Museum of Art, 1983

Mason, Penelope. *History of Japanese Art.* New York: Harry N. Abrams, 1993

Matsushita Takaaki. *Muromachi Suibokuga (Tuschmalerei der Muromachi-Zeit).* Tôkyô: Muromachi Suiboku Kankôkai, 1960

Miya Tsugio. ›*Shôtoku Taishi Den Emaki*‹ in: *Kobijutsu,* Nr. 21, März 1968

Miyajima Shin'ichi/Satô Yasuhiro. *Japanese Ink Painting.* Los Angeles: Los Angeles County Museum of Art, 1985

Mizuo Hiroshi. *Edo Painting: Sôtatsu and Kôrin.* Tôkyô/New York: Weatherhill, 1972

Mori Tôru. *Uta-awase-e no kenkyû (Forschungen zu den Darstellungen der Dichterwettstreite).* Tôkyô: Kadokawa Shoten, 1978

ders. ›*Tan'yû shukuzu ni mieru Jidai fudô uta-awase-e*‹ in: *Kobijutsu,* Nr. 73, Januar 1985

Murase Miyeko. *Iconography of the Tale of Genji: Genji Monogatari Ekotoba.* New York/Tôkyô: Weatherhill, 1984

dies. *Tales of Japan.* New York: Oxford University Press, 1986

dies. *Masterpieces of Japanese Screen Painting: The American Collections.* New York: Braziller, 1990

Murashige Yasushi (Hrsg.). *Rimpa (Die Rimpa-Malerei),* 4 Bände. Kyôto: Shikosha, 1989 ff.

Nara Nationalmuseum (Hrsg.). *Suijaku bijutsu (Die Kunst des Shintôismus),* Nara: Nara Nationalmuseum, 1964

das. (Hrsg.). *Shôtoku Taishi eden (Ausstellung zu Shôtoku Taishi).* Nara: Nara Nationalmuseum, 1969

Nihon bijutsu no zenshû (Gesamtwerk zur Japanischen Kunst), 24 Bände. Tôkyô: Kodansha, 1990 ff.

Ogushi Sumio. ›*Kiwamete yoku nita mittsu no Shôtoku Taishi den emaki*‹ in: *Kokka,* Nr. 711, Juni 1951

Okazaki Jôji. *Pure Land Buddhist Painting.* New York: Kodansha, 1977

Paine, Robert/Alexander Soper. *The Art and Architecture of Japan.* New Haven: Yale University Press, 1981

Pilgrim, Richard B. *Buddhism and the Arts of Japan.* Chambersburg: Anima, 1993

Roberts, Laurance P. *A Dictionary of Japanese Artists: Painting, Sculpture, Ceramics, Prints, Lacquer.* Tôkyô/New York: Weatherhill, 1990

Rosenfield, John M./Fumiko E. Cranston/ Edwin Cranston. *The Courtly Tradition in Japanese Art and Literature: Selections from the Hofer and Hyde Collections.* Cambridge: Fogg Art Museum/Harvard University, 1973

Rosenfield, John M./Elizabeth ten Grotenhuis. *Journey of the Three Jewels: Japanese Buddhist Paintings from Western Collections.* New York: The Asia Society, 1979

Rosenfield, John M. *Song of the Brush.* Seattle: Seattle Art Museum, 1979

Saunders, Dale E. *Mudrâ: A Study of Symbolic Gestures in Japanese Buddhist Sculpture.* Princeton: Pantheon, 1960

dies. *Buddhism of Japan.* Philadelphia: University of Pennsylvania Press, 1964

Sasaki Jôhei. *Ôkyo and the Maruyama-Shijô School of Japanese Painting.* St. Louis: St. Louis Art Museum, 1980

Sawa Takaaki. *Art in Esoteric Buddhism.* Tôkyô/New York: Weatherhill, 1972

Shimada Shûjirô/Akiyama Terukazu/ Yamane Yûzô (Hrsg.). *Zaigai nihon no shihô (Kunstwerke Japanischer Malerei in westlichen Sammlungen).* Tôkyô: Mainichi Shimbunsha, 1980–82

Shimizu Yoshiaki (Hrsg.). *Japan: Shaping of Daimyô Culture, 1185–1868.* Washington D.C.: National Gallery of Art, 1988

ders./Susan E. Nelson. *Genji: The World of a Prince.* Bloomington: Indiana University Art Museum, 1982

Shirahata Yoshi. ›*A Pair of Screens of Horse Donation*‹ in: *Kobijutsu,* Nr. 31, September 1970

ders. u. a. (Hrsg.) *Jidai Byôbu Shûsei (Auswahl Alter Stellschirme).* Kyôto: Shikôsha, 1990

Sôsetsu, Sôsetsu ten – Sôtatsu to Kôrin o tsunagu hitobito (Sôsetsu: Sôsetsu Ausstellung – Sôtatsu, Kôrin und ihr Umfeld). Kanazawa: Ishikawa Prefectural Museum, 1975

Stanley-Baker, Joan. *Japanese Art.* London: Thames and Hudson, 1984

Sugiyama Jirô. *Classic Buddhist Sculpture.* New York: Kodansha, 1982

Sumiyoshi Taisha – Utamakura no sekai (Sumiyoshi Schrein: Die Welt der Utamakura). Sakai: Sakai City Museum, 1984

Suntory Museum (Hrsg.). *Edo jidai no fûkei suketchi: Shinkeizu (Landschaftsskizzen der Edo-Zeit: Bilder der wahren Ansicht).* Tôkyô: Suntory Museum, 1978

das. (Hrsg.). *Tosa-ha no kaiga (Die Malerei der Tosa-Schule).* Tôkyô: Suntory Museum, 1982

Takeda Tsuneo (Hrsg.). *Nihon byôbu-e shûsei (Sammlung Japanischer Stellschirmmalerei),* 18 Bände. Tôkyô: Kodansha, 1977–81

ders./Tsuji Nobuo (Hrsg.). *Kachô-ga no sekai (Die Welt der Blumen und Vogelmalerei),* 11 Bände. Tôkyô: Gakken, 1983

Tanaka Ichimatsu. *Japanese Ink Painting: Shûbun to Sesshû.* Tôkyô/New York: Weatherhill, 1972

ders. *Suiboku Bijutsu Taikei (Grundriß der Tuschmalerei),* 15 Bände und 2 Suppl. Tôkyô: Kodansha, 1973–77

ders. (Hrsg.). *Nihon bijutsu kaiga zenshû (Kompendium zur Japanischen Malerei),* 25 Bände. Tôkyô: Shûeisha, 1977–81

Tôkyô Nationalmuseum (Hrsg.). *Kanô-ha no kaiga (Die Malerei der Kanô-Schule).* Tôkyô: Tôkyô Nationalmuseum, 1981

Washizuka Hiromitsu/Roger Goepper. *Enlightenment Embodied: The Art of the Japanese Buddhist Sculptor (7th–14th Centuries).* New York: The Japan Society, 1997

Watanabe Akiyoshi. *Of Water and Ink.* Detroit: Detroit Institute of Arts, 1986

Watanabe Masako. *The Tale of Genji. Splendor and Innovation in Edo Culture.* Ithaca, N.Y.: Herbert F. Johnson Museum of Art, Cornell University, 1997

Watson, William (Hrsg.). *The Great Japan Exhibition: Art of the Edo Period 1600–1868.* London: Royal Academy, 1981

Wheelright, Carolyn (Hrsg.). *Word in Flower: The Visualization of Classical Literature in Seventeenth-Century Japan.* New Haven: Yale University Art Gallery, 1989

Yamane Yûzô. *Sôtatsu.* Tôkyô: Nihon Keizai Shimbunsha, 1962

ders. *Momoyama Genre Painting.* Tôkyô/New York: Weatherhill, 1973

ders. *Rimpa kaiga zenshû (Gesamtwerk zur Rimpa-Malerei),* 5 Bände. Tôkyô: Nihon Keizai Shimbunsha, 1977–80

ders./Naitô Masato/Timothy Clark. *Rimpa Art: From the Idemitsu Collection Tôkyô.* London: British Museum Press, 1998

Yamanouchi Chôzô. *Nihon nanga shi (Geschichte der japanischen Nanga-Malerei).* Tôkyô: Ruri Shobô, 1981

Yamasaki Shigehisa (Hrsg.). *Chronological Table of Japanese Art.* Tôkyô: Geishinsa, 1981

Yonezawa Yoshio/Yoshizawa Chu. *Bunjinga (Die Literatenmalerei), Nihon no Bijutsu 23.* Tôkyô: Heibonsha, 1966

Yoshizawa Chu/Yamawaka Takeshi. *Nanga to shaseiga (Nanga-Malerei und Naturskizzen), Genshoku Nihon no Bijutsu 18.* Tôkyô: Shogakukan, 1969

Zolbrod, Leon M. *Haiku Painting.* New York: Kodansha, 1982